W0386539

Gedeon

Eigenbluttherapie und andere autologe Verfahren

Eigenbluttherapie

und andere autologe Verfahren

Ein Lehrbuch für die ärztliche Praxis

Herausgegeben von
Dr. med. Wolfgang Gedeon

Mit Beiträgen von

J. Abele
G.-U. Brillinger
R. Dehmlow
W. Gedeon
D. Hager
N. Klehr
K. u. V. Rusch
H. Sauer
A. Thaller

Mit 21 Abbildungen und 40 Tabellen

HAUG

Karl F. Haug Verlag · Heidelberg

Die Deutsche Bibliothek – CIP-Einheitsaufnahme
Ein Titeldatensatz für diese Publikation ist bei Der Deutschen Bibliothek erhältlich

ISBN 3-8304-7021-5

Umschlaggestaltung: WSP Design, 69120 Heidelberg
Titelfoto: Teri J. McDermott/CMSP/OKAPIA
Satz: Strassner ComputerSatz, 69181 Leimen
Druck und Verarbeitung: Laub GmbH & Co., 74834 Elztal-Dallau

Inhalt

Vorwort des Herausgebers

Autologe Therapien sind Heilverfahren, die mit körpereigenen Stoffen des Patienten als Ausgangsmaterial arbeiten. Die bekannteste und ärztlich weitestverbreitete Form ist sicherlich die Eigenbluttherapie. Es ist nun fast 50 Jahre her, daß das letzte große Buch dieser Therapie, der Klassiker von Haferkamp, erschienen ist. Wir, die Autoren dieses Buches, haben das Ziel, an diese Tradition anzuknüpfen.

Einige Jahrzehnte war die Eigenbluttherapie durch Antibiotika und Kortison in die therapeutische Bedeutungslosigkeit gedrängt worden. In den letzten Jahren ist sie aber – angesichts der therapeutischen Insuffizienz bei vielen chronischen Krankheiten – in zahlreiche Praxen zurückgekehrt; oft in abgewandelter Form, oft auch in Zusammenhang mit anderen autologen Therapien. So ist es an der Zeit, das diesbezügliche Wissen zusammenzufassen und weiterzugeben.

Ich beginne im **Kapitel 1** mit einem Überblick über die allgemeinen Grundlagen, Indikationen und Anwendungstechniken der Eigenbluttherapie. Dabei stelle ich diese Therapieform nicht nur in den breiten Kontext einer naturheilkundlich ausgerichteten Allgemeinmedizin, sondern deute auch Zusammenhänge an, die für die wesensgemäße Erfassung dieser Methode und damit für einen wirklichen Therapieerfolg unabdingbar sind.

G.-U. Brillinger greift dann in **Kapitel 2** eine Eigenblutmodifikation von Theurer heraus, die sich in besonderer Weise in der Praxis durchgesetzt hat, die sogenannte Gegensensibilisierung. In **Kapitel 3** stellt **H. Sauer** die Möglichkeiten vor, wie man mit apparativer Modifikation, z.B. durch Oxygenisierung und Ozonisierung, die Effizienz der klassischen Eigenbluttherapie vor allem bei degenerativen Indikationen verbessern kann.

Im **Kapitel 4** entwickelt **R. Dehmlow** als Naturwissenschaftler biophysikalische und biochemische Vorstellungen zur Wirkungsweise von Eigenbluttherapien, wobei eine gewisse Diskussionsschiene zur primär naturwissenschaftlich ausgerichteten Schulmedizin gebaut werden soll. Seine Untersuchungen haben bislang zwar nur an apparativ modifizierten Eigenblutvarianten stattgefunden. Der von ihm besonders herausgestellte biophysikalische Mechanismus der globalen Steuerung über den Spaltungs- und Aggregatszustand einzelner Bluteiweiße dürfte sicher auch für die native Eigenbluttherapie und für nicht technisch modifizierte Eigenblutvarianten Gültigkeit haben, da auch bei diesen eine Verfremdung des Eiweißes durch Denaturierung unstrittig ist. Somit haben wir hier sicherlich die ersten Ansätze für ein besseres naturwissenschaftliches Verständnis dieser Therapien in den Händen.

Auch **A. Thaller** (**Kapitel 6**) versucht mit seinen, modernste immunologische Labormethoden nutzenden Untersuchungen den Brückenschlag zur klinisch-naturwissenschaftlichen Medizin. Zwar haben seine Ergebnisse bislang noch keine Auswirkung auf die praktische Handhabung und insbesondere die Dosierung der verschiedenen Eigenbluttherapien. Wohl aber kann er zeigen, daß bei den von ihm untersuchten Eigenblutmodifikationen auch in homöopathischer Dosierung immunologisch irgend etwas geschieht und dies mit heutiger Labortechnik schon nachweisbar ist.

Davor noch stellt **N. Klehr** im **Kapitel 5** ein von ihm entwickeltes Eigenblutverfahren vor, in dem angereicherte autologe Zytokine für die Krebstherapie Verwendung finden. Dieses Verfahren hat sowohl in Laien- wie auch in Fachkreisen ein übermäßiges Echo in beide Richtungen ausgelöst, so daß eine vorurteilsfreie Diskussion darüber zeitweise nicht mehr möglich war. Wenn wir hier ein Kapitel der Klehrschen Methode widmen, bedeutet dies keineswegs ein abschließend-positives Urteil über ihre Wirksamkeit. Wohl aber soll der Weg für eine objektive wissenschaftliche Überprüfung dieses unseres Erachtens interessanten und ausbaufähigen Therapieansatzes wieder freigemacht werden.

Im letzten Abschnitt befassen wir uns mit autologen Therapien, die als Ausgangsmaterial nicht Blut, sondern andere Körperstoffe verwenden. Zunächst stellt **J. Abele** in **Kapitel 7** souverän und realistisch die Möglichkeiten der Behandlung mit dem eigenen Urin dar, fernab von blauäugiger Gläubigkeit, wie sie gerade bei dieser Therapie in diversen Laienkreisen verbreitet ist. Im **Kapitel 8** geben **K. und V. Rusch** einen Überblick über eine Autovakzination, die ihr Ausgangsmaterial aus Stuhl- und anderen Ausscheidungskeimen des Patienten gewinnt. Dieses Verfahren hat schon in vielen Praxen Deutschlands Fuß gefaßt.

Abschließend gibt **D. Hager** in **Kapitel 9** einen kurzen Überblick über den Stand der Tumorvakzination, also der Behandlung von Krebspatienten mit Präparaten, die aus deren Tumorgewebe gewonnen werden. Diese Therapie ist in der Praxis kaum verbreitet und weitgehend auf Spezialkliniken beschränkt. Dennoch sollte der Praktiker über den derzeitigen Stand der Dinge informiert sein.

Im Untertitel diese Werkes sprechen wir von einem **Lehrbuch für die ärztliche Praxis**, wobei wir den Begriff *Lehrbuch* insofern relativieren müssen, als sich die institutionalisierte Wissenschaft bislang wenig mit dem Thema „autologe Therapien" befaßt hat. So ist die diesbezügliche Untermauerung bruchstückhaft, und wir betreiben hier in weiten Teilen **Erfahrungsheilkunde**. Dies wollen wir freilich nicht als Entschuldigung verstanden wissen. Gilt uns doch Erfahrungsheilkunde nach wie vor als eine Grundsäule der Heilkunst!

Bei vielen der hier vorgestellten autologen Therapien gibt es auch noch keine allgemeingültigen Standards. Deshalb habe ich als Herausgeber Überschneidungen und auch widersprüchliche Auffassungen in einzelnen Punkten bewußt in Kauf genommen. Damit soll der Leser direkt in die Diskussion einbezogen werden (die Postanschriften der Autoren finden sich am Ende des Buches), und das Buch selbst soll sich in seinen weiteren Auflagen zum wichtigen Instrument der innerärztlichen Konsensusbildung herauskristallisieren.

Wer sich noch intensiver an dieser Diskussion beteiligen möchte, kann im neu gegründeten **Arbeitskreis für autologe Therapien** mitarbeiten. Dieser überregionale Qualitätszirkel, als Vorstufe für eine eigene Fachgesellschaft gedacht, will durch systematischen Erfahrungsaustausch das Wissen über Eigenbluttherapien und die anderen Verfahren mehren und verbreiten und deren Standardisierung fördern. Damit könnte die ärztliche Praxis aus sich heraus und ohne große Unterstützung durch die steuerfinanzierten Institutionen in einem wichtigen Bereich ihre therapeutischen Möglichkeiten weiterentwickeln. Sind doch auch Therapien wie Akupunktur, Neuraltherapie, Chirotherapie, Misteltherapie usw., die in den letzten Jahren Abhilfe für viele Probleme der Allgemeinpraxis schaffen konnten, nicht nur nicht von den Universitäten inauguriert und verbreitet worden, sondern mußten vielfach in heftigem Widerstand gegen diese durchgesetzt werden.

Gerade die Allgemeinmedizin, die von vielen auf eine bloße Lotsenfunktion im Spezialistendschungel reduziert wird, kann hier profitieren. Denn die Eigenbluttherapie und auch die meisten anderen autologen Therapien sind besonders auf ihre Bedürfnisse zugeschnitten, nämlich auf die zahlreichen „mittelschweren" Krankheiten, für die abwartendes Nichtstun nicht mehr ausreicht, konventionell klinisches Vorgehen mit Antibiotika, Kortison und Chemotherapie aber von den meisten Ärzten wegen des hohen damit verbundenen Nebenwirkungspotentials als noch unangemessen und zu aggressiv empfunden wird. Die hier dargestellten Therapien tragen dazu bei, der Allgemeinmedizin wieder ein spezifisches *inhaltliches* Profil zu verschaffen.

Hoffen wir nun, daß sich die hochgesteckten Ziele von Herausgeber und Autoren mit Hilfe unserer verehrten Leserschaft erfüllen!

Gelsenkirchen, Pfingsten 1999 *Wolfgang Gedeon*

PS: Kurz nachdem ich dieses Vorwort verfaßt habe, erhalte ich die Mitteilung, daß unser hochgeschätzter und lieber Kollege und Mitautor **Johann Abele** am 21. Mai 1999 einer langen schweren Krankheit erlegen ist. Sein Beitrag in diesem Buch, für den er nochmals seine ganze geistige Kraft konzentriert hat, wird damit zum Vermächtnis seiner medizinisch-schriftstellerischen Tätigkeit im Hinblick auf eine Therapie, die ihm immer sehr am Herzen gelegen hat. Johann Abele war aber nicht nur Therapeut mit der Auto-Uro-Nosode, wie er sie bevorzugt nannte, sondern ganzheitlicher Arzt durch und durch. Gerade in den klassischen hippokratischen Disziplinen wie Aderlaß, Schröpfen und der übrigen Humoralmedizin hat er sich einen Namen gemacht.

In ihm verlieren wir den Mitstreiter und Pionier einer neuen, wieder naturgemäßeren Heilkunde und darüber hinaus eine hervorragende Arztpersönlichkeit, die sich mit viel Idealismus und vorbildlichem Engagement für seine Patienten eingesetzt hat. Wir werden Johann Abele ein ehrenvolles Andenken bewahren. Requiescat in pace!

W.G.

1 Native und homöopathische Eigenbluttherapie

Grundlagen, Indikationen, praktische Anwendung

W. Gedeon

für Bertolt, Katharina und Mathias

1.1 Geschichtliches

In der Frühzeit unserer Kultur, als religiöses Ritual und ärztliche Therapie noch eins und die Priester Ärzte und die Ärzte Priester waren, spielte das Blut bei verschiedenen Opferritualen schon eine große Rolle. Man rieb sich damit ein oder trank es unter anderem mit der Vorstellung, die Geister des getöteten oder verstorbenen Tieres oder auch Menschen würden auf den Opfernden übergehen und ihm Kraft und Macht verleihen. Noch im alten Rom wurde das Blut gefallener Gladiatoren als gefragtes Stärkungs- und Potenzmittel gehandelt. Aus der germanischen Mythologie kennen wir die Sage von Siegfried, der durch das Bad im Blut eines von ihm niedergestreckten Drachen unverwundbar geworden ist. Freilich wurde ihm dann die kleine Stelle am Rücken, die infolge eines aufgefallenen Lindenblatts nicht mit dem Drachenblut in Berührung gekommen war, doch noch zum Verhängnis.

Glücklicher endete dagegen die mittelalterliche Geschichte vom armen Ritter Heinrich: Dem Ratschlag eines damals berühmten Arztes aus Salerno gemäß sollte er von seinem schrecklichen Aussatz nur durch das Herzblut einer reinen Jungfrau geheilt werden können. Es fand sich denn auch eine solche. Aber Gott sei Dank verzichtete der Himmel auf dieses Opfer und hatte ein Einsehen mit den beiden, so daß er geheilt werden und sie ihn dann heiraten konnte.

Eine magische Dimension des Bluts leuchtet heute noch auf, wenn viele Menschen eine besondere Einstellung zum Blut an den Tag legen: Die einen fallen um, weil sie „kein Blut sehen können", die anderen „berauschen sich am Blut" usw. „Blut ist ein ganz besonderer Saft", so auch Mephisto in Goethes „Faust".

Eine der ersten ausdrücklich medizinisch genannten Indikationen für Bluttherapie war die Krankheit, die seinerzeit als die „heilige" bezeichnet wurde: die Fallsucht, der *Morbus sacer*. Freilich verwendete man zunächst immer nur Tierblut oder *fremdes* Menschenblut. Die *Eigen*bluttherapie im weiteren Sinne beginnt zwar schon mit einer kräftigen, das heißt einen Bluterguß erzeugenden Massage und somit in grauester Vorzeit. Und auch die sehr alte Therapie mit Nadeln (Akupunktur) und das nicht ganz so alte Schröpfen hatten zumindest einen eigenbluttherapeutischen Nebeneffekt. Eine Eigenbluttherapie im engeren und eigentlichen Sinne aber war dann an die Entwicklung entsprechender Hilfsmittel gebunden.

Zunächst nahm man Silberröhrchen und übertrug damit im 17. Jahrhundert Blut von Tier zu Tier, später auch von Tier zu Mensch und schließlich – 1819 erstmal bei Wöchnerinnen – von Mensch zu Mensch: die Geburtsstunde der Transfusionsmedizin (J. Blundell). Es gab dann verschiedene autologe Therapieansätze mit Wundserum und anderem.

Die Eigenbluttherapie im heutigen Sinn wurde erst 1898 durch die beiden in den USA praktizierenden Schweden Elfstrom und Grafstrom inauguriert. Sie nahmen bei Pneumonie-Patienten auf der Höhe des Fiebers Blut ab, vermischten es mit physiologischer Kochsalzlösung, erwärmten es zwei Stunden bei 176 Grad Fahrenheit, das sind 80 Grad Celsius, und reapplizierten es dann subkutan. Die Inauguralindikation der Eigenbluttherapie war also die Pneumonie. Später behandelten die beiden Schweden auf diese Weise auch Akut-Tuberkulosekranke mit, wie sie schreiben, großem Erfolg. Es empfiehlt sich im übrigen, das Vorgehen der Inauguratoren einer Methode genau im Auge zu behalten und beim Auftreten von Schwierigkeiten in der Entwicklung einen Blick auf die Initiationssituation zurückzuwerfen.

Den Durchbruch in der Medizin hat die Eigenbluttherapie dann 1905 dem berühmten Berliner Chirurgen August Bier zu verdanken. Er war Inhaber des chirurgischen Lehrstuhls an der Charité in Berlin und im übrigen eine außergewöhnliche Arztpersönlichkeit und ein vollendeter Hippokratiker. Wie der große Urvater der abendländischen Medizin verwendete auch Bier bei bestimmten therapieresistenten Leiden ein heißes Glüheisen, setzte sich des weiteren für die Homöopathie ein, was seine damaligen Kollegen als Skandal empfanden, und experimentierte schließlich – und das ist ja unser Thema – in verschiedener Weise mit dem Eigenblut; zunächst in der Form, daß er es bei schlecht heilenden Knochenbrüchen mit einer langen Kanüle direkt zwischen die Frakturenden injizierte. Er schreibt: „Also auch das eigene Blut macht bei der Zersetzung Entzündung und, was schon lange bekannt war, Fieber, die beiden elementaren Reaktionen, die sich niemals voneinander trennen lassen." (S. 14 in [6]) Die iatrogene Auslösung von Entzündung und Fieber (Resorptionsfieber) gilt ihm also als entscheidende Wirkursache dieses Heilverfahrens.

Im Laufe unseres Jahrhunderts fand dann, begleitet von diversen Experimenten und Erklärungsversuchen, das Eigenblutverfahren eine zunehmende Verbreitung, die erst mit dem Aufkommen des Penicillins und der anderen Antibiotika einen jähen Abriß erlebte. Von daher kann man in einer ersten Annäherung sagen, daß die Hauptindikation der Eigenbluttherapie in der ersten Hälfte unseres Jahrhunderts die Krankheiten waren, für die heute von der konventionellen Medizin Antibiotika verwendet werden.

Nun hat sich das Krankheitsspektrum in den letzten 30 Jahren in den hochzivilisierten oder – wenn man so will – zivilisatorisch degenerierten Gesellschaften wesentlich geändert: Kamen in den 50er Jahren auf neun akut erkrankte Patienten eines praktischen Arztes *ein* chronisch Kranker, so ist dieses Verhältnis heute eher umgekehrt. Bei einer Vielzahl von nun vorliegenden Entzündungen, Allergien und rheumatoiden Prozessen erweisen sich die früher so erfolgreichen Antibiotika nicht nur als nicht hilfreich, sondern oft sogar als iatrogen schädigend.

Dementsprechend ist in den letzten Jahren eine Renaissance und zunehmende Verbreitung der Eigenbluttherapie und ihrer verschiedenen Modifikationen zu verzeichnen, was sich allerdings noch nicht in einer systematischen Zusammenfassung des heutigen Wissensstands und schon gar nicht in einer besonderen wissenschaftlichen Aufbereitung des Themas manifestiert hat. Auch die Feinheiten der ärztlichen Kunst, die bei dieser Therapie in besonderer Weise gefragt sind, werden heute noch sehr stiefmütterlich behandelt, weswegen sie in dieser Arbeit bewußt in den Mittelpunkt des Interesses gestellt werden.

1.2 Formen der Eigenbluttherapie

Wir unterscheiden zwischen nativer und homöopathischer Form der Eigenblutanwendung. Sowohl die native als auch die homöopathische Anwendung kann einfach, d.h. ohne Apparate, oder technisch (= mit Apparaten) modifiziert werden (siehe Tabelle 1).

Tabelle 1: Formen der Eigenbluttherapie

- native Eigenbluttherapie
- einfach = nichtapparativ modifizierte native Eigenbluttherapie, z.B. durch Hämolyse
- technisch = apparativ modifizierte native Eigenbluttherapie, z.B. durch Ozonisierung
- homöopathische Eigenbluttherapie nach Imhäuser
- modifizierte homöopathische Eigenbluttherapien, z.B. die sog. Gegensensibilisierung nach Theurer

Nativ bedeutet hier unverändert, das heißt: Das Blut wird aus der Vene entnommen, allenfalls in der Spritze etwas verschüttelt, was einen vermehrten Kontakt mit dem Element Luft, eine verstärkte Hämolyse und – anthroposophisch gesehen – eine gewisse Rhythmisierung bewirkt. Ohne weitere Veränderung wird das entnommene Blut parenteral reappliziert. Dabei hat die intramuskuläre Injektion einen relativ schnell wirkenden systemischen, die subkutane einen etwas langsamer in der Wirkung einsetzenden systemischen Effekt. Bei der subkutanen und mehr noch bei der intrakutanen Anwendung kann man auch segmentale Gesichtspunkte entsprechend der Neuraltherapie nach Huneke berücksichtigen. Auch eignet sich die intrakutane Anwendung gut zur einschleichenden Dosierung mit kleinen Dosen (0,1 bis 0,5 ml Blut), wie wir sie bei empfindlichen Patienten zunächst einsetzen. Neben der systemischen und segmentalen Applikation kommen dann seltener noch die lokale und die fokale Anwendung in Frage (Tabelle 2).

Tabelle 2: Effekte der Eigenbluttherapie entsprechend der Applikationsweise

• systemische Anwendung	(i.m. oder s.c.)
• segmentale Anwendung	(s.c. oder i.c., z.B. in Head-Zone eines Organs)
• lokale Anwendung	(s.c. oder i.c., z.B. Unterspritzung eines Abszesses)
• fokale Anwendung	(s.c. oder i.c., z.B. Unterspritzung einer Narbe)

Ein klassisches Beispiel für lokale Applikation haben wir im Geschichtsüberblick bei August Bier vernommen, der das Blut bei schlecht heilenden Frakturen in den Gelenkspalt gespritzt hat. Dies werden wir in der Allgemeinpraxis eher nicht tun. Bei Abszessen, beim Ulcus cruris und auch bei bestimmten lokal begrenzten Ekzemen jedoch wird die lokale Unterspritzung von einigen Ärzten praktiziert.

In manchen Fällen setze ich mit physiologischer Kochsalzlösung verdünntes Eigenblut für die Störfeldtherapie im Sinne Hunekes ein; vor allem dann, wenn ich mit Procain bzw. Lidocain keinen diesbezüglichen Effekt erzielt habe und der Patient einen sog. *entodermalen Konstitutionstyp* (siehe unten) darstellt. Ich verdünne also das entnommene Eigenblut mit physiologischer Kochsalzlösung im Verhältnis 1:9 oder auch 1:4 und umspritze damit die Tonsillen oder infiltriere eine Narbe damit usw. Ich weiß nicht, ob diese Anwendungsweise der Eigenbluttherapie auch von anderen praktiziert wird. Auf jeden Fall ist sie nicht sehr verbreitet, meiner Ansicht nach aber durchaus wert, in stärkerem Maße ausprobiert zu werden.

Wer den Haferkamp [6], das schon erwähnte Standardwerk der 50er Jahre, gelesen hat, wird überrascht sein über die hohen Eigenblutdosen (30 ml, 40 ml und mehr!), die damals teilweise zum Einsatz gekommen sind. Entsprechend dem Wandel der Krankheitsbilder im Sinne einer Zunahme chronischer Krankheiten und einer massiven Allergisierung der Bevölkerung werden heute wesentlich geringere Dosen eingesetzt; in der Regel **zwischen 0,1 ml und 5 ml, in seltenen Ausnahmen bis zu 10 ml**. Die niedrigen Dosen unter 0,5 ml werden häufig mit physiologischer Kochsalzlösung verdünnt (1:4 oder 1:9) und intrakutan gegeben. 0,5 ml bis 2 ml gibt man subkutan oder intramuskulär; über 2 ml, ohnehin eher selten verabreicht, dann i.m. oder gelegentlich auch subkutan über mehrere Stellen verteilt. In der Regel wird ein- bis zweimal pro Woche injiziert, in seltenen (sehr akuten) Fällen täglich, häufig aber (bei chronisch entzündlichen Krankheiten) auch nur einmal pro Monat oder noch seltener.

1.2.1 Zur Seitenproblematik

Für manche Anwender spielt auch noch die Seite eine Rolle, auf der das Blut abgenommen und in die es reappliziert wird. *Homolaterale* Anwendung bedeutet: Wenn man am rechten Arm das Blut abnimmt, spritzt man es im Gesäß rechts wieder ein. *Kontralaterale* Anwendung bedeutet entsprechend bei Abnahme aus der Armvene rechts Reapplikation des Bluts im Gesäß links.

Wenn man nun die Kollegen fragt, warum sie homolateral oder auch kontralateral applizieren, antworten die meisten nur mit einem mystischen Augenaufschlag. Einen Sinn würde eine solche seitenbezogene Anwendung meiner Ansicht bei stark seitenbetonten Krankheiten machen, wobei man dann aus der energetisch stärkeren Seite entnehmen und in die energetisch schwächere Seite einspritzen müßte, um sozusagen als Nebeneffekt eine seitenharmonisierende Wirkung zu erzielen. Im Decoderdermogramm (siehe unten) findet man gelegentlich solche markanten Seitendifferenzen, die man dann berücksichtigen kann. Sehr wichtig scheint mir das jedoch nicht zu sein.

Von größerer praktischer Bedeutung ist dagegen der Hinweis, daß man bei intramuskulärer Injektion nach Möglichkeit jedesmal die Seite wechselt, um die Stelle der Vorinjektion sich ausreichend erholen zu lassen. Selbstverständlich sollte man nie in ein noch bestehendes Hämatom hineinspritzen!

1.3 Modifikationen der nativen Eigenbluttherapie (siehe Tabelle 3)

Tabelle 3: Einfache (nichtapparative) Modifikationen der nativen Eigenblutanwendung

- Kombination mit Komplexmitteln oder Phytotherapeutika
- Hämolysierung mit Aqua dest.
- Verdünnung mit physiologischer Kochsalzlösung (0,9%)
- Erwärmung (Wasserbad u.a.)
- Defibrinierung
- Eigenserum-Therapie (Abtrennung der zellulären Elemente durch Zentrifugieren oder Stehenlassen)

Es gibt nun verschiedene einfache und verschiedene technische Modifikationen der Eigenbluttherapie. Unter einfachen Modifikationen verstehen wir Modifikationen, bei denen kein technischer Apparat erforderlich ist. Die häufigst praktizierte Form ist dabei die Kombination des Eigenbluts mit einem homöopathischen Komplexmittel oder auch einem Phytotherapeutikum.

Die beliebteste Form der Kombination war früher die von Echinacea purpurea (Präparat *Echinacin*®) mit Eigenblut. *Echinacin*® steht in der parenteralen Darreichungsform allerdings nicht mehr zur Verfügung. Als Alternative kommen andere Echinacea-Präparate in Frage, z.B. *Pascotox forte*® (enthält Echinacea pallida). Indikation für Echinacea sind *rezidivierende Infekte und Abwehrschwäche.* Keine Indikation sind hochakute Infekte und Allergien. Kontraindikationen sind *Autoimmunkrankheiten sowie Allergien gegen Echinacea und andere Korbblütler.* Dies ist bei der parenteralen Anwendung noch mehr als bei der oralen zu beachten! Auch die früher häufig geübte Kombination von *Elpimed*® mit Eigenblut ist nicht mehr sehr verbreitet, seit die deutsche Herstellerfirma die Produktion eingestellt hat. (Das Präparat ist noch über die niederländische Firma Thymircal erhältlich.)

In unserer Praxis kombinieren wir Eigenblut (0,5 bis 1,0 ml) häufig mit homöopathischen Komplexmitteln, z.B. mit der Kombination „*Grippheel ff.*“(= je eine halbe Ampulle Traumeel®, Engystol® und Grippheel®). *Anwendung*: ein- bis maximal dreimal im Abstand von drei bis vier Tagen. *Indikation*: Infekte, die nicht „richtig herauskommen“.

Bewährt hat sich auch Eigenblut mit der Kombination „*Traumeel ff.*“(= je eine halbe Ampulle Traumeel®, Mercurius solubilis Injeel forte® und Hepar sulfuris Injeel forte®).

Indikation: Abszesse, mittelschwere Tonsillitiden und andere „Präpenicillinsituationen“.

Bei leichten Formen der Tonsillitis genügen Hausmittel, das heißt Gurgeln, Halswickel, Schonung, evtl. zusätzlich orale Komplex-Homöopathika und Symbioflor I®; bei mittelschweren Formen Spenglersan G®-Einreibung und eventuell *Traumeel ff.* mit Eigenblut; Penicillin dann bei schwerer hochfieberhafter Form mit eitrigem Lokalbefund und schlechtem Allgemeinzustand (AZ); auch wenn nach drei Tagen Behandlung keine ein schneidende lokale und Allgemeinbesserung eingetreten ist (Tabelle 4).

Einfache Hautekzeme ohne längere Anamnese können z.B. mit einer Ampulle Cutis comp.® Heel plus 1 ml Eigenblut ein- bis dreimal pro Woche (je nach Akuität und Leidensdruck) behandelt werden.

Tabelle 4: Positionierung der Eigenbluttherapie z.B. bei der Indikation Tonsillitis

leichte Form: (diskreter Lokalbefund, kaum gestörtes Allgemeinbefinden, wenig Fieber)	„Hausmittel“ (Gurgeln, Wickel usw.), Schonung u.a.
mittelschwere Form:	Nosoden (*Spenglersan G*® u.a.), Eigenblut nativ (0,5 bis 1,0 ml) oder Eigenblut homöopathisch (C 5 oder C 7) u.a.
schwere Form: (schlechter AZ, hohes Fieber, ausgeprägter Lokalbefund)	Penicillin, Bettruhe u.a.

Von Grüger [5] und anderen wird vor allem die Anwendung von **hämolysiertem** Eigenblut empfohlen. Man nimmt etwa 0,5 ml Aqua destillata für Injektionszwecke (z.B. *Ampuwa®*), zieht dann 1,5 ml Eigenblut auf, verschüttelt ein paarmal, um Blut und Wasser bis zur Hämolyse durchzumischen (bis sich der Farbton des Bluts verändert hat), und reinjiziert dann intramuskulär. Bei schwächlichen Konstitutionstypen genügt auch die halbe Injektionsmenge. Mit der verstärkten Hämolysierung des Bluts soll der Therapieeffekt gesteigert werden.

Wie schon besprochen, vermischt man Eigenblut auch mit **physiologischer Kochsalzlösung**, wobei es sich weniger um eine Modifikation denn um eine Verdünnung handelt. Erinnert sei hier noch einmal an die Modifikation des Eigenbluts durch zweistündige **Erwärmung** im Wasserbad bei 80 Grad Celsius, wie sie von den Inauguratoren der Methode praktiziert worden ist (siehe oben). Diese Modifikation hat früher bei der Behandlung von Akutkrankheiten eine gewisse Rolle gespielt.

Bei alten Eigenbluttherapeuten waren noch die **Defibrinierung** und die **Eigenserum**-Anwendung beliebt. Erstere ist heute völlig obsolet, letztere lebt noch weiter in einer Eigenblutmodifikation nach Theurer (Allergostop I®, siehe unten).

1.4 Homöopathische Eigenbluttherapie

Homöopathisch bedeutet zum einen Heilen nach dem **Simile-Prinzip**, zum anderen **Potenzieren** der Heilkraft einer Arznei durch Verdünnen und Verschütteln. Die homöopathische Form der Eigenbluttherapie soll erstmals von einem Leipziger Tierarzt namens Wilhelm Lux praktiziert worden sein, der sie seinen Tier-Patienten in der 30. Potenz (C 30) verabreicht habe (in [24]). Ende der 50er Jahre wurde diese Methode von der Arnsberger Kinderärztin Hedwig Imhäuser in der Humanmedizin und insbesondere der Kinderheilkunde wieder in Erinnerung gebracht.

Es war sicherlich kein Zufall, daß eine Kinderärztin diese Modifikation der Eigenbluttherapie entwickelte, denn die bis dahin üblichen Applikationen waren sämtlich parenteral. Jeder, der damit zu tun hat, weiß nun, daß Spritzen und Blutabnahme bei Kindern für alle Beteiligten eine Tortur und mehrmals hintereinander technisch und praktisch kaum realisierbar sind. So nahm also H. Imhäuser [11] einen Tropfen Kapillarblut aus dem Ohrläppchen oder der Fingerbeere und setzte ihn einem 10 ml-Fläschchen mit

Ausguß zu, in das 100 Tropfen 30%igen Alkohols (Äthanol = Weingeist) abgezählt waren. Sie schüttelte dieses Fläschchen gut durch (= C 1) und gab von dieser Mischung einen Tropfen in das zweite Fläschchen (= C 2), verschüttelte und verfuhr weiter so bis zur gewünschten Potenz. Diese verabreichte sie bei akuten Infektionskrankheiten, wenn das homöopathische Simile nicht anschlug oder wenn es sich um geschwächte Kinder handelte bzw. wenn Komplikationen auftraten, wie z.B. eine Pneumonie bei Masern oder eine Orchitis bei Mumps.

Aus einer statistischen Übersicht [12] über 947 Fälle (Tabelle 5), in der sie das Erfolgsergebnis in drei Stufen („sehr gutes Ergebnis" – „befriedigendes Ergebnis" – „ohne Erfolg") angibt, gehen folgende wesentliche Indikationen hervor:

- akute Infekte (Anginen, Otitiden, Bronchitiden u.a.),
- rezidivierende Infekte,
- allergische Erkrankungen wie Urtikaria, Heuschnupfen, Asthma, Ekzem u.a.,
- verschiedene Indikationen wie Obstipation, Nabelkoliken, Furunkulose und anderes.

1.4.1 Imhäusersche Dosierung

Bei **akuten Infekten** gab H. Imhäuser am ersten und zweiten Tag dreimal täglich drei Tropfen von der C 5 unverdünnt auf die Zunge, am dritten Tag eine C 7, dann alle zwei bis drei Tage eine C 7 bis zum Abklingen der Krankheit.

Bei **rezidivierenden Infekten**, bei **Allergien** und bei **Nabelkoliken** gab sie sechsmal eine C 7 in siebentägigem Abstand, dann sechsmal eine C 9 in dreiwöchigem (?) Abstand und zuletzt dreimal eine Gabe C 12 in vierzehntägigem Abstand [11, S. 144].

Bei **Obstipation** und **Furunkulose** gab sie dreimal eine C 5 in fünftägigem Abstand, dann mehrmals eine C 7 in siebentägigem Abstand.

Tabelle 5: Statistische Übersicht über 947 Behandlungsfälle (aus Imhäuser [12], gekürzt und korrigiert), dabei bedeutet + = sehr guter Erfolg; (+) = befriedigendes Ergebnis; 0 = ohne Erfolg

	+	(+)	0	Summe
Rezidivierende Infekte (mit und ohne Fieber)	143	43	49	235
	61%	18%	21%	
Post- und parainfektiöse Syndrome				
Latente Infekte	6	2	–	8
Rekonvaleszenz	15	2	1	18
Inappetenz	19	5	6	30
gesamt	40	9	7	56
	71%	16%	13%	
Akute und subakute Infekte	66	23	22	111
	59%	21%	20%	
Akute Infektionskrankheiten				
Masern	2	2	1	5
Varizellen	6	–	3	9
Pertussis	16	2	5	23
Parotis	3	–	–	3
gesamt	27	4	9	40
	68%	10%	22%	
Magen-Darm-Kanal				
Gastritis und Enteritis	8	2	3	13
Obstipation	4	4	3	11
Nabelkoliken	30	5	3	38
Übelkeit und Erbrechen	5	–	–	5
Übelkeit und Inappetenz	2	3	1	6
Übelkeit und Obstipation	4	–	–	4
Übelkeit und Enuresis	3	–	1	4
gesamt	56	14	11	81
	69%	17%	14%	
Allergische Krankheiten				
Allergischer Schnupfen	4	5	2	11
Heuschnupfen	54	26	12	92
Asthmatische Bronchitis	6	8	7	21
Asthma bronchiale	3	5	11	19
Ekzem	18	10	8	36
Urtikaria	24	4	7	35
gesamt	109	58	47	214
	51%	27%	22%	

Hauterkrankungen				
Pyodermien und Abszesse	15	7	8	30
Ichthyosis	–	–	1	1
Panaritien	1	1	–	2
Nagelwachstumsstörungen	10	–	1	11
Warzen (Fuß)	7	–	–	7
Molluscum contagiosum	7	–	1	8
Acne vulgaris	6	11	6	23
Verschiedenes	8	–	1	9
Psoriasis	–	3	3	6
gesamt	54 55%	22 23%	21 22%	97
Nervenerkrankungen				
Folgezustände nach Meningoenzephalitis	5	–	–	5
Folgezustände nach Icterus gravis	–	–	2	2
Kopfschmerzen/Migräne	5	2	4	11
Neuropathische Störungen	–	2	8	8
Nervenkrankheiten untersch. Genese	–	–	3	3
gesamt	10	4	17	31
Sonstiges				
Pyurie	–	–	33	33
Verschiedene Krankheiten	13	5	15	33
Iatrogene Erkrankungen	7	2	5	14

1.4.2 Herstellungsfragen

Besser als Kapillarblut eignet sich venöses Blut als Ausgangssubstrat, weil es mehr die toxische Situation des Stoffwechsels repräsentiert. Bei Kindern ist die kapillare Blutentnahme (am besten aus dem Ohr) aber wesentlich unproblematischer als die venöse. Hier sollte man auch, vor allem wenn die Therapie häufiger durchgeführt wird, statt 30%igem Alkohol einen schwächer konzentrierten Alkohol (z.B. 17,5%) oder auch ein gutes Mineralwasser (z.B. Evian®, Volvic® o.a.) verwenden. Die mit Wasser hergestellten Präparate müssen im Kühlschrank aufbewahrt werden und sind nicht lange haltbar (maximal 6 Wochen).

Bei den Alkohol-Präparaten genügt zur Aufbewahrung Zimmertemperatur. Man sollte sie jedoch nicht auf der Heizung oder in der Sonne stehen lassen.

Statt der zentesimalen Potenzierung (C 1, C 2, C 3 usw.) kann man auch die in Deutschland mehr verbreitete dezimale (D 1, D 2, D 3 usw.)

oder die wesentlich einfachere und praktischere **Methode nach Korsakoff** anwenden.

Diese kann man z.B. folgendermaßen handhaben: 1 ml venöses Blut wird mit 9 ml 35%igem Alkohol vermischt und mindestens zehnmal verschüttelt (= D 1). Am besten verschüttelt man in einem Reagenzglas mit Korkstopfen. Dann werden entsprechend der vorgesehenen Potenzhöhe eine Anzahl von Reagenzgläsern mit je 10 ml 35%igem Alkohol oder mit Wasser oder mit physiologischer Kochsalzlösung vorbereitet. Bei der ersten Potenz wird immer Alkohol und nie Wasser verwendet. Die weiteren Potenzen können dann – je nachdem – mit Wasser, physiologischer Kochsalzlösung oder mit Alkohol hergestellt werden.

Man kippt nun die D 1 aus dem Reagenzglas, verwirft sie oder bewahrt sie auf, wenn man sie für die Therapie vorgesehen hat. In das scheinbar leere Reagenzglas, in dem die D 1 war, schüttet man nun den Inhalt eines Reagenzglases mit 10 ml Alkohol (oder Wasser bzw. NaCl), setzt den Korken wieder auf, verschüttelt zehnmal und erhält damit die zweite Potenz, die aber weder eine Dezimal- noch eine Zentesimal-, sondern eine *Korsakoff-Potenz* darstellt. Wir bezeichnen sie als **K** 2 (im Gegensatz zu D 2 und C 2). Was bedeutet das?

Ausgangspunkt für die K 2 ist der kleine Rest der ersten Potenz, der beim Auskippen im Reagenzglas übrig bleibt. Ich habe verschiedene Versuche gemacht und diesen Restbestand mit der Insulinspritze titriert, wobei bei normalem Ausschütten, also nicht Ausklopfen, von 10 ml 35%igem Alkohol noch ca. 0,15 bis 0,3 ml von der Vorpotenz als Rest und somit als Ausgangssubstrat für die nächste Potenz im Reagenzglas bleiben. Demnach ist eine Korsakoff-Potenz von der Substanz her etwas höher konzentriert als eine Zentesimalpotenz, aber wesentlich niedriger als eine Dezimalpotenz.

Auf den ersten Blick erscheint dieses Vorgehen sehr „schlampig". Es ist aber nach der Erfahrung zahlreicher Homöopathen und nach meiner eigenen langjährigen Erfahrung mit der homöopathischen Eigenbluttherapie den anderen Verschüttlungsformen von der Wirkung her völlig gleichwertig. Aufgrund der praktikableren und damit weniger zeitaufwendigen Herstellung kann man diese Therapie dem Patienten preisgünstiger anbieten.

Wir setzen die Wirkung einer Korsakoff-Potenz der Wirkung einer Zentesimalpotenz gleich, wobei noch die Frage offen bleibt, ob es unterschiedliche Wirkungen von Zentesimal- und Dezimalpotenzen gibt. Manche Homöopathen, die mehr vom Stofflichen ausgehen, sind der Ansicht, die C 1 entspräche der D 2, die C 12 dann der D 24, die C 30 der D 60 usw. Andere, die mehr energetisch denken, meinen, es käme nicht auf die Substanzmenge, sondern auf die Anzahl der Verschüttelungsstufen an; demnach entsprächen wirkungsmäßig die C 5 der D 5, die C 12 der D 12, die C 30 der D 30 usw.

Meine Ansicht ist die, daß beide recht haben; erstere im Tiefpotenzbereich, letztere im Hochpotenzbereich. Bei den tieferen Potenzen spielt die Substanzmenge noch eine Rolle, bei den höheren Potenzen nicht mehr. Das hieße: Eine C 1 entspräche einer D 2, eine C 2 einer D 4; eine C 30 aber einer D 30 und eine C 200 einer D 200. Problematisch ist lediglich der Zwischenbereich. Ich gehe dabei von folgender Hypothese aus: Eine C 5 entspricht in etwa einer D 6, eine C 7 vielleicht einer D 10; die C 9 dann einer D 12 und die C 12 einer D 15 oder D 18. Hier wird es natürlich schwammig. Die individuelle Variabilität und auch die Interpretationsmöglichkeiten sind groß.

1.4.3 Wie oft soll man die einzelne Potenz verschütteln?

Manche beschränken sich auf zwei- bis dreimal. Ich meine, daß mindestens zehnmaliges Verschütteln erforderlich ist. Je häufiger, desto „weicher" wird die Verschüttelung; das heißt, eine dreißig- oder gar fünfzigfache Verschüttelung entfaltet in stärkerem Maß die Information des Grundsubstrats und nähert sich im Charakter und in der Verträglichkeit den LM-Potenzen, die Hahnemann in seinen späten Jahren bevorzugt haben soll.

Noch einige weitere „unwissenschaftliche" Gedanken zum homöopathischen Verschütteln:

Manche Ärzte raten z.B. davon ab, daß eine Arzt- oder Apothekenhelferin zur Zeit ihrer Menstruationsblutung eine Eigenblutverschüttelung durchführt. Dahinter steht wohl die Vorstellung, daß das Verschütteln durchaus eine subjektive Komponente beinhaltet und somit etwas von der Stimmung des Verschüttlers in die Verschüttelung mit hineingeht. Der Verschüttler sollte sich also – dies ließe sich daraus als allgemeines Postulat aufstellen – nicht in einem stärker disharmonischen Zustand befinden. Bei einer mechanisch apparativen Verschüttelung hat man dieses Problem natürlich nicht. Dafür bekommt man hier aber eine gewisse unbiologische Stereotypie, sozusagen ein Stück Maschine, ins Präparat. Der Idealfall aus ärztlicher Sicht wäre sicherlich, wenn der behandelnde Arzt selbst die Verschüttelung vornähme. Dies ist aber aus zeitlichen und auch aus juristischen Gründen (siehe unten) nur selten praktikabel.

1.4.4 Welche Potenzhöhen werden in der homöopathischen Eigenbluttherapie eingesetzt?

Wie in der übrigen Homöopathie unterscheiden wir auch bei der homöopathischen Eigenbluttherapie zwischen tiefen, mittleren, höheren und Hochpotenzen (siehe Tabelle 6). Als *Tiefpotenzen* gelten also die Potenzen D 1 bis D 6 und C 1 bis C 6, als *mittlere* die Potenzen bis zur D 12 bzw. C 9, als *höhere* die C 12 bis C 18. Ab der 30. Potenz aufwärts (jenseits der sog. *Loschmidtschen* Zahl) sprechen wir von *Hochpotenzen*.

Tabelle 6: Gängige, in der homöopathischen Eigenbluttherapie eingesetzte Potenzhöhen (Statt der C-Potenzen können die gleichwertigen K-Potenzen eingesetzt werden.)

tiefe Potenzen	D 1 bis D 6 C 1 bis C 6
mittlere Potenzen	D 10, D 12 C 7, C 9
höhere Potenzen	C 12, C 15, C 18
Hochpotenzen	D 30, D 200 C 30, C 200 und höher (z.B. Infinitesimalpotenzen, sog. *LM-Potenzen*)

Haferkamp verwendete niedrige Potenzen (D 1 bis D 4). Manche Therapeuten fertigen bei der desensibilisierenden Methode (siehe unten) durchgehende Potenzen an, also beispielsweise von C 1 bis C 6. In unserer Praxis verwenden wir die K 5, die K 7 und die K 12, seltener die K 3, K 6 und K 9. Von vielen Therapeuten wird auch noch die C 15 und C 18 eingesetzt.

Bei der Tiefpotenzhomöopathie handelt es sich noch um eine zwar *feinstoffliche*, aber immerhin *stoffliche* Therapie; bei der Hochpotenzhomöopathie dagegen um eine rein *energetische* Therapie. Erfahrungen mit Hochpotenz-Eigenblutpräparaten gibt es wenige. Die meisten Eigenbluttherapeuten gehen nicht über die 12. Potenz hinaus. Die Hochpotenzhomöopathie kann als Methode der spagyrischen Medizin angesehen werden (siehe unten).

Nach Ansicht mancher Autoren [z.B. 16] spielt die homöopathische Eigenbluttherapie nur bei Kindern, nicht aber bei Erwachsenen eine Rolle. Diese Ansicht teile ich nicht. Im Gegenteil, je chronisch-entzündlicher die Krankheiten werden, desto mehr gewinnt die homöopathische Eigenbluttherapie gegenüber der nativen Form an Bedeutung (siehe unten).

1.5 Modifikationen der homöopathischen Eigenbluttherapie (Tabelle 7)

Die **Autosanguis-Stufentherapie** wurde von H.H. Reckeweg eingeführt. Durch sogenannte Suis-Organpräparate, das ist homöopathisiertes Organmaterial vom Schwein, induziert er zunächst den Anstieg spezifischer Antikörper. Nach einigen Tagen entnimmt er dann nach vorheriger intravenöser Einspritzung eines homöopathischen Mittels, z.B. von Engystol®, „in derselben Spritze einen Tropfen Eigenblut und kleidet mit diesem durch Hin- und Herbewegen des Kolbens die Spritzenwände aus. Dann zieht man nacheinander geeignete Präparate stufenweise in derselben Spritze auf, wobei man am besten eine 5-ccm-Spritze nimmt, und verschüttelt diese Zubereitungen kräftig im Sinne des homöopathischen Potenzierens. Diese Lösungen verabfolgt man dann stufenweise anfänglich intramuskulär, z.B. die erste Verdünnung in den rechten Musculus glutaeus, die zweite in den linken, die dritte Stufenverdünnung subkutan oder auch intrakutan, wobei man sich die Haut als Allergieorgan zunutze machen kann, und die vierte subkutan oder auch intravenös." [21, S. 619]

De facto handelt es sich um nach Korsakoff homöopathisierte Eigenblut-Tiefpotenzen, die, kombiniert mit homöopathischen Heel-Präparaten, i.m., i.c., s.c. und i.v. appliziert werden. Reckeweg empfiehlt das Vorgehen bei fortgeschrittenen (von ihm als „zellulär" bezeichneten) Krankheitsphasen.

Der Nachteil der Methode besteht für mich darin, daß angesichts der polypragmatischen Vielfalt der von ihm verwendeten Präparate bei Reaktionen vor allem von chronisch Kranken nicht absehbar ist, auf was welcher Effekt zurückzuführen ist. Die Beurteilung der Vorreaktion ist jedoch bei Eigenbluttherapien, wie wir sehen werden, entscheidend für das Vorgehen in der weiteren Behandlung. Die Autosanguis-Stufentherapie nach Reckeweg ist für mich in erster Linie eine komplexmittelhomöopathische Therapie, erst in zweiter Linie eine Eigenbluttherapie.

Tabelle 7: Modifikationen der homöopathischen Eigenbluttherapie

- Autosanguis-Stufentherapie nach Reckeweg
- Gegensensibilisierung nach Theurer (Allergostop I®)
- sog. Autohomologe Immuntherapie („AHIT") nach Kief
- zahlreiche experimentelle Modifikationen in verschiedenen Praxen

Die **Gegensensibilisierung** nach Theurer, als Präparat jetzt als *Allergostop I®* bezeichnet, stellt eine Eigen**serum**therapie dar, wobei das Serum, durch Zentrifugieren des Vollbluts gewonnen, zunächst mit einem sogenannten *Serumaktivator* aus Aluminiumhydroxid und Kieselsäure behandelt und dann homöopathisch bis zur 6. Zentesimalpotenz (C 6 = 10^{-12}) potenziert wird. Man beginnt dann mit der C 6; gibt am ersten Tag 0,1 ml intrakutan, am zweiten Tag 0,3; am dritten Tag dann 0,1 von der C 5. Bei Verträglichkeit geht man herunter bis zur C 1 (=10^{-2}). In Einzelfällen erfolgt die Anwendung auch oral.

Auffallend ist, daß man im Gegensatz zu Imhäuser „tolerogen“ dosiert, wie Theurer das nennt; d.h. man geht von den hohen zu den tiefen Potenzen – ein Problem, das noch zu erörtern sein wird.

Die Gegensensibilisierung nach Theurer ist wohl die in Deutschland am meisten verbreitete Modifikation der Eigenbluttherapie und wird deshalb wegen ihrer Bedeutung in einem eigenen Kapitel (Kapitel 2) ausführlich abgehandelt.

Eine weitere Modifikation der homöopathischen Eigenbluttherapie präsentiert H. Kief [13, 14]. Er bezeichnet sein Verfahren als „AHIT“, was die Abkürzung für „**a**uto**h**omologe **I**mmun**t**herapie“ sein soll. Als Ausgangssubstrat nimmt er Serum, Vollblut oder Urin, ozonisiert dieses, setzt proteolytische Enzyme hinzu und verdünnt die Lösung in dezimalen Schritten. Die Applikation der Präparate, in der Regel zwischen D 4 und D 12 liegend, erfolgt oral oder parenteral. Erfolge kann er, zum Teil auch mit klinischen Studien, vor allem bei der Neurodermitisbehandlung aufweisen.

1.5.1 Zur Kritik an Kief

Schon der Name seiner Methode ist irreführend. Kief hat bei seiner Therapie in keinem einzigen Fall mit **homo**logen Präparaten, also mit nicht patienteneigenem menschlichen Material, gearbeitet, was im übrigen auch nicht sehr sinnvoll wäre. Es handelt sich also um eine rein **auto**loge Therapie – eine von sehr vielen, ohne daß deren Spezifität, was eigentlich zu fordern wäre, im Namen zum Ausdruck kommt.

Des weiteren versucht Kief zu suggerieren, es würde sich bei seiner Methode nicht um eine Eigenbluttherapie, sondern um etwas völlig Neues handeln. In Wirklichkeit stellt sie eine Modifikation der Theurerschen Modifikationen dar. Lediglich die Ozonisierung, die auch nicht von ihm, sondern von Windstosser in die Eigenbluttherapie eingeführt worden ist, kommt bei seiner „AHIT“ noch hinzu. Das einzig „Originale“ seiner Methode besteht darin, daß er die einzelnen Schritte etwas anders kombiniert.

Bedenklich und auf Dauer nicht hinnehmbar ist, daß Kief einzelne, in der Entwicklung der Eigenbluttherapie entstandene Elemente sozusagen als seinen persönlichen Besitz geschäftsmäßig herausnehmen will, patentieren läßt und mit diesem Patent dann andere Kollegen, die wie er im Bereich der Eigenbluttherapie experimentieren, mit prozessualen Mitteln in ihrer Therapiefreiheit einzuschränken versucht (siehe Kapitel 6).

In diesem Zusammenhang sei auch noch eine gewisse Konfusion erwähnt, die durch nicht exakte Präparatbezeichnungen der die Eigenblutprodukte aufbereitenden Firmen entsteht.

So bezeichnet Kief seine Präparate nach homöopathischer Manier beispielsweise als „D 4“, „D 6“ oder „D 12“, obwohl er laut persönlicher Mitteilung nur verdünnt und nicht, wie das die Bezeichnung erwarten ließe, verschüttelt.

Auf der anderen Seite werden bei der Gegensensibilisierung (GS) nach Theurer die Fläschchen als „Verdünnung“ oder „Dilution“ bezeichnet, obwohl es sich um homöopathische Verschüttelungen handelt. Allerdings haben sich früher viele Therapeuten mit dem Serumaktivator von Theurers Firma die GS-Präparate selbst hergestellt. Vielen Verlautbarungen und Veröffentlichungen über Gegensensibilisierung (z.B. den sehr wichtigen Arbeiten von F. Heiss aus Hamburg [9] und persönliche Mitteilung) liegen nicht Behandlungen mit homöopathisch potenzierten, sondern mit einfach verdünnten GS-Präparaten zugrunde. Offensichtlich besteht also im Tiefpotenzbereich kein wesentlicher Wirkungsunterschied zwischen Verdünnungen und homöopathischen Verschüttelungen (siehe oben).

1.5.2 Verschiedene Modifikationen, eigene Erfahrungen

Viele Ärzte, die sich intensiver mit nativer oder homöopathischer Eigenbluttherapie beschäftigen, beginnen nach einer gewissen Zeit unwillkürlich damit, das Eigenblut – in der Absicht, seine Wirkung zu steigern – in verschiedener Weise zu variieren und zu modifizieren. Ich selbst habe, nachdem ich einige Zeit mit der Imhäuserschen Therapie und der Theurerschen Gegensensibilisierung gearbeitet habe – unabhängig von Thaller und Kief – zunächst das für die Gegensensibilisierung bestimmte Blut im Sinne Windstossers [in 26] ozonisiert. Später habe ich der Bluturtinktur bestimmte Heilerden zugesetzt, z.B. AION A. Dann habe ich die Urtinktur mit Soda (Na_2CO_3) bearbeitet – in der Enderleinschen Vorstellung [1], durch Alkalisierung eine regressive Veränderung des sog. Endobionten zu induzieren. Zuletzt habe ich mit mikrobiologischen Modifikationen gearbeitet. 1 ml Blut wurde z.B. mit 1 Ampulle Utilin S 24 Stunden im Inkubator bebrütet; der Serum-Überstand dann am nächsten Tag potenziert und im Sinne der Gegensensibilisierung eingesetzt. Da ich keine besondere Erfolgssteigerung feststellen konnte und hier mikrobielle Fremdeinflüsse hinzukommen, die die Sache unübersichtlicher machen, bin ich auch von diesen Modifikationen wieder abgekommen und empfehle sie nicht weiter.

Zwischenzeitlich habe ich auch verschiedene alchemistische Verfahren ausprobiert. Ich ließ das Blut bei Sonne und Licht verwesen und potenzierte es anschließend in Alkohol. Später habe ich nach klassischem Verfahren destilliert und das Destillat potenziert. Dann habe ich das Blut im Ofen (Heißluftsterilisator) völlig verascht und die Asche potenziert. Die verschiedenen Präparationen habe ich vorwiegend im Selbstversuch getestet. Einzelne Modifikationen habe ich von einem erfahrenen Elektroakupunkteur (H.H. Schimmel) – mit positivem Ergebnis – testen lassen. Auch klinisch hatten all diese Modifikationen eine, zum Teil sogar sehr intensive, Wirkung; aber es war sehr schwer, signifikante und gesetzmäßige Unterschiede zur Wirkung der Ausgangstherapien von Imhäuser und Theurer festzustellen.

Gleichzeitig habe ich mich theoretisch noch mit anderen alchemistisch-spagyrischen Modifikationen befaßt, z.B. jenen von U.J. Heinz [8] und zuletzt von D. Lanninger-Bolling [17]. Aber auch deren Vorgehen kam mir, ähnlich dem meinen, eher zauberlehrlingshaft vor und bar der nötigen geistigen Stringenz. Es ist doch beispielsweise ein sehr undifferenziertes Vorgehen, wenn man, wie Lanninger-Bolling, bei allen Patienten diagnose- und konstitutionsunabhängig in gleicher Weise dem Blut solch spezifische Substanzen wie Antimon und Aurum zusetzt. Für den einen mögen sie ganz gut sein, für den anderen passen sie sicher nicht.

Auf jeden Fall ist es wesentlich einfacher, bei rein homöopathischem Vorgehen die Gesetzmäßigkeiten der Wirkung zu studieren, so daß ich dem Imhäuserschen Verfahren in seiner **Einfachheit und Transparenz** immer erst den Vorzug geben würde. Die richtige Dosis (= Potenzhöhe), zum richtigen Zeitpunkt gegeben, ist wichtiger als die Spezifität einer bestimmten Modifikation. Bei der Tiefpotenztherapie ist auch noch die Wahl des

Ausgangssubstrats (Vollblut, Serum oder Urin) von Bedeutung. Erst an dritter Stelle kommt dann die Spezifität der Modifikation des Ausgangssubstrats, wobei die Ozonisierung, hier stimme ich Kief und Thaller durchaus zu, eine gewisse Intensivierung des Effekts bringen kann, der meines Erachtens aber auch mit der einfacheren Art der Erhitzung des Bluts, wie es die Inauguratoren der Eigenbluttherapie, Elfstrom und Grafstrom, getan haben, erreicht wird. Mit einer zusätzlichen Enzymatisierung, wie das Theurer im *Allergostop II®* und auch Thaller und Kief praktizieren, habe ich keine Erfahrung.

1.5.3 Perorale und parenterale Applikationsweisen

Alle Eigenblutmodifikationen kann man perkutan (sehr selten), parenteral und peroral bzw. oral applizieren. Auch die Imhäusersche Therapie ist parenteral, z.B. mit physiologischer Kochsalzlösung als Trägerlösung, möglich.

Die orale Verabreichung ist sicherlich die physiologischere und entspricht mehr dem Grundgedanken der Naturheilverfahren: *so physiologisch, das heißt naturnah, wie möglich*! Resorptionsprobleme des Darms spielen in der Regel keine Rolle, da die Hauptresorption in der Mundschleimhaut stattfindet. Am besten nimmt man die Tropfen morgens nach dem Aufwachen, mindestens eine Viertelstunde vor Frühstück und Zähneputzen.

Auch die parenterale Applikation sollte in der ersten Tageshälfte (Sympathikusphase des Organismus) erfolgen. Handelt es sich doch zunächst einmal um eine **Reiz**therapie, die eine Antwort des Organismus verlangt, die dieser besser im frischen als im ermüdeten und abgeschlafften Zustand geben kann (siehe hierzu auch die chronobiologischen Hinweise in Kapitel 8). Diese Regel hat sicherlich ihre Ausnahmen. Eine generelle Empfehlung aber [16], die Eigenblutinjektion vor allem bei Berufstätigen abends vorzunehmen, um Reaktionen nicht während der Arbeit, sondern erst in der Nacht zu haben, kann ich nicht befürworten; zumal eine zusätzliche Störung des Schlafs auch nicht gerade heilungsfördernd ist.

Die parenterale Anwendung hat im Gegensatz zur peroralen einen gewissen überrumpelnden Charakter. Intrakutan hat der Körper zwar noch die Chance, Abwehrreaktionen über die Haut aufzubauen. Bei der subkutanen Injektion aber wird das wichtige Abwehrorgan Haut einfach überlaufen; noch mehr natürlich bei der intramuskulären und intravenösen Form, so daß die gesamte Reaktionskette, mit der der Organismus normalerweise auf einen exogenen Reiz reagiert, unterlaufen und nach innen verlagert wird.

Bei akuten Zuständen, wo eine schnelle Wirkung erwartet wird, ist dies sicherlich oft sinnvoll. Bei chronischen Zuständen aber sollte man, wenn möglich, die perorale als die physiologischere Applikationsform vorziehen. Auch kann man hier die Dosisgabe noch feiner abstimmen; der Patient muß nicht so oft in die Praxis kommen und kann häufiger telefonisch instruiert werden, was bei auswärtigen Patienten von besonderem Vorteil ist.

Trotz dieser grundsätzlichen Vorteile der peroralen Anwendung gibt es einige Gründe, in der Praxis immer wieder auf die parenterale Verabreichung zurückzukommen. Zum einen besteht hier eine bessere Anwendungszuverlässigkeit: Der Arzt kann vor jeder Injektion genau nach den Reaktionen der Vorinjektion fragen, was für das weitere Procedere eminent wichtig ist. Auch hat der „rituale" Effekt der Spritze, sozusagen als psychologischer Amplifikator, bei manchen Patienten eine zusätzliche therapeutische Wirkung.

1.5.4 Juristische Probleme in Deutschland

Feststeht, daß der Arzt bei der Herstellung des homöopathischen Eigenbluts nicht so vorgehen darf, wie Frau Imhäuser dies in ihrem Buch [11] beschrieben hat und wie dies die meisten Anwender jahrelang getan haben. Gilt doch das Blut, sobald es die Praxis verläßt, im juristischen Sinn als Medikament. Das heißt: Der Arzt darf das homöopathische Eigenblutpräparat in der Praxis dem Patienten verabreichen, ganz gleich, ob peroral oder parenteral. Er darf es aber nicht dem Patienten zur häuslichen Einnahme mitgeben, sonst verstößt er gegen das Dispensierrecht, das heute nur Apothekern und Tierärzten zusteht.

Spätestens seit dem Prozeß gegen A. Thaller in Weißenburg (siehe Kapitel 6), der sich wegen dieses von den meisten Eigenbluttherapeuten praktizierten Vorgehens vor Gericht verantworten mußte, empfiehlt es sich, die Eigenblutverschüttelung in der Apotheke herstellen zu lassen: Das Blut wird in der Arztpraxis abgenommen und dem Patienten in einem Tropffläschchen oder verschlossenen Reagenzglas mitgegeben. Diese müssen natürlich entsprechend beschriftet sein, und zwar mit Namen, Ausgangssubstanz, Konzentration, Abnahmedatum und Verdünnungsmittel; also z.B. „Hans

Huber, HEB D 1, 7.2.99, 35% Alkohol". HEB bedeutet „homöopathisiertes Eigenblut".

Gleichzeitig bekommt der Patient ein Rezept, auf dem die für die Therapie vorgesehenen Potenzen verordnet sind. Der Apotheker erhält also die D 1 oder C 1 des Blutpräparates und verarbeitet sie dann weiter zu den vom Arzt auf dem Rezept verordneten Potenzen.

Zwischenzeitlich wurde auch diskutiert, ob der Apotheker für die Herstellung von Eigenblutnosoden in der Apothekenrezeptur eine spezielle Herstellungserlaubnis im Sinne von § 13 Abs. 2 Satz 2 AMG vom jeweiligen Regierungspräsidenten benötige. In einer Stellungnahme der *Landesapothekerkammer Baden-Württemberg* (1/96, Seite 5), der Anfragen beim *Baden-Württembergischen Sozialministerium* sowie beim *Bundesinstitut für Arzneimittel und Medizinprodukte* zugrunde liegen, wird dies ausdrücklich verneint, da Eigenblutnosoden nicht, wie z.B. Vollblutkonserven, unter die Begriffsdefinition der Blutzubereitungen nach § 4 Abs. 2 AMG fielen.

Das Verfahren der Eigenblutverschüttelung in Apotheken, bei dem sich der Apotherker nach den Vorschriften des Homöopathischen Arzneibuches und dessen entsprechenden Anleitungen zur Herstellung von Nosoden richtet [in 24], ist also juristisch ausreichend abgesichert und kann weiterempfohlen werden.

Auch der Arzt hat die Möglichkeit, eine Herstellungserlaubnis für Eigenblutprodukte beim zuständigen Regierungspräsidenten zu beantragen, wobei der Korb („Erfahrung in Transfusionsmedizin" u.a.) hier relativ hoch gehängt ist. Es wäre freilich wünschenswert, die gesetzliche Situation dahingehend zu ändern, daß der Arzt – wie früher die alten homöopathischen Ärzte und heute noch die Tierärzte – für homöopathisches Eigenblut das Selbstdispensierrecht wieder bekäme. Gerade in Notfällen, bei akuten Infekten abends oder am Wochenende, könnte dadurch vor allem bei der Therapie von Kindern manches Antibiotikum eingespart werden. Vielleicht wird dieses Ziel berufspolitisch mit Hilfe des neu gegründeten *Arbeitskreises für autologe Therapien* erreicht.

1.6 Allgemeine Theorien über die Wirkweise des Eigenbluts

Zunächst muß man vorausschicken, daß die Eigenbluttherapie in erster Linie Erfahrungsheilkunde ist und kaum ein naturwissenschaftliches Korrelat und auch wenig objektive klinische Befunde anbieten kann. Die meiste Forschung diesbezüglich passierte in der ersten Hälfte des 20. Jahrhunderts und wurde von Haferkamp [6] systematisch zusammengefaßt. Ich möchte die dort referierten Arbeiten hier nicht wiederholen, zumal ein Großteil von ihnen auch nicht mehr dem heutigen immunologischen Wissensstand entspricht.

In den letzten Jahren beschäftigte man sich in der Klinik mit dem Eigenblut in Form der autologen Bluttransfusion bei Operationen. So gibt es z.B. Berichte, daß jede Blutübertragung, auch die autologe, für eine gewisse Zeit einen immunsuppressiven Effekt auf den Organismus bewirkt; daß aber der Krankheitsverlauf nach Operationen bei Patienten mit autologen Transfusionen wesentlich günstiger als bei solchen mit heterologen Transfusionen ist (siehe Kapitel 5 und 6). Abgesehen von der nicht neuen Erkenntnis, daß größere Mengen Blut immunsuppressiv wirken, haben diese Ergebnisse keine große Auswirkung auf die Eigenbluttherapie, wie wir sie in der Praxis betreiben. Hier herrscht im wesentlichen die Empirie.

Im folgenden beschäftigen wir uns mit allgemeinen Erklärungshypothesen, die für das Verständnis und auch für die praktische Anwendung hilfreich sind, ohne das naturwissenschaftlich faßbare Substrat der ablaufenden Prozesse genauer zu kennen. Diesbezüglich neuere biophysikalische, biochemische und auch immunologische Theorien und Experimente werden, soweit derzeit relevant, in Kapitel 4 von Dehmlow und in Kapitel 6 von Thaller dargelegt und diskutiert.

1.6.1 Unspezifische Reizkörpertherapie

Ich gehe von fünf verschiedenen Wirkweisen des Eigenbluts aus (siehe Tabelle 8). Die Eigenbluteinspritzungen wurden zunächst als Reizkörpertherapie verstanden, in der Wirkung anderen körperfremden Reizstoffen entsprechend, z.B. Omnadin, Pyrifer, Milch und was damals sonst noch alles zur Immunstimulation verwendet wurde. Auch durch die Eigenblutinjektion entsteht eine geringe lokale Entzündung, deren typische Symptome rubor, calor und dolor in der Regel bei den von uns heute verwendeten geringen Dosen nicht mehr mit bloßem Auge und bloßer Hand registriert werden können, auch nicht bei subkutaner Applikation. Man kann aber extrapolieren, daß dieser Effekt, nachdem er bei größeren Eigenblutmengen auftritt, auch bei kleineren, dann eben im unterschwelligen Bereich, vorhanden ist.

Tabelle 8: Fünf mögliche Wirkweisen der Eigenbluttherapie

Reizkörpertherapie	unspezifische Stimulation
Immunmodulation über Antikörper	spezifische Immuntherapie, homöopathisches Prinzip (Ähnlichkeitsregel)
Immunmodulation über „Antigene"	spezifische Immuntherapie isopathisches Prinzip Auto*nosode*, Auto*vakzine*, „therapeutisches Impfen"
Organotherapie	„Eigen-Frischzellentherapie"
Energetische Informationstherapie	Hochpotenzhomöopathie, Spagyrik

Solche lokalen Entzündungen, das wissen wir aus der Pathologie, lösen nach dem allgemeinen Prinzip, daß degenerative Stoffe und Prozesse einen regenerativen Prozeß induzieren, gewisse lokale und dann auch systemische Abwehrreaktionen aus, die klinisch manchmal in Form einer diskreten Leukozytose, nach mehreren Injektionen auch als BSG-Erhöhung erfaßt werden können. Subjektiv stellen sich mitunter ein kurzfristiges grippales Gefühl mit leichtem Schüttelfrost oder eine Temperaturerhöhung ohne Schüttelfrost ein. Auch andere grippale Reaktionen (Kopfschmerzen, Schnupfen etc.) können auftreten.

Die therapeutische Idee besteht darin, daß man das müde Abwehrsystem anregt, den chronischen in einen akuten Entzündungsprozeß zu überführen mit der Möglichkeit des Abbaus von Krankheitsstoffen im weitesten Sinne des Wortes.

In dieser Sicht ist die Eigenbluttherapie als Reizkörpertherapie eine Reiz-, das heißt Stimulationstherapie, die über eine lokale Entzündungsreaktion eine allgemeine unspezifische Immunstimulation bewirkt. Dabei ist diese milder und verträglicher als die Reizkörperstimulation mit körperfremdem Material.

1.6.2 Spezifische Immuntherapie über die Modulation von Antikörpern

Die zweite Erklärungshypothese geht von einer immunmodulativen Wirkung des Eigenbluts über die Beeinflussung der im Blut vorhandenen Antikörper aus. Immer wieder fragen die Patienten, wenn man ihnen an der einen Stelle das Blut abnimmt und es an der anderen Stelle wieder einspritzt:

„Und das soll helfen, Herr Doktor?" Der springende Punkt ist, daß das Blut, sobald es extravasal und erst recht, sobald es extrakorporal ist, sich verändert, was in **Gerinnung**, **Hämolyse** und entsprechender **Farbveränderung** äußerlich sichtbar zum Ausdruck kommt.

Die im Blut vorhandenen Stoffe und Antikörper wirken ja so, wie sie im Blut sind, nicht antigen. Um dies zu erreichen, muß erst eine gewisse Verfremdung geschehen; aus dem Iso-Prinzip muß ein Simile-Prinzip, eine Ähnlichkeit, gemacht werden. Dabei stellt der Kontakt mit der Luft in der Spritze, verbunden mit einem eventuellen leichten Schütteln, die einfachste und geringfügigste Form der Verfremdung dar, die durch Reapplikation an einem dem Blut nicht gemäßen Ort, nämlich der Haut, dem Bindegewebe oder dem Muskelgewebe, verstärkt wird. Letzteres können wir als **Verfremdung durch Dislokation** bezeichnen, wobei nun zahlreiche Therapeuten, wie wir gesehen haben, ihren Ehrgeiz daran setzen, diese Verfremdung zu intensivieren und dadurch den immunogenen Effekt zu verstärken.

Theurer (siehe Kapitel 2), der sich einer relativ naturwissenschaftlichen Diktion bedient, spricht z.B. davon, daß die Antikörper im Blut als Haptene vorhanden seien und durch verschiedene Manipulationen, beispielsweise durch Zusetzen seines sogenannten Serumaktivators, den Charakter eines Vollantigens bekämen, der dann eine Immunantwort auslöse. Durch diese Immunantwort würden dann Antikörper gegen die pathologischen Antikörper gebildet und die Reaktionsprodukte immunologisch verdaut und abgebaut. Dieser immunmodulatorische Effekt über die Antikörper versteht auch die native Eigenbluttherapie als eine Art Homöopathie im Urtinkturbereich, insofern das eigene Blut durch Verfremdung ein Urtinktur-Simile wird.

1.6.3 Spezifische Immuntherapie über die Modulation des „Antigens"

Die dritte Erkärungsvariante für Eigenbluttherapien ist weniger bekannt. Sie versteht die Eigenbluttherapie nicht als Simile-, sondern als Isotherapie. Diese Therapie kommt aus einem archaischen Denkprinzip, das im Mythos immer wieder auftaucht, am bekanntesten im *Parsifal*, wo es zur Heilung des wunden Amphortas heißt: „Es schließt die Wunde nur der Speer, der sie schlug."

Wir gehen hier also davon aus, daß das eigentlich krankmachende Agens im Blut des Patienten steckt. Abgesehen von den wenigen Patienten, bei denen tatsächlich eine Bakteri- oder Virämie im klinischen Sinne vorliegt, können wir dies als allgemeines ätiologisches Prinzip naturwissenschaftlich-biologisch nur akzeptieren, wenn wir auf die Theorien des Biologen Enderlein [1] zurückgreifen. Leider ist dieser noch nicht so bekannt, wie ihm das eigentlich gebührte, weshalb ich die Quintessenz seiner Lehre kurz referieren möchte:

Enderlein wirkte als Zoologie-Professor in Berlin (gestorben 1968) und postulierte im Gegensatz zur konventionellen Lehre eine **Pleomorphie der Mikroben**, das heißt eine Vielgestaltigkeit und einen Gestaltungswandel. Dabei unterschied er ein Primitivstadium, ein bakterielles und schließlich ein mykotisches, also Pilzstadium. Die Entwicklung von einer Stufe zur nächsten, die er als Höherentwicklung in der biologischen Organisationsform sah, nannte er *Zyklogenie*.

Würden wir beispielsweise einen Patienten mit einem Antibiotikum behandeln und dabei die Bakterien eradizieren, anschließend aber im Darm oder vaginal eine ausgeprägte Mykose diagnostizieren müssen, dann hätten wir im Enderleinschen Sinn nicht die Bakterien beseitigt und die Pilze wären nicht neu hinzugekommen. Vielmehr hätten wir durch unseren therapeutischen Eingriff die Mikroben aus der bakteriellen in die mykotische Phase mutieren lassen.

Enderlein hat nun ein universales Symbiosemodell entwickelt, nach dem der tierische Organismus sowohl in der Phylo- als auch in der Ontogenese von Anfang an von Parasiten befallen ist; sozusagen jeder tierische Organismus seinen Hauskeim hat. Bei den Wirbeltieren sei dies der von ihm so benannte Endobiont, der das pflanzliche Prinzip im tierischen Organismus repräsentiere; etwa nach dem allgemeinen Gesetz, daß es kein Ying gibt, wo nicht etwas Yang, und kein Schwarz, wo nicht etwas Weiß enthalten wäre.

Gesundheit und Krankheit würden nun davon abhängen, ob der tierische Organismus den Endobionten in Schach – in der Sprache Enderleins: „auf einer möglichst niedrigen Stufe der Zyklogenie" – halten kann oder nicht. Denn nur die niederen Stufen des Endobionten seien für den Wirtsorganismus apathogen, seine höheren Entwicklungsstufen dagegen pathogen.

Entscheidend für unsere Betrachtung ist nun, daß Enderlein den Endobionten nicht nur im Gewebe und extrazellulär, sondern auch und gerade im Blut und in den Blutzellen repräsentiert sieht; Eigenbluttherapie in diesem Sinn dann eine Therapie mit dem Endobionten darstellt, also dem direkten pflanzlichen Gegenspieler im tierischen Organismus. Für die Therapie kommt es freilich darauf an, den Endobionten in irgendeiner Form regressiv zu verändern, das heißt auf eine niedrigere Organisationsstufe zurückzuführen. Denn die niedrigeren Organisationsstufen können die höheren pathogenen neutralisieren.

In dieser Enderleinschen Sicht der Dinge wäre Eigenbluttherapie also eine **Therapie mit dem regressiv veränderten** oder – wenn man konventionelle Begriffe verwenden will – mit dem *attenuierten* oder *mitigierten* **Endobionten**, also eine immunmodulatorische Therapie über das „Antigen", **ein „therapeutisches Impfen".** Antigen habe ich in Anführungszeichen gesetzt, weil es sich nach Enderlein nicht um ein exogenes infektiöses Agens, sondern um einen endogenen, seßhaften Parasiten handelt. Wir müßten also postulieren, daß sämtliche hier erwähnten Veränderungen des Bluts, angefangen beim Luftkontakt, der Hämolyse durch Wasser, der Ozonisierung, Enzymatisierung usw., eine Veränderung des Endobionten im regressiven Sinne bewirken muß. So gesehen wären dann auch die Begriffe *Autovakzine* oder auch *Autonosode*, wie die Homöopathen das nennen, im Zusammenhang mit der Eigenbluttherapie berechtigt.

1.6.4 Eigen-Organotherapie

Die vierte Hypothese betrachtet Eigenbluttherapie als Organotherapie, also als Rückübertragung von eigenem organischem Material. Dabei wird der auch bei dieser Betrachtung zu berücksichtigende immunogene Effekt vernachlässigt zugunsten eines eher substitutiv verstandenen Stoffwechseleffekts. Diese Sichtweise ist nicht angezeigt bei der homöopathischen Form der Eigenbluttherapie, wohl aber bei größeren Dosen der nativen Form und noch mehr bei den großen Eigenbluttherapien UVB, HOT und Große Ozon-Eigenbluttherapie. Der direkte Mengeneffekt des rückübertragenen, durch Ozon bzw. UV-Strahlung veränderten Organsubstrats ist hier dementsprechend zu berücksichtigen – Eigenbluttherapie so gesehen eine autologe Frischzellentherapie.

1.6.5 Energetische Informationstherapie

Nach diesem primär stofflichen Aspekt behandelt der fünfte Erklärungsversuch die unstoffliche, energetische Seite der Eigenblutwirkung. Diese muß vorhanden sein, da auch das stark entstofflichte Eigenblut in Form von mittleren und hohen homöopathischen Potenzen noch eine empirisch faßbare Wirksamkeit aufweist, zum Teil sogar stärker als in der stofflichen Form.

Um das Wesen der homöopathischen Eigenbluttherapie zu verstehen, müssen wir ein paar Gedanken zur Alchemie vorausschicken (ausführlich in [3]): Alchemie ist die Kunst der Wandlung, und zwar der gerichteten Wandlung im Sinne der Höherentwicklung von unten nach oben. Auf der materiellen Ebene versucht man aus dem unedlen das edle Metall, auf der geistig-moralischen Ebene aus der Sündhaftigkeit, dem Bösen, die Tugend, das Gute, zu entwickeln. Die Höherentwicklung, das Erstellen einer neuen Ordnung, ist aber nicht direkt, sondern nur durch vorherige Auflösung der gegebenen Unordnung möglich. Diese Zweiphasigkeit, der Zweischritt von Analyse des Gegebenen (= solve) und Synthese einer neuen Ordnung (= coagula) stellt deshalb das Grundgesetz der Alchemie dar.

In der konventionellen Philosophie von Aristoteles bis Hegel wird dieses Gesetz der Zweiphasigkeit oder – wenn man die Ausgangsphase mitzählt – Dreiphasigkeit als dialektischer Dreisatz von *These – Antithese – Synthese* abgehandelt. Es gilt für alle Lebensbereiche. Am prägnantesten wird es für mich von G.Ch. Lichtenberg ausgedrückt in seinem Aphorismus: „Es ist ein großer Unterschied, noch zu glauben oder wieder zu glauben..."

Das alchemistische Grundgesetz ist so allumfassend, weil es das Wesen unserer geistig-moralischen Existenz reflektiert, nämlich den notwendigen Sündenfall und die Vertreibung aus dem Paradies als Voraussetzung für die Erlangung eines neuen Paradieses auf einer höheren und bewußteren Stufe; frei nach Lichtenberg also: „Es ist ein großer Unterschied, noch im Paradies oder wieder im Paradies zu sein."

Im übrigen können wir Menschen in zweierlei Hinsicht gegen dieses Grundgesetz des Lebens verstoßen: Die einen bleiben in der Antithese, der Negativität, hängen, das bedeutet „materialistische Verstrickung", Pessimismus, Skeptizismus usw. Die anderen wollen sich die Antithese, den Kreuzweg, verkürzen oder gar ersparen, sozusagen gleich Ostern feiern und zur Himmelfahrt ansetzen, wobei ihnen dann ihr zu früh angehobenes Halleluja beim zwangsweisen Absturz auf den Lippen erstirbt.

Griechisch bedeutet *solve* σπάω (spao) und *coagula* ἀγείρω (ageiro), woraus sich der Begriff *Spagyrik* ableitet, der sich vor allem durch Paracelsus für die Anwendung der Alchemie in der Medizin durchgesetzt hat. Der große Altmeister gebrauchte ihn für Verfahren, die alchemistische Regeln auf die Herstellung von Medikamenten anwandten. Ziel war dabei die Freisetzung des Geistes der Arznei (*Mercurius*) aus der materiellen Einhüllung (*Sal*). Was hat dies alles nun mit der Eigenbluttherapie zu tun?

Alles ist ambivalent, und es gilt, das Negative ins Positive umzuwandeln. Auch das im Blut postulierte krankmachende Agens muß in eine heilende Kraft umgewandelt werden können. Mit der einfachen Eigenbluttherapie und den Tiefpotenzen verringern wir erst einmal die pathogene Potenz des krankmachenden Agens, attenuieren, mitigieren sie, um wissenschaftliche Begriffe zu verwenden, und versuchen durch solche, gegenüber dem ursprünglichen Krankheitsfaktor abgeschwächte Reize das Immunsystem zu trainieren. Der Begriff *Training* ist dabei wörtlich zu nehmen, nämlich als Vorbereitung für das eigentliche Spiel, in dem der Organismus dann die im Training gewonnene Schulung nutzt und den Gegner bezwingt (Prinzip der *indirekten* Therapie). **Eigenblutbehandlung als Reiztherapie ist eine Therapie mit abgeschwächten negativen Kräften.**

Wenn wir jetzt das Blut weiter homöopathisch potenzieren, dann gehen wir davon aus, daß zunächst die negativen, krankmachenden Kräfte durch den Ausdünnungsprozeß noch mehr abgeschwächt werden, bis sie an einem bestimmten Punkt in eine gegenteilig wirkende, positive, heilende Kraft umschlagen. Diese wird dann durch die weitere Verschüttelung potenziert, d.h. verstärkt. Das Umschlagen, d.h. die Wandlumg und gleichsam Läuterung des Blutes, wird in der Regel spätestens im Hochpotenzbereich erreicht, wo nur noch die immateriellen, „geistartig" wirkenden Kräfte im Sinne Hahnemanns wirksam sind. **Deshalb sind die Hochpotenzhomöopathie und die entsprechende homöopathische Eigenbluttherapie keine (indirekte) Reiztherapie mehr, sondern eine direkte Therapie mit positiven, heilenden Kräften** im Sinne der spagyrischen Synthese = *Coagula*-Prinzip. Eine Reiz- und Stimulationstherapie dagegen entspräche der spagyrischen Analyse = *Solve*-Prinzip.

Wie im sonstigen Leben kann man sich auch hier nur selten die Phase der Analyse = Stimulation sparen und direkt auf die Hochpotenzen übergehen. Vielmehr bedürfen letztere der entsprechenden Vorbereitung durch Tiefpotenzen oder andere Maßnahmen. Dies wäre die alchemistische Erklärung dafür, daß auch Eigenbluthochpotenzen zum Teil massive Verschlimmerungen (siehe unten) auslösen können.

So gesehen sind Homöopathie und homöopathische Eigenbluttherapie eine besondere Form der sog. spagyrischen Medizin. Ihre vergleichsweise technische Einfachheit macht sie besonders transparent und dadurch anderen, wesentlich komplizierteren alchemistischen Verfahren unter Umständen sogar überlegen.

Wenn wir abschließend diese spagyrisch-philosophischen Begriffe in eine naturwissenschaftlich-kybernetische Terminologie zu übersetzen versuchen, dann klänge das in etwa so: Durch die homöopathische Verschüttelung erfährt die Trägersubstanz (z.B. Alkohol) eine in Abhängigkeit vom gelösten Ausgangssubstrat spezifische Imprägnierung, d.h. energetisch-strukturelle Veränderung, die eine spezifische Information darstellt und mit der korrespondierenden Informationsebene anderer Systeme in Resonanz treten kann. In diesem Sinn sind Homöopathie und auch die homöopathische Eigenbluttherapie eine energetische Informations- bzw. Resonanztherapie.

1.7 Besondere Tugenden der Eigenbluttherapie

Die vier Kardinaltugenden der Eigenbluttherapie sind in Tabelle 9 zusammengefaßt.

Tabelle 9: Die besonderen „Tugenden" der Eigenbluttherapie

• Individualspezifität
• Aktualspezifität
• Einfachheit
• Holistik

Es ist die Spezifität autologer Therapien und geht schon aus ihrem Namen hervor, daß sie **maximal individualspezifisch** für das jeweilige Individuum sind, dem sie verabreicht werden. Keine Allergietestung der Welt kann annähernd alle Allergene erfassen, die bei einem vor uns sitzenden Patienten vorliegen. In seinem Blut aber sind über die Antikörper alle Informationen in der speziell für ihn abgestimmten Verteilung enthalten. Über die Umwandlung der Antikörper in immunogene Antigene kann eine individualspezifische Therapie der Allergie erreicht werden, die mit körperfremden Substanzen nicht möglich ist.

Aktualspezifität impliziert zusätzlich den Faktor Zeit. Bei der nativen Injektionsform nimmt man ohnehin immer das jeweils zu verabreichende Blut frisch ab und hat dadurch automatisch den aktuellsten Stand der immunologischen Situation. Für die homöopathisierten und anderweitig modifizierten Formen der Eigenbluttherapie gilt die Regel, daß man von Zeit zu Zeit immer wieder neues, frisches Blut als Substrat für die Therapie abnimmt, auch wenn die Haltbarkeit z.B. bei alkoholischen Präparationen einige Jahre beträgt. Das Blut wandelt sich ja ständig. Insbesondere durch zwischenzeitlich stattgehabte Krankheiten und nicht zuletzt durch unser therapeutisches Eingreifen wird es fortwährend verändert.

Bei und nach neu aufgetretenen Akutkrankheiten bedarf es also immer eines frischen Präparatansatzes. Bei Langzeitbehandlungen von chronischen Fällen, bei denen in mehreren ca. dreimonatigen Therapiephasen mit entsprechenden Zwischenpausen (siehe unten) behandelt wird, verwendet man normalerweise kein Blut, das älter als drei Monate ist, sondern nimmt für jede Therapiephase frisches Blut für eine neue Präparation ab. Drei Monate entsprechen der Lebensdauer der Erythrozyten, die hier als grobe Orientierungsmarke dienen kann.

Die Eigenbluttherapie ist ferner eine sehr **einfache** Therapie. Auch wenn technische Modifikationen möglich sind, bedarf sie zunächst einmal keiner besonderen diesbezüglichen Raffinesse. Sie ist deshalb auch überall und immer durchführbar. Auf der anderen Seite gilt auch hier, was Brecht sagte über das „Einfache, das schwer zu tun“ ist: Wenn wir z.B. von „Immunmodulation“ sprechen, bedeutet das, daß Eigenblut sowohl immunstimulativ als auch immunsuppressiv wirken kann. Das heißt aber nicht, wie das manche mißverstehen, man könne hier nichts falsch machen. Man brauche nur das Eigenblut zu verabreichen und es würde sich dann selbst vor Ort richtig entscheiden, ob es stimuliere oder supprimiere. Ganz im Gegenteil ist hier die ärztliche Kunst in höchstem Maße gefragt! Sie entscheidet darüber, ob die Ambivalenz dieser Therapie, die in jeder Therapie irgendwie steckt, in dieser aber besonders, sich in die richtige Richtung entwikkelt. Man kann sagen, je einfacher von der materiell-technischen Seite her ein Heilmittel oder ein Ding überhaupt ist, desto mehr bedarf es einer hochentwickelten geistigen Technik, um es richtig einzusetzen. Es besteht also eine gewisse Reziprozität zwischen materieller und geistiger Einfachheit. Wahrscheinlich lernt man leichter und schneller, ein Röntgenbild gut auszuwerten als eine Eigenbluttherapie gut durchzuführen.

Schließlich, und das ist eine Besonderheit gegenüber anderen autologen Therapien, ist das Blut das am meisten **holistische** Substrat im menschlichen Körper, das heißt: Es repräsentiert eine Ganzheit, die diejenige des eigenen Urins oder auch der eigenen Stuhlflora weit übertrifft. In der indischen Philosophie gilt es als organisches Substrat des fünften, des Akasha-Elements, das unserer abendländischen *quinta essentia* („Quintessenz") entspricht. Nicht nur über höhere Potenzen und spagyrische Präparationen, aber hier natürlich besonders, kann man in psychische Dimensionen reichende Reaktionen auslösen, die Arzt und Patient verunsichern können. Die Chance solcher Reaktionen liegt in ihrem hohen Wert für die Selbsterfahrung und Weiterentwicklung des Patienten, ihre Gefahr in ihrem oft zu abrupten und unvorbereiteten Hereinbrechen. Denn anders als in der Homöopathie muß man hier nicht das Simile mühsam suchen, sondern bekommt es geradezu leichfertig präsentiert, was durchaus als gewisse Versuchung gesehen werden kann. So können solche Krisen Arzt und Patient überfordern und zum vorzeitigen, erfolglosen Therapieabbruch führen. Deshalb sollte nicht nur der Anfänger mit höheren Potenzen zurückhaltend sein. Ich selbst setze sie nur bei Krebspatienten ein.

1.8 Therapeutische Grundregeln

Eigenblut kann man bei allen Krankheiten einsetzen. Wenn man es richtig macht, kann man zumindest nichts verderben; manchmal sogar erstaunlich helfen. Wenn man es falsch macht, kann man den Patienten schädigen und z.B. einen Schub einer autoaggressiven Erkrankung auslösen.

Früher waren akute Krankheiten die Domäne der Eigenbluttherapie. Antibiotika haben sie bei den meisten Indikationen verdrängt. Ob zu Recht oder nicht, können wir nur andeutungsweise beurteilen, da wir derzeit bei Akutkrankheiten aus verschiedenen, z.B. auch Abrechnungsgründen nur über eine begrenzte Therapieerfahrung mit Eigenblut verfügen. Denn Eigenbluttherapie als ärztliche Privatleistung wird in den meisten Praxen nur bei primärem Therapieversagen und in chronischen Fällen angeboten.

Auch hat sich, wie schon erwähnt, das Krankheitsspektrum in der Sprechstunde des Allgemeinarztes gewandelt. Viele akute Krankheiten müssen wir heute eher als Aktivierungsphase einer chronischen Erkrankung verstehen. Auch die typischen Herderkrankungen nach Anginen, wie Glomerulonephritis, Myokarditis etc., finden wir kaum noch in einer akuten, sondern vorwiegend in einer schleichend latenten Form. **Dementsprechend können die Therapieempfehlungen der alten Eigenblut-Bücher heute zum großen Teil nicht mehr übernommen werden.** Die Experten sind sich einig, daß jetzt kleinere und seltener verabreichte Dosen zur Anwendung kommen müssen.

Dahinter steckt die Grundregel einer jeglichen Stimulationstherapie, zu der wir die Eigenbluttherapie zunächst einmal zählen können, nämlich das **Arndt-Schulz-Gesetz**: **Kleine Reize regen die Lebenskräfte an, mittlere bremsen sie, hohe lähmen sie.**

Akutkrankheiten bedürfen zumeist einer Dämpfung der organischen Funktionen; deshalb hier die höheren Dosen. Chronische Krankheiten bedürfen zumeist einer Stimulation, deshalb hier die feineren Dosen. Bei akuten Schüben von chronischen Erkrankungen ist die Situation ambivalent (siehe unten).

Daraus ergibt sich als nächste Regel, daß **bei Akutkrankheiten eher die native Eigenbluttherapie, bei chronischen Krankheiten eher die homöopathische Eigenbluttherapie angezeigt ist.** Wenn wir bei chronischen Krankheiten die native Eigenbluttherapie einsetzen, dann werden wir hier die niedrigen Dosen bevorzugen. Wenn wir bei Akutkrankheiten homöopathische Eigenbluttherapie einsetzen, dann werden wir eher auf niedrige Potenzen zurückgreifen.

Genau so wichtig wie die Dosis ist bei allen Reiztherapien der zeitliche Abstand zwischen den einzelnen Anwendungen. Hier gilt die dritte Grundregel: **Seltene Reize stimulieren, häufige Reize dämpfen, sehr häufige Reize lähmen.** Denken wir an den Pawlowschen Hund: Ein selten gegebenes Alarmsignal löst bei ihm Schreckreaktionen aus. Je häufiger das Signal gegeben wird, desto weniger reagiert er darauf; bis er schließlich bei immer kürzeren Intervallen oder anhaltendem Alarmton in einen Erschöpfungsschlaf verfällt. Entsprechend reagieren alle biologischen Systeme, auch das Immunsystem.

Neben Dosishöhe und Größe des Applikationsintervalls spielt bei der Technik der Immunmodulation noch die **Applikationsrhythmik** eine gewisse Rolle. Hier unterscheiden wir eine *einschleichend desensibilisierende* und eine *ausschleichend stabilisierende* Anwendungsweise.

Wir beginnen bei den Nativdosen einschleichend beispielsweise mit 0,1 ml und steigern langsam bis zur Zieldosis von 2 ml. Je akuter ein Krankheitsbild, desto mehr werden wir auf einschleichende Dosierung verzichten und sofort höhere Dosen, z.B. 2 ml, geben.

Auf der anderen Seite gilt, **je chronischer ein Krankheitsbild ist, desto wichtiger ist die einschleichende und auch ausschleichende Behandlung**. Das heißt: Man bricht die Therapie nach Besserung der Symptome nicht abrupt ab, sondern geht mit der Dosis zurück und schleicht sich mit kleinen Dosen aus, die in immer größeren Abständen verabreicht werden.

Im übrigen kann man auch bezüglich der Applikationsrhythmik eine Regel aufstellen derart, **daß zunehmend größere Abstände anregend = stimulativ, zunehmend kleinere Abstände dämpfend = sedativ wirken.**

Bei akuten Schüben chronischer Krankheiten gilt, daß zum einen die Dosis niedriger zu wählen ist als bei Akutkrankheiten ohne chronische Anamnese und daß zum anderen ein- und ausschleichende Dosierungen hier in besonderer Weise obligat sind. Homöopathisch sähe das z.B. so aus: Bei einfachen Akutkrankheiten, z.B. einer akuten Otitis, geben wir gleich die C 5. Beim Schub einer ständig rezidivierenden Otitis beginnen wir in der Regel mit der C 7, gehen dann desensibilisierend, dämpfend auf die C 6 oder gleich auf die C 5. Bei Besserung „kehren" wir wieder um und gehen zurück auf die C 7 und dann, bei weiterer Besserung, evtl. auf die C 9 oder auch C 12.

Durch Kombination der Grundregeln können wir, künstlerisch fein abgestuft, die Reaktionen des Organismus und des Immunsystems modulieren: Wir können sedieren, dämpfen, beruhigen, im Extremfall supprimieren und blokkieren. Wir können andererseits anregen, stimulieren, im Extremfall überreizen und agitieren. Die ganze Kunst der Eigenbluttherapie liegt also in der richtigen Dosis, gegeben zur richtigen Zeit. Dies erinnert uns an Paracelsus, der da sagte: „Die Dosis macht´s, ob ein Gift ein Gift ist oder ein Heilmittel"; und an anderer Stelle sinngemäß: „Achtet auf die Zeit, Ihr Ärzte, wenn Ihr gute Ärzte sein wollt. Wenn Ihr das nicht tut, dann werdet Ihr niemanden heilen..." (in [3]).

1.9 Eigenblut bei Akutkrankheiten

Wir können Eigenblut therapeutisch **bei akuten Infekten, Entzündungen und Allergien** einsetzen. Schon in Tabelle 4 haben wir zwischen leichter, mittelschwerer und schwerer Krankheitsform unterschieden und die Indikation für das Eigenblut auf **die mittelschweren Formen** eingegrenzt. Für die leichteren Formen empfehlen sich, wie schon gesagt, Hausmittel, einfache homöopathische Mittel u.a.; für die schwereren Fälle entsprechend Antibiotika, ggf. Kortison etc.

Bei akuten Entzündungen spielt weiterhin der Unterschied zwischen bakterieller und viraler Infektion eine Rolle, den wir in der Allgemeinpraxis, zumindest in der ersten Handlungsphase, selten mikrobiologisch, sondern in der Regel phänomenologisch über den Grad der humoralen Manifestation festlegen. In diesem Sinn bedeutet „bakteriell“: farbig veränderte Sekrete, BSG-Erhöhung u.a.; „viral“: eher farblose, seröse Sekrete, BSG meist nicht erhöht u.a. Bei bakteriellen Infektionen geben wir höhere, bei viralen niedrigere Eigenblutdosen.

Wichtiger als diese Unterscheidung zwischen „bakterieller“ und „viraler“ Infektion bei akuten Infektionen ist die Beurteilung der Gesamtreaktion: Handelt es sich um eine hochakute, gar überschießende („heiße“) oder eher um eine subakute, protrahierte und „blockierte“ („kalte“) Reaktionsform? Der eine Patient hat hohe Temperaturen (39 oder 40 Grad Celsius und mehr) und liegt schwitzend und dampfend im Bett. Auch seine Nasenspitze und die Füße sind heiß. Der andere dagegen fröstelt, hat allenfalls 38,5 Grad Celsius, meist deutlich weniger. Nase und Füße fühlen sich kalt an.

Der erste braucht dämpfende Maßnahmen, z.B. Wadenwickel, eventuell ein absteigendes Bad (Temperatur absteigend von 37 auf ca. 32 Grad durch zufließendes Kaltwasser), in seltenen Fällen auch chemische Antiphlogistika. Letzterer dagegen braucht heiße Fußbäder, ansteigende Vollbäder (von 37 auf 39, evtl. bis 40 Grad), eventuell zur Fieberstimulation auch Echinacea u.a.

Wenn wir mit Eigenblut behandeln, dann benötigt die heiße Verlaufsform bei einer akuten bakteriellen Tonsillitis beispielsweise 2-5 ml Eigenblut (zumeist mit homöopathischen Komplexmitteln gemischt) an drei aufeinanderfolgenden Tagen. Bei Besserung applizieren wir in größeren Intervallen oder hören eher auf. Tritt keine Besserung ein, wechseln wir am 4. Tag – bei Verschlechterung schon vorher – die Therapie und verordnen notfalls ein Antibiotikum.

Bei protrahiertem, subakutem Verlauf, also z.B. bei anhaltenden Halsschmerzen, anhaltendem Krankheitsgefühl und „blockierter“ Reaktion, wenn also Spontanverlauf und einfache Mittel nicht zufriedenstellen, geben wir nach 3-4 Tagen erstmals 0,5 ml i.m. oder s.c.und steigern dann, je nach Konstitutionstyp, auf 1-2 ml 1-2x/Woche (siehe Tabellen 10 und 11).

Tabelle 10: Eigenblutdosierung bei protrahierter subakuter Verlaufsform (Eigenblut in der Regel mit Homöopathikum gemischt verabreicht)

Montag:	Patientin, 35 Jahre, leptosom-schwächliche Konstitution, Blässe. Seit knapp zwei Wochen Krankheitsgefühl und leichte Halsschmerzen. Untersuchung: Rachenrötung, subfebril, abgeschlagen. Rp. z.B. Symbioflor 1
Donnerstag:	Kontrolle: keine Besserung, status idem. 0,5 ml natives Eigenblut (NEB) s.c.
Mo	leichte Besserung, 0,5 ml natives Eigenblut (NEB)
Do	besser, 1 ml NEB
Mo	subjektiv gut, Lokalbefund o.B., noch 2 x NEB vorgesehen, da in diesem Winter schon dreimal eine derartige Episode; 1 ml NEB
Mo	1 ml NEB
Mo	1 ml NEB, gutes Befinden, keine weiteren Maßnahmen, abwarten.

Tabelle 11: Ebenfalls subakuter, protrahierter Verlauf wie in Tabelle 10, aber vitalerer Typ mit mehr pyknischer Konstitution; man beachte die höhere Dosis und die kürzeren Intervalle!

Tag:	Mo	Do	Mo	Do	Mo	Do	Do
Maßnahme:	Untersuchung	0,5 ml NEB	1 ml NEB	1 ml NEB	1,5 ml NEB	2 ml NEB	2 ml NEB

Bei Kindern geben wir bei heißer Verlaufsform 3 x tgl. (ggf. auch häufiger) eine C 5 bis zu einer deutlichen Besserung, dann weiter C 7 2-3x/Woche. Bei kalter Verlaufsform brauchen wir meist die C 5 gar nicht; geben 2-3x/ Woche die C 7, dann – ausschleichend stabilisierend – noch 3-6 Wochen lang 1x/Woche die C 7 (siehe Tabellen 12 und 13); bei häufigen Infektrezidiven und schwächlicher Abwehr gehen wir (modifiziert) nach dem Schema von Frau Imhäuser auf höhere Potenzen, also 2-3x die C 9 im Wochen- oder 10-Tagesabstand und 2-3x die C 12 im Wochen- oder Zweiwochenabstand (Tabelle 14).

Tabelle 12: Homöopathische Eigenbluttherapie bei akuter („heißer") Verlaufsform (jeweils 3-5 Tropfen vor den Mahlzeiten einnehmen); individuelle Modifikation jeweils erforderlich!

Mo	Di	Mi	Do	Sa	Mo	Do	Mo
3x tgl. C 5	3x tgl. C 5	2x tgl. C 5	1x tgl. C 7	C 7	C 7	C 7	C 7

Tabelle 13: Homöopathische Eigenbluttherapie bei subakuter („kalter") Verlaufsform (jeweils 3-5 Tropfen vor den Mahlzeiten einnehmen); individuelle Modifikation jeweils erforderlich!

Mo	Mi	Fr	Mo	Mi	Fr	Mo	Do	Mo	Do	Mo	Mo
C 7	C 7	C 7	C 7	C 7	C 7	C 7	C 7	C 7	C 7	C 7	C 7

Tabelle 14: Homöopathische Eigenbluttherapie bei chronischer Verlaufsform; modifiziert nach Imhäuser (jeweils 3-5 Tropfen vor den Mahlzeiten einnehmen); individuelle Modifikation jeweils erforderlich!

Mo	Mo	Mo	Mo	Mo	Mo	Mo	Mo	Do	Mo	Do	Mo	Mo	Do	Do	Do	Do	Do
C 7	C 7	C 7	C 7	C 7	C 7	C 9	-	C 9	-	-	C 9	-	C 12	-	C 12	-	C 12

1.9.1 Eigenblut bei chronischen Krankheiten

Mit dem letzten Schema (*Abwehrschwäche, rezidivierende Infekte*) sind wir schon nahtlos in den chronischen Indikationsbereich hinübergeglitten. Bei den chronischen Krankheiten müssen wir vor allem unterscheiden, ob eine **primär entzündliche** oder eine **primär degenerative** Konstellation vorliegt. Degeneration kann ja neben postentzündlicher Ätiologie noch zahlreiche andere Ursachen haben, wie z.B. genetische Stoffwechseldefekte, funktionelle Überbeanspruchung, Alterung usw.

Für die Eigenbluttherapie gilt hier, **daß bei entzündlichen Erkrankungen kleinere, auch eher homöopathische, bei degenerativen Erkrankungen eher größere Reize eingesetzt werden**; wobei bei letzteren sich die diversen technischen Modifikationen der Eigenbluttherapie (Höveler, HOT, Große Ozon-Sauerstofftherapie) der einfachen nativen Eigenbluttherapie überlegen zeigen.

Man kann beispielsweise bei einfachen klimakterischen Beschwerden (Hitzewallungen, Schlafstörungen etc.) 2-5 ml Eigenblut alle 1-2 Wochen bis zum Abklingen der Beschwerden applizieren. Bei einer fortgeschrittenen, primär degenerativen arteriellen Verschlußkrankheit würde dieses Procedere nicht viel bringen. Hier ist man wesentlich erfolgreicher mit Ozon-Eigenblutinfusionen in entsprechender Dosis (siehe Kapitel 3, 4 und 6).

1.10 Nosologische Grundlagen zur therapeutischen Anwendung von Eigenblut

Wenn wir nun die Frage der Indikationen weiterverfolgen, dann finden wir in den meisten Büchern über Eigenbluttherapie mehr oder weniger feste Zuordnungen auf **organopathologischer** Basis. Wir lesen beispielsweise [16], daß bei der Nachbehandlung des Herzinfarktes 2x pro Woche 2 ml Eigenblut, kombiniert mit Crataegus, über acht Wochen lang angezeigt sind.

Solche Zuordnungen sind freilich eher problematisch denn hilfreich. Im hier referierten Fall kommt es z.B. darauf an, ob der Infarkt mehr degenerativ oder, wie dies heute verstärkt in vielen Fällen in der Klinik diskutiert wird, mehr entzündlich ausgelöst worden ist.

Auch das in der biologischen Medizin (z.B. in [17]) beliebte Sechs-Phasen-Konzept von Reckeweg ist meines Erachtens nicht gut geeignet für eine Indikationszuordnung bei Eigenbluttherapien. Ist es doch, am Modell der Arsenvergiftung entwickelt, ein primär toxikologisches Denkmodell und erfaßt als solches gerade den für die Eigenbluttherapie schon erwähnten wichtigen Unterschied zwischen entzündlich-degenerativ und nicht-entzündlich-degenerativ nicht im nötigen Maße.

Am besten gehen wir bei unseren Indikationsüberlegungen zur Eigenbluttherapie nosologisch von einem relativ konventionellen **immunopathologischen** Konzept aus, das wir durch Theorien des schon erwähnten Biologen Enderlein **mikrobiologisch** fundieren und durch die äußerst interessanten Forschungsergebnisse der sog. Wiener Schule um Pischinger, Kellner und vor allem Perger **regulationspathologisch** ausdifferenzieren und erweitern können. Damit haben wir dann das notwendige theoretische Gerüst, um die vielfältigen Indikationsdifferenzierungen der Eigenbluttherapie in der Praxis besser zu verstehen.

Immunopathologisch unterscheiden wir zunächst nach klinischen Kriterien und dem Schweregrad **vier Phasen der Immunopathie** (Tabelle 15).

Wenn die erste Phase (akute Entzündung, akuter Infekt) nicht völlig abheilt, kommt es zur vegetativen bzw. immunologischen Labilität mit chronisch-rezidivierenden Entzündungen und Allergien. Dabei sind Entzündungen mit stark sekretorischem Charakter, z.B. massiver Sekretion über Nasen- oder Bronchialschleimhäute, Zeichen eines aktiveren Immunsystems und zumeist prognostisch günstiger als trockenere und kalte Entzündungsformen.

Denselben Unterschied können wir bei den Allergien machen, wo die vom Soforttyp auf ein aktiveres Immunsystem hindeuten als die vom Verzögerungstyp (früher als *Tuberkulinreaktion*, jetzt klinisch-immunologisch als *Typ IV-Allergie* bezeichnet). Letztere, genauso wie die trockenen und kalten Entzündungsformen, leiten zur dritten Phase der Immunopathie über, zu den Allergosen und Autoimmunkrankheiten (= „Immunkomplex-Erkrankungen").

Tabelle 15: Immunopathologische Einteilung nach konventionellen klinischen Kriterien (ZIK = zirkulierende Immunkomplexe, RF = Rheumafaktor)

1. Phase:	akute Entzündungen, akute Infekte
2. Phase:	chronische Entzündungen ohne Autoimmunphänomene (ZIK, RF etc. neg.), Allergien
3. Phase:	chronische Entzündungen mit Autoimmunphänomenen (ZIK, RF etc. pos.), „Allergosen"
4. Phase:	Malignome

Hier, z.B. bei der Polyarthritis oder bei der MS, ist vor allem die prognostisch relevante Differenzierung in eine **schubweise** und eine **kontinuierlich-progrediente** Verlaufsform von Bedeutung, wobei letztere wiederum die prognostisch ungünstigere, auf eine stärkere Schädigung des Immunsystems hinweisende Form ist, die zur letzten Phase, der Malignitätsphase (vierte Phase), überleitet.

Auch in der Malignomphase kann man noch phänomenologisch zwischen heißen und kalten Formen unterscheiden, wie man das früher getan hat: Die Leukämie wäre beispielsweise zumeist eine heiße, häufiger auch mit heftigen Fieberschüben verlaufende Krebsform; ein Magen- oder Mammakarzinom dagegen zumeist Beispiel für eine kalte Krebsform. Das hat für die Prognose in der Regel keine größere Bedeutung, eher schon für die Therapie, insofern erstere wesentlich günstiger auf Zytostatika ansprechen, letztere hier zumeist mit einer Verschlechterung reagieren.

In der ersten Phase können wir in der Regel einen exogenen Initialfaktor identifizieren, als Virus, Bakterium o.ä. Auch in der zweiten Phase ist zumeist ein exogener Faktor für das aktuelle Geschehen eruierbar, auch wenn es bei den Allergien Stoffe sind, die das gesunde Immunsystem kompensieren kann, und überhaupt hier der exogene ätiologische Faktor gegenüber dem endogenen, dispositionellen schon deutlich geringwertiger ist. Dennoch ist ein auslösender exogener Kontakt erforderlich, der in der dritten Phase in der Regel nicht mehr auszumachen ist. Das immunologische Geschehen hat sich sozusagen verinnerlicht und weitgehend autonomisiert. Auch wenn bei der Entstehung von Krebserkrankungen durchaus exogene Faktoren, z.B. Nikotin, mit ursächlich sein können, spielt eine diesbezügliche Seponierung nach Ausbruch der Erkrankung eine eher unbedeutende Rolle. Das heißt: Noch mehr als in der dritten Phase der Immunopathie handelt es sich in der vierten Phase um einen verinnerlichten, autonomisierten Krankheitsprozeß. Die Bedeutung des exogenen Faktors nimmt also von der ersten zur vierten Phase zunehmend ab, die des endogen-dispositionellen dagegen zunehmend zu.

1.11 Mikrobiologische Gesichtspunkte (Theorien nach Enderlein)

Wir können das klinische immunopathologische Vier-Phasen-Modell durch die Theorien des schon erwähnten Zoologen Günther Enderlein [1] fundieren und unser Verständnis der verschiedenen immunopathischen Phasen dadurch vertiefen: Im Sinne Enderleins geht es bei den Infektionskrankheiten nicht primär um die auslösenden exogenen Mikroben, wie dies z.B. im Infektionsmodell von Pasteur u.a. geschieht, sondern um das innere Milieu, das z.B. Claude Bernard beim infektiösen Geschehen in den Mittelpunkt gestellt hat. Anders als bei Bernard ist bei Enderlein das innere Milieu nicht primär durch diverse endogene unspezifische Faktoren gekennzeichnet, sondern im wesentlichen durch die Organisationsform und damit den Pathogenitätsgrad des inneren Haupt- und Hauskeims, des sog. *Endobionten*. Die Infektion durch diesen individuellen Urkeim soll aber schon auf phylo- wie ontogenetisch frühester Stufe stattfinden, also beispielsweise am Beginn der Embryonalzeit, weswegen Enderlein nicht von *Infektion*, sondern von *Befall* spricht: Die später stattfindenden „Infektionskrankheiten" sind für ihn Modulationsphasen des schon vorhandenen Endobionten. In diesem Sinn ist das Enderleinsche System eine Synthese aus Pasteurscher und Bernardscher Vorstellung auf höherer Ebene. Wie Pasteur stellt er den Keim ins Zentrum der Betrachtung, wie C. Bernard betrachtet er das innere Milieu als entscheidend bei Infektionskrankheiten. Das Bindeglied, das den Gegensatz zwischen Bernard und Pasteur auflöst, ist der endogene, das innere Milieu bestimmende Keim, der Endobiont.

Zurück zu unseren vier Phasen der Immunopathie! In der ersten Phase findet sich der Endobiont in der Regel in einer niedrigen Organisationsphase. Der pathogene Impuls geht primär von exogenen Mikroben aus, die eine entsprechende Veränderung der Endobiontensituation zurücklassen und damit die Prädisposition für Rezidive und chronische Verläufe schaffen können.

In der zweiten Phase ist der Organisationsgrad und damit auch der Pathogenitätsgrad des Endobionten genuin schon höher. Es bedarf geringerer pathologischer Impulse von außen, um pathologische Reaktionen auszulösen. Wie in der ersten Phase, spielt sich das Geschehen auch in der zweiten Phase primär extrazellulär ab, wohingegen sich in der dritten Phase die Wirksamkeit des Endobionten stärker intrazellulär, z.B. in den Erythrozyten, entfaltet. Wir haben hier das Phänomen der sogenannten autoaggressiven Reaktion, wobei es ja zunächst unverständlich ist, warum das Immunsystem die eigenen Zellen angreift und durch Immunkomplexreaktionen zu beherrschen versucht. In der klinischen Wissenschaft gibt es Vorstellungen, daß es virenähnliche Mikroben sind, die das funktionelle Verhalten der Zellen so verändern, daß sie vom Immunsystem als Fremde behandelt werden. Im Sinne Enderleins wäre es der Zeitpunkt, wo der Endobiont sich intrazellulär verselbständigt und den Stoffwechsel der Zellen seinen eigenen Bedürfnissen unterwirft. Die betroffenen Zellen sind dann morphologisch zwar noch körpereigene, funktionell aber schon überwiegend Fremdzellen, wodurch die Abwehrreaktion des Immunsystems gegen sie durchaus einen biologischen Sinn macht.

In der letzten Phase, der Krebsphase, hat der Endobiont intrazellulär soweit das Regime übernommen, daß er nicht mehr nur funktionell, sondern auch morphologisch die Zellen verändert hat. Krebs ist dann die Krankheitsphase, in der der Endobiont als Repräsentant des pflanzlichen Prinzips im tierischen Organismus sich nicht mehr diesem dienend unterordnet, sondern ihn sich unterwirft: eine biologische Regression vom Tierischen zurück ins Pflanzliche, was, wenn der Prozeß nicht umgekehrt wird, mit dem Tod des tierischen Organismus endet.

Bezüglich der Eigenbluttherapie kann man nun folgende differentialtherapeutische Zuordnungen treffen: In der ersten Phase (*akute Infekte*) verwenden wir, wie schon dargelegt, native Eigenbluttherapie, in der Regel 1-5 ml je nach Konstitution, oder homöopathische Tiefpotenzen (bis zur C 5).

In der zweiten Phase (*rezidivierende Entzündung, Allergie*) setzen wir sehr niedrige Dosen (0,1 bis 1,0 ml) ein, wenn wir uns für die native Eigenbluttherapie entscheiden. Auch ist eine einschleichende Dosierung unabdingbar (Tabelle 16).

Tabelle 16: Dosierungsschema für die zweite immunopathologische Phase (z.B. Heuschnupfen); hier Beispiel für native Eigenbluttherapie. Individuelle Modifikation jeweils erforderlich!

Mo	Mi	Fr	Mo	Do	Mo	Mo	Mo	Mo
0,1 ml	0,2 ml	0,3 ml	0,5 ml	1,0 ml	1,0 ml	1,0 ml	1,0 ml	1,0 ml

Oft aber setzen wir hier schon die homöopathische Eigenblutmethode ein, beginnen mit C 5 oder (bei empfindlicheren Patienten) mit C 7 und bewegen uns dann desensibilisierend bzw. „tolerogen", wie Theurer dies bei seiner Gegensensibilisierung nennt, in den tieferen Potenzbereich bis zur Symptomfreiheit (Tabellen 17 und 18).

Tabelle 17: Dosierungsschema für die zweite immunopathologische Phase (z.B. Heuschnupfen); hier Beispiel für perorale Einnahme (Schema nach H. Sauer [22]). Individuelle Modifikation jeweils erforderlich!

Mo	Di	Mi	Do	Fr	Sa	So
2x 2 Tropfen	2x 5 Tropfen	2x 10 Tropfen	2x 15 Tropfen	2x 20 Tropfen	–	–
1. Woche jeweils C 7 2. Woche jeweils C 6 3. Woche jeweils C 5 4. Woche jeweils C 4 5. Woche jeweils C 3						

Tabelle 18: Dosierungsschema für die zweite immunopathologische Phase (z.B. asthmoide Bronchitis); hier Beispiel für parenterale Applikation (auch orale möglich). Individuelle Modifikation jeweils erforderlich!

Mo	Mi	Fr	Mo	Mi	Fr	Mo	Do	Mo
0,1 C 6	0,3 C 6	0,1 C 5	0,3 C 5	0,1 C 4	0,3 C 4	0,1 C 3	0,3 C 3	0,1 C 2
Do	Mo	Mo						
0,3 C 2	0,5 C 2	0,5 C 2						

In der dritten Phase behandeln wir nicht mehr nativ, sondern nur noch homöopathisch, beginnen hier bei mittleren Potenzen, in der Regel bei der

C 7, und schleichen uns noch langsamer und in noch kleineren Schritten als in der zweiten Phase in die tieferen Potenzen ein (Tabelle 19).

Tabelle 19: Dosierungsschema für die dritte immunopathologische Phase (z.B. Polyarthritis mit schubartigem Verlauf); hier Beispiel für parenterale Applikation (auch orale möglich). Individuelle Modifikation jeweils erforderlich!

Mo	Do	Mo	Do	Mo	Do	Mo	Do	Mo	
0,1 C 7	0,2 C 7	0,3 C 7	0,5 C 7	0,7 C 7	0,1 C 6	0,2 C 6	0,3 C 6	0,5 C 6	
Do	Mo	Do	Mo	Do	Do	Do	Do	Do	Do
0,1 C 5	0,3 C 5	0,5 C 5	0,7 C 5	1,0 C 5	1,0 C 5	-	1,0 C 5	-	1,0 C 5

Die allgemeine Regel lautet also: **Mit zunehmendem immunopathologischen Schweregrad setzen wir zunehmend feinere Dosen ein, erhöhen die Dosis in kleineren Schritten, erhöhen auch die Dosisabstände und benötigen eine entsprechend längere Zeit für einen Therapiezyklus.** Besondere Zurückhaltung ist angezeigt bei chronisch-progredienten Autoimmunkrankheiten (Tabelle 20).

Tabelle 20: Dosierungsschema für die dritte immunopathologische Phase (z.B. Polyarthritis mit chronisch-progredientem Verlauf); hier Beispiel für parenterale Applikation (auch orale möglich). Individuelle Modifikation jeweils erforderlich!

Mo	Mo	Mo	Mo	Mo	Mo	Mo	Mo	Mo	
0,1 C 7	0,2 C 7	0,3 C 7	0,5 C 7	0,7 C 7	0,1 C 6	0,2 C 6	0,3 C 6	0,5 C 6	
Mo	Mo	Mo	Mo	Mo	Mo	Mo	Mo	Mo	Mo
0,1 C 5	0,3 C 5	0,5 C 5	0,7 C 5	1,0 C 5	-	1,0 C 5	-	-	1,0 C 5

In der vierten Phase, der Krebsphase, müßten wir aus dem Bisherigen, wenn wir linear extrapolieren, schlußfolgern, daß hier nur noch homöopathische Hochpotenzen des Eigenbluts angewandt werden. Dies wird auch vereinzelt praktiziert, größere Erfahrung gibt es diesbezüglich freilich nicht. Warum hier ein gewisser therapeutischer „Knick" in der Praxis erfolgt und die Therapien in der Krebsphase wieder „gröber" werden (HOT, GEBO etc.), wird vielleicht aus den folgenden regulationspathologischen Vorstellungen verständlicher.

1.12 Regulationspathologische Gesichtspunkte

Bezüglich des Verlaufs chronischer Immunopathien ergäbe sich aus allgemeinmedizinisch-klinischer Sicht folgende Einteilung:

- akuter Verlauf mit völliger Abheilung
- chronisch-rezidivierender (= schubweiser) Verlauf
- chronisch-progredienter Verlauf
- Entgleisung, Autonomisierung

Die regulationspathologische *Wiener Schule* um Pischinger, Kellner und Perger hat diese Zeitdynamik chronischer Krankheiten genauer untersucht. Durch ihre Forschungsergebnisse können wir unsere immunopathologischen Vorstellungen weiter verfeinern und das Wesen der chronischen Entzündung besser verstehen.

Perger hat in Tausenden von Messungen an chronisch Kranken folgende Reaktionstypen ausgemacht, die er einerseits anhand der Reizschwelle auf einen Vakzinationsreiz, andererseits aufgrund des verschiedenen Reaktionsablaufs von Serumelektrolyten, Spurenelementen, der Oxymetrie, der Immunglobuline und anderer Meßparameter charakterisiert:

- akute Entzündung
- chronische Entzündung exsudativen Charakters
- chronische Entzündung proliferativen Charakters
- chronisch progrediente Verlaufsform = Reaktionsstarre (Abb. 1)

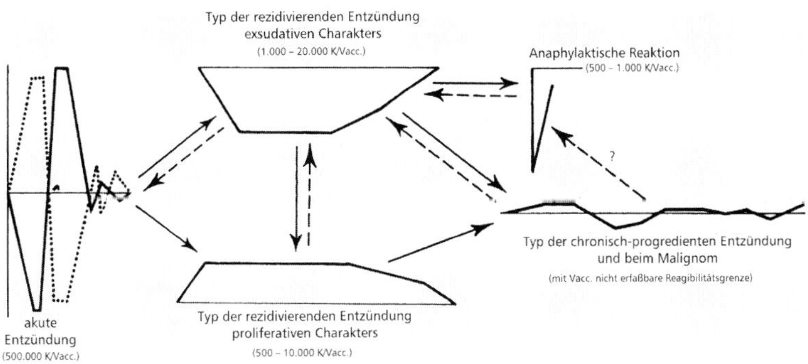

Abb. 1: Schema der unspezifischen Reaktionsweisen nach Perger entsprechend dem Reaktionsablauf von Calcium; Cholesterin und – bei Regulationseinschränkungen – auch Kalium reagieren gleichsinnig, Magnesium dagegen gegensinnig [20, S. 348].

Vor allem Calcium und Magnesium zeigen hier einen charakteristischen, jeweils gegenläufigen Ablauf, wobei in der *Schockphase* – Perger übernimmt hier die Terminologie von Selye – das Calcium abfällt und das Magnesium ansteigt, in der anschließenden *Gegenschockphase* die beiden Elektrolyte sich dann umgekehrt verhalten. Im Gegensatz zu Selye glaubt Perger jedoch zeigen zu können, daß viele Reaktionsabläufe der Schockphase (= Alarmphase) nicht primär durch hormonelle Faktoren, vor allem des Nebennierenrindensystems, gesteuert werden, sondern durch das von Pischinger als *Grundsystem* bezeichnete weiche Bindegewebe.

Pischinger und Kellner weisen in zahlreichen Arbeiten nach, daß die bislang primär als Füll- und Stützsubstanz verstandene extrazelluläre Flüssigkeit mit ihren Fibroblasten nicht nur eine Schlüsselfunktion bei der Koordination der verschiedenen neuralen, hormonalen und sonstigen Steuerungsmechanismen hat, sondern darüber hinausgehend eine relativ starke Autonomie bezüglich der Basisfunktionen des Lebens. Es kann somit als Repräsentant des Urmeers im tierischen Organismus verstanden werden.

Nicht nur Transmitter-, nicht nur basale Lebensfunktionen wie Säure-Basen-Haushalt, Thermoregulation, Elektrolyte und Wasserhaushalt gründen hier, sondern auch erste einfache Abwehrfunktionen wie Phagozytose spielen sich hier ab und stellen eine wesentliche Voraussetzung für das Funktionieren des phylogenetisch jüngeren und höher spezialisierten Immunsystems dar. Dieses nimmt seine Aufgaben dann vor allem über die humoralen Leistungen der Lymphozyten wahr.

Beim akuten Infekt und der akuten Entzündung korreliert das Prodromalstadium reaktionstypologisch mit der Schockphase, die klinisch symptomatische Phase (Ausbruch des Fiebers etc.) dann mit der sog. Gegenschockphase. Pathologisch ergeben sich für Perger die o.g. Reaktionstypen, die mit zunehmendem Schweregrad eine immer geringere Reizschwelle, das heißt immer höhere Empfindlichkeit, gegenüber Vakzinationsreizen aufweisen (Abb. 2).

Eine deutlich herabgesetzte Reizschwelle findet sich schon bei der hier als Zwischenphase eingeschalteten, noch unspezifischen Störung der vegetativen Dystonie, gefolgt von der exsudativen Diathese, der proliferativen Diathese und schließlich der chronisch-progredienten Verlaufsform. Die exsudative Diathese ist charakterisiert durch ein „Hängenbleiben“ in der Schockphase, z.B. bei der schubweise verlaufenden MS; die proliferative Diathese durch ein „Hängenbleiben“ in der Gegenschockphase, z.B. bei der seropositiven Polyarthritis. Bei der nichtschubweisen, also progredienten Verlaufsform findet sich dann reaktionstypologisch eine *Starre* des Grundsystems, das heißt ein Nichtreagieren der Elektrolyte und der anderen Meßparameter auf Reize.

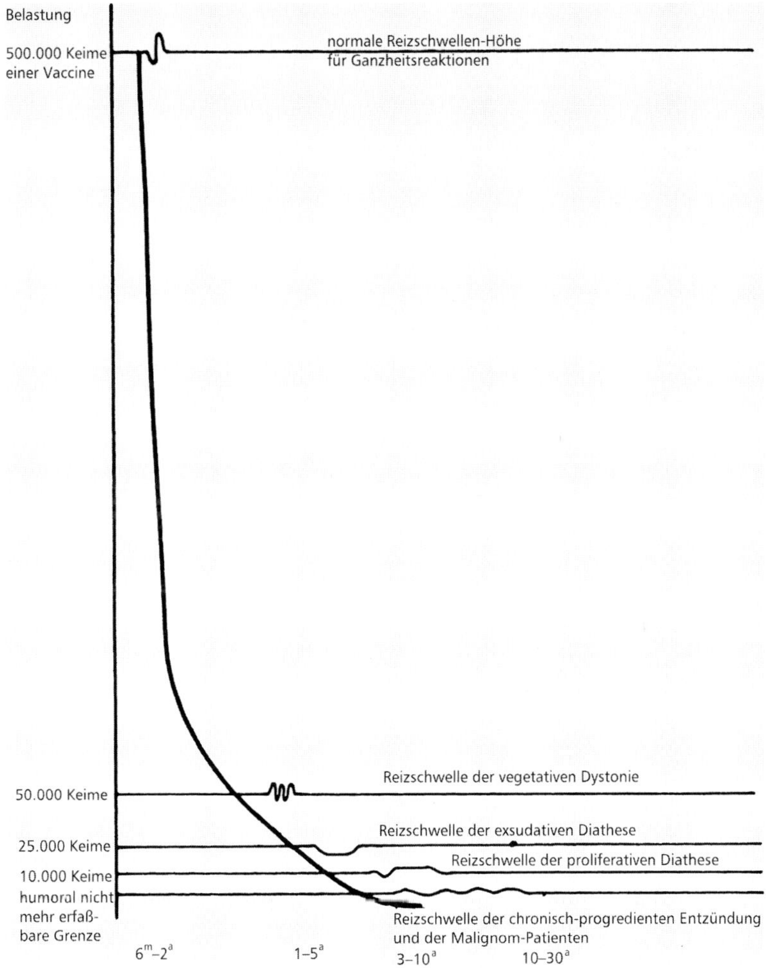

Abb. 2: Graphische Darstellung der Reizschwelle für Vakzinationsreize bei den verschiedenen Formen der chronischen Entzündung [20, S. 336]

Der Unterschied zwischen progredienter Entzündung und Malignom ergibt sich für Perger nicht mehr aus dem Reaktionsverhalten des *Grundsystems*, das in beiden Fällen gelähmt ist, sondern aus der unterschiedlichen Labilität des

Immunsystems, das er vor allem am Verhalten der Spurenelemente Zink, Eisen, Kupfer und der Immunglobuline erkennen will. Bei der progredienten Entzündung tritt also eine Dissoziation zwischen Grundsystem und Immunsystem auf: Das gelähmte Grundsystem federt die Reaktionen des Immunsystems nicht mehr ab, weswegen dieses, was dann z.B. die Immunglobulin G-Bildung u.a. anlangt, überschießend reagiert. In der letzten Phase der Entzündung, die eigentlich keine Entzündung mehr ist, in der Krebsphase also, erlahmt dann in der Regel auch das Immunsystem.

1.12.1 Konsequenzen für die Praxis

Wenn wir die Pergerschen Reaktionstypen nun den obigen klinischen Immunopathiephasen zuordnen, dann ergeben sich zahlreiche Überschneidungen. Das heißt, wie immer in solchen Fällen, es besteht keine absolute, sondern nur eine relative Korrelation der Systeme. In jeder der drei *chronischen* Immunopathiephasen (Phase II = rezidivierende Entzündung, Phase III = Autoimmunkrankheiten, Phase IV = Malignome) können sich reaktionstypologische Muster der exsudativen, der proliferativen Diathese wie auch der chronisch-progredienten Verlaufsform finden. Freilich ist letztere, die Reaktionsstarre, bei den chronisch rezidivierenden Entzündungen ohne Autoimmunphänomene eher selten, bei den Malignomen dagegen sehr häufig vertreten.

Der Wert der zusätzlichen Differenzierung durch die Reaktionstypologie liegt zum einen in der Prognostik. Eine chronische Polyarthritis mit schubweisem Verlauf ist beispielsweise prognostisch günstiger zu bewerten als eine solche mit chronisch-progredientem Verlauf, was auch klinisch bekannt ist. Zum anderen ergeben sich daraus für die Dosierung des Eigenbluts therapeutische Konsequenzen, die wir schon in Tabelle 19 und 20 dargestellt haben.

Die zunehmend absinkende Reizschwelle für Vakzinationsreize und Reize allgemein in den verschiedenen Phasen macht auch verständlich, warum mit zunehmendem Schweregrad der Entzündung immer feinere Reizdosen bei der Therapie einzusetzen sind. Beim Krebs hingegen besteht reaktionstypologisch insofern ein Hiatus, als es sich nicht um eine Steigerung der Lähmung des Grundsystems, sondern um eine neue zusätzliche Lähmung, nämlich die des Immunsystems, handelt. Dies wirkt sich auf das therapeutische Verhalten, wie schon oben angedeutet, so aus, daß man sich nicht primär auf noch höhere Eigenblutpotenzen konzentriert, sondern auf einen weniger stimulativen und mehr substitutiven Therapieweg umschwenkt, z.B. in Form der „Sauerstoffsubstitution“ (HOT, GEBO etc., siehe Kapitel 3), Zytokinsubstitution (siehe Kapitel 5) usw.

Als diagnostische Konsequenz aus den Pergerschen Forschungsergebnissen bekommen die Elektrolyte, vor allem Calcium, Magnesium und Kalium, eine gewisse reaktionstypologische Bedeutung, wobei spektralanalytische *Vollblut*werte wahrscheinlich zuverlässiger sind als die *Serum*werte. Man kann also Calcium und Magnesium als dezente Hinweise auf eine eher exsudative oder eher proliferative Tendenz interpretieren.

Besser lassen sich reaktionstypologische Diagnosen in der Praxis durch neuere biophysikalische Meßverfahren erstellen, vor allem durch die Thermoregulationsdiagnostik nach Schwamm und Rost und die Impulsdecoderdermographie nach Bergsmann und Jahnke (ausführlich in [2]). Gerade letztere ist in hohem Maße praktikabel, wobei man eine hypererge Regulationsstörung, eine hyperge Regulationsstörung und eine Regulationsstarre grob unterscheiden kann (Abb. 3a und b).

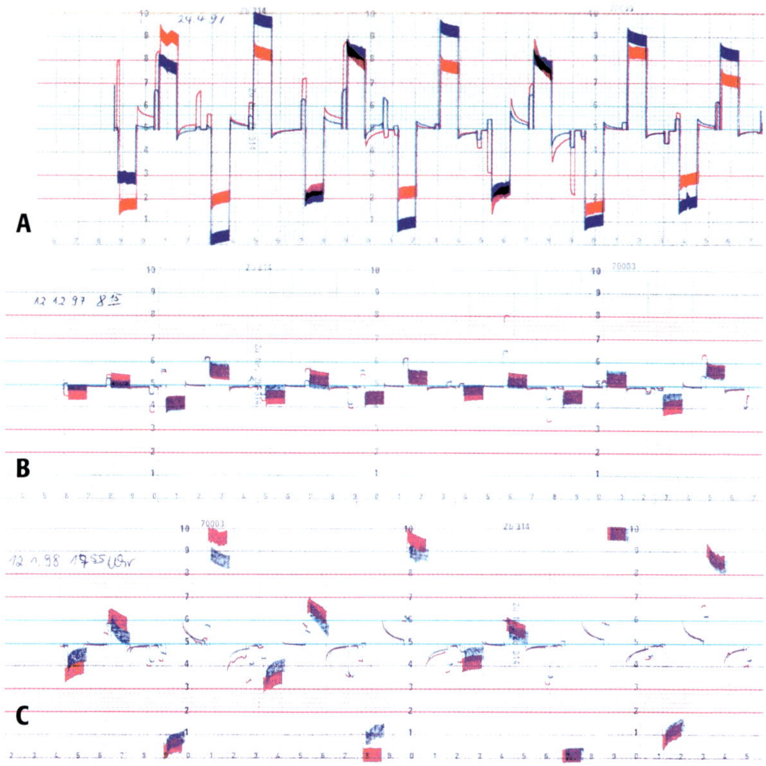

Abb. 3a: Reaktionstypologische Muster im Decoderdermogramm: hypererge (A) und stark hyperge Regulation mit Regulationsstarre (B). Decoderbild C (nämlicher Patient wie B, nach vier Wochen Behandlung) zeigt noch hyperge Regulation, aber deutliche Besserung gegenüber B, insbesondere Auflösung der Reaktionsstarre. Näheres in [2]

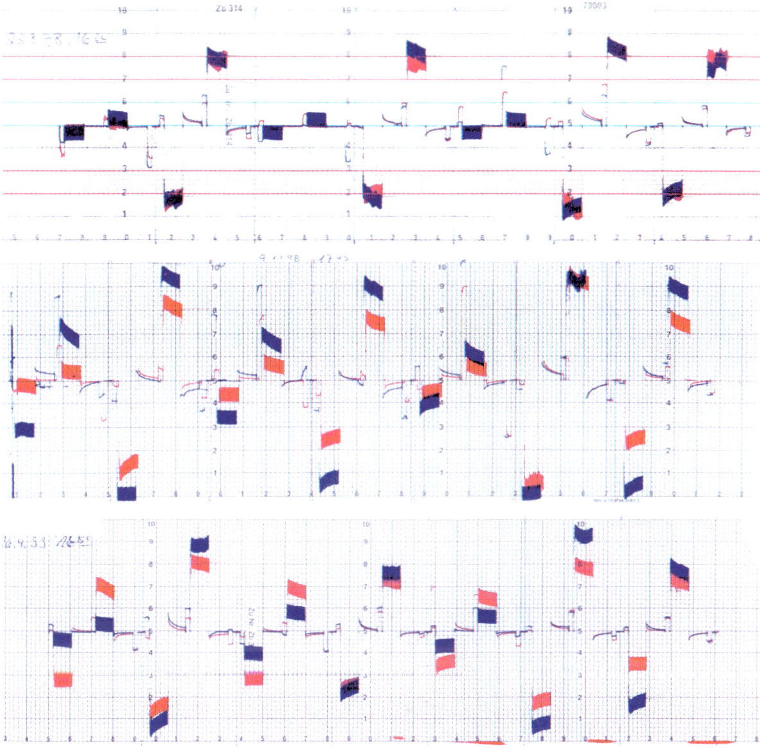

Abb. 3b: Verlaufsbeobachtung im Decoderdermogramm: Patientin, 47 Jahre, seronegative Polyarthritis ARA II, alleinige Behandlung mit homöopathischem Eigenblut in den Potenzen K 12 (kurz), K 9, K 7 und K 5 (Korsakoff-Verschüttelung).
Zunächst (25.8.98) allgemeine Hypergie mit Starre in Kopfableitungen 1, 3 und 5. Am 9.11. Starre hier aufgehoben, aber noch negative Regulation, d.h. Zweitwert (nach Reiz) schlechter als Erstwert. Am 16.4.99 Regulation weiter verbessert. Zweitwert jetzt besser als Erstwert. Die Verbesserung des Regulationsbildes geht mit einer deutlichen Besserung der klinischen Beschwerden einher. **Erstmessung jeweils blau, Zweitmessung rot.** (Praxis Dres. W. u. E. Gedeon/K.J. Lach)

Dementsprechend bekommt man aus dem Kurvenbild schon Hinweise für die Dosis der Eigenbluttherapie: bei hypererger Form höhere, bei hyperger niedrigere Dosen.

Wichtiger ist freilich allemal die Anamnese, aus der man leicht eine schubweise bzw. eine progrediente Verlaufsform herausdiagnostizieren kann. Auch hat das klinische Gesamtbild immer Vorrang vor einem Teilaspekt, auch wenn es ein reaktionstypologischer ist. Entsprechend einer gewissen Organhierarchie ist z.B. eine chronisch-entzündliche Hauterkrankung in der Regel weniger schwerwiegend als eine solche des Nervensystems oder parenchymatöser Organe (Myokarditis etc.), auch wenn bei ersterer die reaktionstypologische Störung einmal schwerwiegender sein sollte als bei letzterer. **Je problematischer die Krankheit, desto vorsichtiger muß man mit Reiztherapien sein, auch mit subtilen**. Im Zweifelsfalle behandelt man lieber nicht mit Reiztherapien, bevor man irgendwelche Verschlechterungen z.B. einer MS oder einer anderen schweren Immunerkrankung riskiert. Es erübrigt sich zu sagen, daß mit zunehmendem Schweregrad der chronischen Entzündung auch die Erfolgsaussichten der verschiedenen autologen Therapien exponentiell abnehmen.

1.13 Konstitutionsbezogene Anwendungsweise

Wir haben die Eigenbluttherapie bis jetzt krankheitsbezogen abgehandelt, wobei wir nicht von einem organopathologischen, sondern von einem erweiterten immunopathologischen Diagnostikkonzept ausgegangen sind. In verschiedenen Zwischenbemerkungen ist jedoch schon angeklungen, daß neben der Art und Phase der Erkrankung auch die Konstitution des Patienten eine Rolle spielt.

Nehmen wir einmal einen Koffer von 20 kg! Ein Durchschnittserwachsener im mittleren Alter muß sich zwar ein bißchen anstrengen, wenn er ihn auf dem Bahnhof von Gleis 7 – Treppe runter, Treppe rauf – auf Gleis 3 trägt. Er wird es aber schaffen, ohne größeren Schaden für seine Gesundheit zu erleiden. Haben wir nun einen großen, kräftigen, athletischen Mann vor uns, so wird dieser lachen, wenn wir hier von Anstrengung sprechen. Auf der anderen Seite sehen wir eine kleine, schmächtige Frau, der wir diese Anstrengung von vornherein nicht zumuten wollen und deshalb sogleich nach dem Kofferträger rufen. Ob ein Koffer schwer ist oder leicht, läßt sich also nicht absolut beantworten. Die Frage ist immer: für wen?

Gleiches gilt für die Reizgröße bei stimulativen Therapien. Was für den einen ein großer Reiz ist, ist für den anderen ein kleiner. Die Größe eines Reizes ist auch hier in Relation zum Konstitutionstyp zu sehen.

Es gibt viele Konstitutions- und Typologiemodelle, die sich zum Teil widersprechen, wenn man sie nicht von einem übergeordneten Gesichtspunkt aus ordnet. Ich gebe hier eine kurze Zusammenfassung und verweise ansonsten auf meine diesbezüglichen Veröffentlichungen [2, 3]: Wir betrachten das Konstitutionsproblem auf drei Ebenen: auf der morphologisch-strukturellen, auf der humoralen und auf der energetischen (Tabelle 21).

Tabelle 21: Die drei Ebenen der Konstitutions- und Typologielehre (nach Gedeon)

morphologisch-strukturelle Ebene	entodermal – mesodermal – ektodermal Kretschmer, Sheldon, Huter u.a. geistiges Prinzip: Tamas – Rajas –Sattwa
humorale Ebene	plethorisch – anämisch Hippokrates, Aschner, F.X. Mayr u.a. Polarität feucht – trocken
energetisch-vegetative Ebene	Reaktionstypologie Curry, Lampert u.a. sympathikoton – vagoton Polarität heiß – kalt

1.13.1 Morphologische Konstitutionsebene

Auf der morphologischen Ebene unterscheiden wir nach Kretschmer, Sheldon und anderen einen entodermal betonten Typ, der phänomenologisch als eurysom, im Extrem als pyknisch imponiert, d.h. eine große Breiten- und geringe Höhenentwicklung aufweist. Die Anthroposophen sprechen hier von Betonung des Stoffwechselpols. Bei C. Huter ist es das primäre Ruhe- und Ernährungsnaturell, in der indischen Philosophie der Tamas-Typ.

Der Gegentyp hierzu ist der ektodermal betonte, nach Kretschmer mit hohem Längen- und geringem Breitenwachstum erscheinende, also leptosome und im Extrem asthenische Typ, bei dem nach Sheldon die Organe des ektodermalen Keimblatts hervorstechen; bei den Anthroposophen also Betonung des Nerven- und Sinnespols, bei Huter der primäre Denk- und Empfindungstyp, in der indischen Philosophie der Sattwa Typ.

Schließlich gibt es in den genannten Systemen einen Mitteltyp: bei Kretschmer den muskulären, im Extrem athletischen Typ mit großer Höhen- und großer Breitenentwicklung; bei Sheldon Betonung der mesodermalen Keimblattentwicklung; bei den Anthroposophen Akzentuierung des sog. rhythmischen Systems, d.h. von Atmung und Herz; bei Huter das primäre Tat- und Bewegungsnaturell und in der indischen Philosophie der Rajas-Typ (siehe Tabelle 22).

Tabelle 22: Die morphologisch-strukturelle Ebene der Konstitutionslehre (nach Gedeon)

Kretschmer	Normvarianten	eurysom	muskulär	leptosom
	Extremvarianten	pyknisch	athletisch	asthenisch
Sheldon	Keimblattbetonung	entodermal	mesodermal	ektodermal
C. Huter	Naturell	Ruhe/ Ernährung	Tat/Bewegung	Denken/ Empfindung
Anthroposophie	Betonung	Stoffwechselpol	rhythmisches System	Nerven-Sinnespol
Indische Philosophie		Tamas	Rajas	Sattwa

Für die Eigenbluttherapie ergibt sich: **Der entodermale Typ ist eher für die native Eigenbluttherapie geeignet. Wenn bei hoher allergischer Sensibilität oder chronischer Entzündung dennoch eine homöopathische Therapie angezeigt ist, kommen bei ihm eher tiefe Potenzen in Frage. Beim ektodermalen Typ ist es umgekehrt: hier also eher homöopathische Eigenbluttherapie. Wenn bei nicht ausreichendem Ansprechen die native Eigenbluttherapie erforderlich ist, dann geben wir hier eher geringe Dosen,** womöglich intrakutan appliziert; beim Stoffwechseltyp eher intramuskuläre Applikation. Beim mesodermalen Typ ist die Situation ambivalent.

Auch für die **Frage der körpereigenen Ausgangssubstanz** einer autologen Therapie spielt für mich das System der Konstitutionsebenen eine gewisse Rolle. Meine Arbeitshypothese ist folgende: Beim entodermalen („vollblütigen") Typ ist in jedem Fall von Vollblut als Substrat auszugehen. Beim (in der Regel blasseren) ektodermalen Typ empfiehlt sich das (blassere) Serum oder Urin. Beim mesodermalen Typ ist auch hier die Situation ambivalent. Im übrigen verwenden wir Serum nicht in der Urtinktur, sondern nur in Potenzierungen und als Substrat für Modifikationen (siehe oben).

Man kann sich weiter vorstellen, daß Vollblut (spezifisch) schwerer (Element *Erde*) ist, Serum ätherischer, leichter (Element *Luft*). Typologisch entspricht der entodermale Typ mehr dem Element *Erde*, der ektodermale mehr dem Element *Luft*. Grundlage dieser Differenzierung sind – für den

Kenner ersichtlich – die Vier-Elemente-Lehre, die paracelsische Signaturenlehre und das Simile-Gesetz.

1.13.2 Humorale Konstitutionsebene

Auf der zweiten, der humoralen oder Stoffwechselebene unterscheiden wir zwischen saftig und feucht einerseits und trocken und spröde andererseits. Dieses Konstitutionsmodell liegt der klassischen Humoralmedizin, angefangen bei Hippokrates bis hin zu F.X. Mayr, zugrunde. Es gibt hier viele Typenbezeichnungen. Am häufigsten spricht man von *plethorischer* bzw. *sthenischer* Konstitution, das bedeutet Blutfülle, saftigen Hautturgor, feuchte Zunge, hohes Hämoglobin, eher hohen Blutdruck, eine Tendenz zu hohem Cholesterin usw. Der *asthenische* bzw. *anämische* Gegentyp ist dann durch Blässe, trockene, leicht faltbare Haut, trockene Zunge, niedriges Hämoglobin, eher niedrigen Blutdruck usw. charakterisiert.

Für die Eigenbluttherapie gilt, daß man mit kleinen, anregenden Dosen einen trockenen in einen feuchteren Zustand und mit großen, dämpfenden Dosen einen feuchten in einen trockeneren Zustand überführen kann. „Dämpfen" bedeutet hier also ein Bremsen des Lebenssaftes, wenn er im Übermaße sprießt.

Während sich die Diagnostik auf der ersten, der morphologischen Konstitutionsebene rein phänomenologisch und prima vista abspielt, benötigen wir auf der zweiten, der humoralen Ebene entsprechend obiger Charakterisierung einige anamnestische und andere Informationen. Auch nach Schweißneigung und allgemeinem Ausscheidungsverhalten sollte man hier fragen, z.B. nach Auswurf etc. Wir können dann, wie die alten Kliniker, bei jeder Krankheit eine trockene und eine feuchte Form unterscheiden. In einigen Fällen hat sich diese Differenzierung auch in der heutigen Klinik erhalten. So sprechen wir immer noch von *trockener und feuchter* Bronchitis, *trokkener und feuchter* Herzinsuffizienz usw.

1.13.3 Energetische Konstitutionsebene

Auf der dritten, der energetischen Konstitutionsebene unterscheiden wir *Reaktionstypen* im Sinne der Reaktionstypologien von Curry, Lampert, Eppinger und anderen. Am bekanntesten ist die auch in der klinischen Medizin übliche Einteilung nach sympathikotonem und vagotonem Reaktionstyp, wobei ersterer leicht erregbar und eher warm, letzterer schwerer erregbar und eher kalt reagiert. Neben anamnestischen Daten („Frieren Sie schnell oder ist Ihnen eher heiß ?"), einfachen Untersuchungsbefunden (z.B. reduzierter Würgreflex = Vagotonie, Mydriasis = Sympathikotonie u.a.) kann man hier vegetative Messungen des elektrischen Hautwiderstandes und des thermischen Hautverhaltens zur Diagnostik hinzuziehen (RC-Messung, Decoderdermogramm, Thermoregulationsdiagnostik u.a., siehe in [2]).

Wichtig für unser Thema ist, **daß der Sympathikotone kleine Reize zur Anregung und größere zur Dämpfung benötigt, während es beim vagotonen, beim kalten Typ umgekehrt ist.** Wenn wir also eine übermäßige Sympathikotonie haben, die sich im Decoderdermogramm als energetische Hyperergie manifestiert, z.B. bei bestimmten akuten Allergien oder akuten Entzündungen, dann können wir von vornherein eine dämpfende Applikation ins Auge fassen, also höhere Dosen bei der nativen bzw. tiefere Potenzen bei der homöopathischen Eigenblutanwendung sowie kleinere Applikationsintervalle.

1.13.4 Hintergrundinformation für Philosophen

Es gibt zwar gewisse Korrelationen zwischen den Typologien der drei Ebenen, z.B. in dem Sinn, daß der morphologisch ektodermale Typ humoral eher eine anämische Tendenz und der morphologisch entodermale Typ humoral eher eine plethorische Tendenz aufweisen. Diese Korrelationen sind allerdings relativ und nicht absolut. Das heißt: Es gibt auch anämische Entodermal- und plethorische Ektodermaltypen.

Für diejenigen, welche die diesbezüglichen Zusammenhänge verstehen wollen, hier noch ein paar Andeutungen: Wir unterscheiden, wie wir gehört haben, auf der zweiten Ebene zwischen **trocken und feucht** und auf der dritten Ebene zwischen **warm und kalt.** Damit sind wir bei den vier Qualitäten der **Galenschen Qualitätenpathologie** angekommen. Kombiniert man die vier Qualitäten in den vier möglichen Kombinationen, dann ergeben sich daraus die vier Elemente, die in der hippokratischen Medizin des Abendlandes zweieinhalb Jahrtausende eine große Rolle gespielt haben: der warme und trockene Typ (Choleriker = Element Feuer), der warme und feuchte Typ (Sanguiniker = Element Luft), der kalte und feuchte Typ (Phlegmatiker = Element Wasser) und der kalte und trockene Typ (Melancholiker = Element Erde).

Kombiniert man nun die sich aus Ebene zwei und drei ergebenden Vier-Elemente-Typen mit der Dreiteilung der ersten, der morphologischen Ebene, dann kommen wir auf insgesamt zwölf Typen, nämlich je einen entodermalen, mesodermalen und ektodermalen Sanguiniker, je einen entodermalen, mesodermalen und ektodermalen Choleriker usw. Man ist dann bei der Typologie des astrologischen Tierkreises angelangt, in dem jedem Element drei Entwicklungsphasen zugeordnet sind. Es gibt dort ein Sattwa-Feuer (Schütze), ein Tamas-Feuer (Löwe), ein Rajas-Feuer (Widder) usw. Wer sich für diese Dinge interessiert, kann hier weiterspekulieren.

1.14 Anwendungsweise entsprechend der individuellen Reaktion

Die bislang erläuterten Anwendungsregeln gelten nicht nur für die Eigenbluttherapie, sondern auch für andere klassische Stimulationstherapien. Dabei haben wir zunächst krankheits- und konstitutionsbezogene Aspekte beleuchtet, die uns hilfreich sind bei der Auswahl der Therapieart sowie bei der Entscheidung, mit welcher Dosis wir beginnen und in welchem Intervall wir voraussichtlich weitertherapieren. Für den Verlauf der weiteren Anwendung sind dann jedoch die individuellen Reaktionen des Patienten entscheidend, die immer wieder durch eine sehr sorgfältige Befragung und Beobachtung des Patienten erfaßt werden müssen. Viele Stimulationstherapien scheitern daran, daß ihre Anwendung nicht als differenzierte ärztliche Kunst verstanden wird, sondern als schematische und stereotype Technik, die man einfach an die Arzthelferin delegieren könne.

Die Medizin ist auf der einen Seite eine Wissenschaft, die aus der häufigen Wiederholung gewisser Reaktionsabläufe mit statistischer Betrachtungsweise gewisse Regeln aufstellen kann. Auf der anderen Seite hat sie es aber mit Individuen zu tun, die nicht vorhersehbar und wiederholbar, sondern oft unvorhersehbar und unwiederholbar, also einmalig und eben *individuell* reagieren. Hier ist die Medizin als Kunst gefragt, als *Heilkunst*, wie es zu Recht heißt, was für die Eigenbluttherapie und andere stimulative Therapien bedeutet: **Der Arzt, der Heilkünstler, muß sich in die Eigendynamik des Organismus hineinfühlen und „einschmiegen" und auf dieser Basis die richtige Dosis und den richtigen Zeitpunkt ihrer Anwendung „erspüren".** Nur dann wird er die heilenden Möglichkeiten dieser Methode voll ausschöpfen können.

1.14.1 Objektive Parameter

Es gibt keine Veränderung objektiver Parameter, die spezifisch auf Eigenbluttherapien zurückgeführt werden könnte. Vielmehr gilt auch hier, daß objektive Parameter sich durch die Therapie, sofern sie erfolgreich sein soll, verbessern müssen. Dabei sind jedoch zwei Besonderheiten zu beachten.

Zum einen besteht eine gewisse **zeitliche Trägheit**, das heißt: Die objektive Veränderung ist, wie bei anderen indirekten Verfahren, oft erst einige Zeit, manchmal bis zu zwei, drei Monaten nach Abschluß der Therapie registrierbar, z.B. eine Normalisierung von BSG oder Blutbild.

Zum anderen sind bei objektiven Daten wie bei den unten zu besprechenden subjektiven Befunden, während der Therapie und unmittelbar danach auch bei erfolgreichem Verlauf sogenannte **Erstverschlimmerungen** möglich. Beispielsweise kann ein Rheumafaktorentiter oder auch die BSG ansteigen, um sich dann schließlich zu normalisieren oder zumindest auf einem günstigeren Niveau als vor Therapiebeginn einzustellen.

Insgesamt sind aber Labor- und andere technische Parameter bei der Verlaufsbeobachtung der Eigenblutbehandlung von geringer Bedeutung. Allenfalls die schon erwähnten bioelektrischen und biothermischen Tests können eine gewisse Hilfe leisten. Hier aber, z.B. beim Decoderdermogramm, gilt das Postulat, **daß sich die energetische Regulationsfähigkeit auch während der Therapie nicht verschlechtern darf**. Eine regulationsmäßige „Erstverschlimmerung" ist also in jedem Fall unerwünscht und der Begriff als solcher schon unzulässig. Eine regulationsmäßige Verschlechterung muß entscheidende Konsequenzen für die weitere Anwendung bezüglich Dosis, Therapieabstände oder auch Therapiewechsel haben.

Manche Ärzte messen den Lymphozytensubpopulationen eine gewisse Bedeutung bei. Man kann zwar allgemein sagen, daß ein niedriger ratio-Wert (= Verhältnis CD 4/CD 8-Lymphozyten), also ein relativer T-Helferzellmangel, ein Hinweis für eine mehr stimulative, dementsprechend ein hoher ratio-Wert, also ein relativer T-Suppressorzellmangel, ein Hinweis für eine dämpfende Immuntherapie sein könnte. Es gibt aber relativ wenig klinische Behandlungssituationen, wo dieser Wert signifikant verschoben ist, wie z.B. beim akuten Schub einer MS nach oben oder bei einer akuten AIDS-Erkrankung nach unten. In den meisten Fällen der Eigenbluttherapie bewegt sich dieser Wert im breiten Indifferenzbereich um 1,5 und hat somit für praktisch-therapeutische Schlußfolgerungen keine Bedeutung. Auch ist die Labormethode zu teuer, um als routinemäßiger Verlaufsparameter zu dienen. (Näheres siehe Kapitel 6.)

1.14.2 Subjektive Parameter

Im Mittelpunkt der Verlaufsbeobachtung stehen deshalb die Daten, die der Arzt mit Ohr, Auge, Hand und Hirn im Sprechzimmer erfassen kann, **wobei die wichtigste Information das Allgemeinbefinden des Patienten darstellt**. „Wie geht es Ihnen?" ist die erste Frage des Arztes. Antwortet der Patient mit „besser", dann weist dies auf einen guten Therapieverlauf hin, auch wenn sich die einzelnen Symptome der Krankheit noch nicht gebessert oder unter Umständen sogar verschlechtert haben sollten. Antwortet er hingegen mit „schlechter", dann weist dies auf einen ungünstigen Therapieverlauf hin, auch wenn sich die einzelnen Symptome verbessert haben oder sogar verschwunden sein sollten.

Grundlage für diese Einschätzung ist die universale Heilungsregel, die der Homöopath Hering aufgestellt hat, die aber nicht nur für die Homöopathie, sondern für die gesamte Heilkunst von allgemeiner Gültigkeit ist. Sie lautet wie folgt: **Eine Krankheit muß heilen von innen nach außen und von oben nach unten, und die Symptome müssen in der umgekehrten zeitlichen Reihenfolge, in der sie gekommen sind, verschwinden.** Das heißt also, daß das seelische Empfinden Vorrang vor dem körperlichen hat und der Mensch nur aus der Seele heraus auch körperlich wirklich gesund werden kann.

Die nächste Ebene nach der des allgemeinen psychischen Sich-Befindens ist die Ebene der vegetativen Anamnese: „Wie schlafen Sie? Tief und fest? Träumen Sie gut? Fühlen Sie sich gut erholt nach dem Schlaf ?" Und insbesondere: „Hat sich der Schlaf verbessert oder verschlechtert?"

Das gleiche gilt für Appetit und Gewichtsverhalten. Ist das Gewichts verhalten entsprechend der Nahrungsaufnahme, oder besteht Gewichtszunahme trotz relativ geringer Nahrungszufuhr? Oder umgekehrt keine Gewichtszunahme oder gar Gewichtsverlust trotz gesteigertem Appetit, was als Hinweis für eine Schilddrüsenaktivierung zu werten wäre. Sehr wichtig ist auch die Frage nach dem Wärmegefühl: „Fühlen Sie sich angenehm warm oder frieren Sie leicht? Oder schwitzen Sie sehr schnell?" Über das Wärmegefühl erhalten wir wichtige Informationen zur vegetativen Grundsituation im Sinne von Sympathiko- oder Vagotonie. **Besonders interessieren immer die Fragen nach Veränderungen;** ob der Patient mehr friert als vorher oder ob ihm heißer ist als vor der Behandlung. **Insbesondere frühes Wachwerden, Zunahme der Pulsfrequenz und Zunahme der Stuhlfrequenz weisen auf eine gesteigerte Sympatikotonie hin, die eine Dosisreduktion oder eine Therapiepause erforderlich machen.** (Entsprechende Überreaktionen können übrigens gut mit *Kalium jodatum D 6* abgefedert werden.)

Erst als dritte Ebene spielt dann die spezielle Symptomenebene eine Rolle. Hier fragen wir natürlich nach der Intensität, dem Mehr oder Weniger eines Symptoms, eines Schmerzes etc. Des weiteren interessiert uns ein eventueller Symptomen*wandel*. Symptome, die eine gewisse gesteigerte Ausscheidungsfunktion des Körpers signalisieren, z.B. Schweiß über die Haut, der vorher nicht bestanden hat, oder vermehrte Diurese oder vermehrte Expektoration über die Bronchien oder vermehrte Rotzbildung der Nasenschleimhäute, können als günstige Zwischenphasen betrachtet werden, wenn vorher eine ausscheidungsmäßige Blockierung bestanden hat.

Sehr hilfreich sind hier die Vorstellungen von H.H. Reckeweg, der die Heringsche Heilungsregel in seiner **Vikariationslehre** weiter ausformuliert hat: Nach ihm ist Krankheit nicht ein statisches Phänomen, sondern ein dynamischer Prozeß, bei dem verschiedene Krankheitsphasen sich in zeitlicher Reihenfolge ablösen. Dabei gibt es eine günstige Zeitenfolge hin zur Heilung, die er als **regressive Vikariation**, und eine ungünstige hin zur dauerhaften Verschlechterung, die er als **progressive Vikariation** bezeichnet. Wenn beispielsweise aus einer Tonsillitis eine Nephritis oder eine Myokarditis entsteht, dann ist das eine ungünstige, eine progressive Vikariation.

Umgekehrt: Wenn bei der naturheilmäßigen Behandlung eines chronischen Ekzems das Ekzem verschwindet und dabei eine akute Tonsillitis auftritt, dann ist das ein günstiger Verlauf, eine regressive Vikariation. Wird hier doch der Krankheitsfilm sozusagen zurückgespult und die zunächst stumme Tonsillitis als Ursache und unterhaltender Faktor des Ekzems decouvriert. Wird diese nun möglichst naturheilmäßig auskuriert, dann wird dem Ekzem sozusagen der Nährboden entzogen, und es kann dauerhaft geheilt werden.

In der klinischen Medizin sprechen wir innerhalb eines Organsystems von einem *Etagenwechsel*, wobei vor allem der von der allergischen Rhinopathie zum Asthma bronchiale bekannt und gefürchtet ist. Dies wäre in der Reckewegschen Nomenklatur ein *progressiver*, also ungünstiger Etagenwechsel. Wenn aber während der Eigenbluttherapie eines Asthmatikers das Asthma nachläßt und sich dafür ein heftiger allergischer Schnupfen einstellt, könnten wir mit dem Verlauf zufrieden sein, da dies einen *regressiven*, also günstigen Etagenwechsel bedeutete.

Bei jeder Symptomveränderung im Laufe einer Eigenbluttherapie oder einer anderen Reiztherapie müssen wir also immer fragen, ob eine regressive oder eine progressive Veränderung vorliegt. Wir können immer dann von einer *regressiven* Erstverschlimmerung sprechen, wenn sich ein reaktionsstarrer Zustand in eine Reaktionsphase wandelt mit verstärkter Ausscheidung über Haut und Schleimhäute, eventuell sogar mit Temperaturerhöhung. Im Gegensatz dazu handelt es sich um eine *progressive* Erstverschlimmerung, wenn die ursprünglichen Symptome stärker werden oder schwerwiegendere Symptome hinzukommen, z.B. Kreislaufreaktionen mit Tachykardie, Schwindel u.a.

Dabei bedeutet „Erstverschlimmerung" immer, daß die Verschlimmerung kurzzeitig ist, anschließend aber ein Zustand der Besserung gegenüber dem Therapiebeginn eintritt. Ist dies nicht der Fall, sollte man nicht von einer *Erst*verschlimmerung sprechen, sondern von einer anhaltenden Verschlechterung – eine Unterscheidung, die leider nicht von allen Naturheilern im nötigen Maße gemacht wird!

Insgesamt sind bei einer Eigenbluttherapie folgende fünf Reaktionsabläufe möglich:

- direkte Verbesserung der ursprünglichen Situation ohne Zwischenzustand, sozusagen Heilung im Zeitraffereffekt – für Patient und Arzt ideal, aber eher selten!
- Verbesserung über regressive Vikariation bzw. Erstverschlimmerung
- Verbesserung über progressive Erstverschlimmerung
- Zustand bleibt unverändert (Therapieblockade)
- Zustand verschlechtert sich, der verschlechterte Zustand hält an – Hinweis für eine genuine Therapieunverträglichkeit oder auch für eine falsche Anwendungsweise!

Bezüglich der Symptomatik ist auch noch die Charakterisierung im Sinne der Galenschen Qualitätenpathologie hilfreich. Wie schon erwähnt, unterscheidet man hier bei allen Symptomen einerseits zwischen feucht und trocken, andererseits zwischen warm und kalt. Eine Verbesserung muß dabei immer hin zur Norm gehen: Ein kalter Zustand sollte also in einen wärmeren, ein trockener in einen feuchteren überführt werden, usw. Wenn also eine trockene Bronchitis umschlägt in eine feuchte mit Schleimproduktion, wäre das eine günstige Therapieentwicklung, desgleichen wenn einem bislang ständig frierenden Patienten wieder warm ist usw.

Für die Eigenblutanwendung wiederhole ich nochmals die Regel:
Eine sedativ-dämpfende Dosierung (also größere Dosis, kleinere Applikationsintervalle) fördert die Entwicklung von feucht nach trocken und von warm nach kalt. Eine anregend-stimulative Anwendungsweise (also kleine Dosis, größere Applikationsintervalle) fördert dagegen die Entwicklung von kalt nach warm und von trocken nach feucht.

Zusammenfassend kann man sagen: Die Frage nach dem Allgemeinbefinden, nach der Schlafqualität, nach dem Wärmegefühl und nach dem Symptomcharakter im Sinne der Vikariationslehre und der Qualitätenpathologie stellen das anamnestische Grundgerüst für die Verlaufsbeobachtung bei der Eigenblutbehandlung dar.

1.15 Allgemeine Regeln der Stimulationstherapie

Im folgenden nun die Regeln, die sich aus der Beobachtung des individuellen Reaktionsablaufs für die Eigenbluttherapie ergeben. Dabei bedeutet „niedrige Dosis" im homöopathischen Bereich zunächst höhere Potenz und „höhere Dosis" dementsprechend tiefere homöopathische Potenz (Ausnahmen siehe später).

- Man suche als **Einstiegsdosis** die kleinstmögliche noch wirksame, das heißt noch eine Reaktion auslösende Reizgröße! Dabei orientiere man sich, wie bereits erläutert, an der Krankheitsphase, am Konstitutionstyp und den anderen hier dargestellten differentialtherapeutischen Gesichtspunkten!
- Man beobachte genau die erfolgte Reaktion und registriere vor allem die **Veränderung gegenüber dem Vorzustand!**
- Man steigere den nächsten Reiz nur, wenn auf den Vorreiz **keine wesentliche Reaktion** erfolgt ist. Geringfügige Verbesserungen oder Verschlechterungen werden nicht berücksichtigt.

- **Bei leichter regressiver (Ausscheidungs-)Reaktion** fahre man in der Therapie fort, bleibe aber bei der zuletzt gewählten Dosis und erhöhe sie nicht.
- **Bei starker regressiver Erstverschlechterung** mache man eine kleine Therapiepause und behandle die Ausscheidungsreaktionen mit natürlichen Heilmaßnahmen und biologischen Präparaten! Nach Abklingen der Reaktion gehe man mit der Dosis des neuen Reizes gegenüber dem Vorreiz etwas zurück!
- **Bei progressiver Erstverschlimmerung** warte man in jedem Fall die Reaktion ab, behandle ebenfalls symptomatisch und setze dann einen Therapiereiz, der **deutlich** unter der Reizstärke des Vorreizes liegt.
- **Bei erneuter Verschlechterung** lege man eine größere Therapiepause ein und wechsle die Therapie! Man kann beispielsweise eine andere Reiztherapie mit einem anderen Ausgangsmaterial auswählen, z.B. Eigenharn statt Eigenblut. Oder man verzichtet auf weitere Reiztherapien und entscheidet sich für ein konventionelles klinisches, ggf. suppressives Vorgehen.
- Wenn nach Erreichen der vorgesehenen maximalen Reizstärke keine Reaktion erfolgt ist, die Situation also im Sinne einer **Reaktionsstarre** unverändert bleibt, versuche man es ebenfalls mit einem anderen Ausgangsmaterial. Bei auch dann anhaltender Reaktionslosigkeit versuche man es mit „antidegenerativen" Maßnahmen, z.B. Ozoninfusionen, Thymuspräparaten u.a. (Stufe III in Tabelle 26).
- **Bei deutlicher Verbesserung**, d.h. ausreichender Symptomfreiheit und gutem Allgemeinbefinden, bleibe man bei der zuletzt eingesetzten Dosis und schleiche sich dann in zunehmenden Therapieabständen aus! Es gilt also nicht: Je höher die erreichte Enddosis, desto besser. Die optimale Dosis ist nicht immer eine maximale.

1.16 Besonderheiten der homöopathischen Eigenblutdosierung

„Alles ist ein Gift, nur die Dosis macht's ..." Jede Arznei hat also nach Paracelsus eine gewisse Ambivalenz in sich. Dies gilt nicht nur für den Gegensatz von Gift und Heilmittel, sondern auch für die Gegensätzlichkeit spezifischer Wirkungen in ein und derselben Substanz. Diese Gegensätzlichkeit bzw. Ambivalenz einer Substanz kann durch verschiedene Prozeduren, z.B. durch einen homöopathischen Verschüttelungsvorgang, gleichsam „aufgeklappt" und offenbart werden. Es gibt genügend Versuche, die das Umschlagen eines spezifischen Substanzeffekts in die gegensinnige Richtung demonstrieren.

So hat Hauss [in 21] in vitro solche Versuche mit Kortison gemacht. Es wurde der proliferationsfördernde bzw. -hemmende Einfluß von Kortison in verschiedenen Verdünnungsstufen auf das mesenchymale Gewebe getestet. Wie zu erwarten war, hatte die pharmakologisch übliche Dosierung eine deutlich proliferationshemmende Wirkung, die mit zunehmender Verdünnung zunächst erwartungsgemäß abnahm. Ab einem bestimmten Punkt aber – die Homöopathen nennen ihn den *Umschlagspunkt* – stellte man in den Versuchsansätzen überraschenderweise nicht mehr einen proliferations*hemmenden*, sondern einen gegenteiligen, nämlich proliferations*fördernden* Effekt der Kortisonverdünnungen fest!

Dieses Phänomen des Umschlagspunktes existiert auch in der homöopathischen Eigenbluttherapie, wobei man hier nicht eine bestimmte Potenzhöhe generell festlegen kann, sondern diese erwartungsgemäß individuell und auch zeitabhängig variiert. In den meisten Fällen liegt dieser Umschlagspunkt um die 7. Zentesimalpotenz (C 7), die also in besonderer Weise die Ambivalenz des Eigenbluts repräsentiert und mit der deshalb im Zweifelsfall immer die Therapie begonnen werden kann; vor allem dann, wenn man nicht genau weiß, ob man eher dämpfen, supprimieren oder eher anregen, stimulieren soll. Die tieferen Potenzen, schon die C 5 beispielsweise, wirken in der Regel immundämpfend; die höheren, spätestens ab der C 12, immunstimulierend.

Wie nun geht es nach der C 7-Gabe in der Therapie weiter? Dem aufmerksamen Leser wird es nicht entgangen sein, daß die Pioniere der modifizierten Eigenbluttherapie hier in verschiedene Richtungen marschieren: Imhäuser geht von der C 7 auf die C 9, dann auf die C 12 und gelegentlich noch auf die C 15 und C 18. Theurer dagegen – er fängt in der Regel mit der C 6 (= 10^{-12}-Verdünnung) an – geht „nach unten", also zur C 5, C 4 und, je nach Fall, bis zur C 1 (= 10^{-2}). Über diesen Gegensatz, der von den mir bekannten Eigenblut-Autoren weitgehend mißachtet wird und durch sie keine besondere Würdigung erfährt, habe ich mir lange und intensiv den Kopf zerbrochen; zumal es sich um die nämlichen Indikationsangaben, nämlich *Allergie, Heuschnupfen, Asthma, Neurodermitis* etc., handelte. Wer hat also recht? Theurer und andere [z.B. 22, 23], die tolerogen, „nach unten" dosieren? Oder Imhäuser und andere [15, 25], die homöopathisch, „nach oben" therapieren? Oder haben, wie oft in solchen Fällen, beide recht, und es stellt sich für uns dann die schwerere Frage nach den Bedingungen, wann nämlich welcher Weg der richtige ist?

Die Lösung, wenn man sie erst einmal hat, ist natürlich immer ganz einfach: Der Theurersche Weg nach unten ist symptomsuppressiv, also ein symptomatischer Therapieweg (= Solve-Prinzip, siehe oben), daher dem konventionellen klinischen Vorgehen, wenn auch mit wesentlich feinstofflicheren Dosierungen arbeitend, wesensmäßig verwandt. Wir haben auch dort, z. B. bei der Hyposensibilisierungstherapie, das desensibilisierende Vorgehen.

Der Imhäusersche Weg nach oben, symptommäßig betrachtet zunächst ein stimulativer Weg, verläßt aber bei grundsätzlicher Betrachtungsweise die symptomatische Ebene und kann als mehr kausaler Therapieweg (= Coagula-Prinzip, siehe oben) betrachtet werden.

Wann also stofflich tolerogen, symptomatisch, „nach unten“? Wann unstofflich homöopathisch, kausal, „nach oben“? Das hängt zunächst von der Krankheitsphase ab. (Erst kommt in der Regel das *Solve*, dann das *Coagula*.) Das heißt: In der akuten symptomatischen Phase behandeln wir tolerogen, gehen nach unten. Wenn der Heuschnupfen mit der C 7 nicht besser wird, geben wir die C 6 oder gleich die C 5. In solch akuten Fällen gibt ja auch Imhäuser die relativ tiefe Potenz C 5. Wenn der Heuschnupfen dann immer noch nicht besser wird, gehen wir wie Theurer weiter nach unten (auf die C 4, C 3 usw.) oder steigen gleich auf die native Eigenbluttherapie um.

Wird er aber besser, gehen wir nicht wie Theurer „nach unten“, sondern schleichen uns, stofflich gesehen, aus und gehen, wie Imhäuser, „nach oben“. Dies ist vor allem dann notwendig, wenn wir die Disposition und noch mehr die Konstitution des Patienten, aus der die Chronizität der Erkrankung kommt, im Auge haben. Deshalb ist dieses homöopathische „Nach-oben“-Gehen in einfachen Akutfällen, also in anamnestisch leeren Fällen, nicht erforderlich – diese Fälle werden freilich immer seltener –, sondern nur in entsprechend chronischen: **je chronischer, desto höher dann die Zielpotenz**. Wir geben also eine Potenz, zum Beispiel die C 7. Tritt kein Effekt ein, steigern wir nach der C 6, C 5 usw., bis ein Effekt sichtbar wird. Tritt eine Besserung ein, wobei wir „Besserung“ nie rein symptomatisch, sondern immer auch in bezug auf das Allgemeinbefinden (= vegetative Situation, Schlaf, Wärmegefühl etc., siehe oben) betrachten, dann bleiben wir auf dieser Potenzstufe, verlängern gegebenenfalls bei zunehmender Besserung die Applikationsintervalle und gehen dann bei deutlicher Besserung – je nach Chronizität der Anamnese – zurück auf die höheren Potenzen, schleichen uns also „nach oben" aus.

Stagniert die Besserung, ist sie symptomatisch nicht ausreichend, gehen wir weiter nach unten, solange, bis wir einen Punkt deutlicher symptomatischer Besserung und Beruhigung erreicht haben.

Tritt nun nach der ersten oder einer späteren Gabe eine regressive Verschlimmerung auf, also eine massive Ausscheidungsphase z.B. in Form eines sinubronchialen Katarrhs mit Temperaturerhöhung usw., dann machen wir eine kleine Therapiepause und lassen die Symptome ein paar Tage abklingen; gegebenenfalls mit zusätzlicher homöopathischer oder phytotherapeutischer Unterstützung. Wir bleiben aber in der Regel auf der nämlichen Potenzhöhe und geben davon eine etwas geringere Menge. Wenn wir beispielsweise mit 0,3 ml C 5 intrakutan eine starke regressive Verschlimmerung ausgelöst haben, geben wir beim nächsten Mal nur 0,1 ml oder wir vergrößern den Therapieabstand und verordnen statt dreimal wöchentlich nur noch ein- oder zweimal wöchentlich 5 Tropfen peroral.

Nur bei sehr starker regressiver Verschlimmerung, jedoch schon bei geringster progressiver Verschlimmerung, d.h. zum Beispiel beim Auftreten neuer Symptome ohne Ausscheidungscharakter, bei Kopfschmerzen, Übelkeit, Kreislaufreaktionen u.a., machen wir eine größere Pause und gehen dann ein bis zwei Potenzstufen, manchmal auch noch mehr, „nach oben". Wenn also z.B. nach einer C 7 heftige Kopfschmerzen auftreten, warten wir, bis diese abgeklungen sind, und versuchen es dann nach zwei bis drei weiteren Tagen mit einer C 9.

Die Regel lautet also zusammengefaßt:

- Beginn mit C 7
- bei leichter Besserung: Dosissteigerung und Therapie „nach unten"
- sobald deutliche Besserung: Ausschleichen „nach oben"
- bei leichter regressiver Verschlimmerung: kleine Therapiepause, dann kleinere Dosis derselben Potenz und/oder größere Applikationsintervalle
- bei stärkerer, vor allem progressiver Verschlimmerung: größere Therapiepause, dann Neubeginn mit in bezug auf die zuletzt gegebene Potenzhöhe zwei Stufen höherer Potenz, also zum Beispiel die C 9 oder C 10, wenn die C 7 die Verschlimmerung ausgelöst hat.

Unterhalb des Umschlagspunktes, der, wie erläutert, bei den meisten Patienten bei der C 7, bei einigen bei der C 5, bei anderen bei der C 9 liegt (selten höher), haben wir es mit *materiellen Substanz*-Gesetzen zu tun; oberhalb dagegen mit den *homöopathischen* Gesetzen, die das immaterielle Geschehen, also die nach Hahnemann *geistartige* Wirkung der Arznei, erfassen.

1.16.1 Weitere Konsequenzen für die Praxis

Welche weiteren Auswirkungen hat dies für die Praxis und insbesondere für die Dosierungsweise der homöopathischen Eigenbluttherapie?

Zunächst einmal kommt es darauf an, daß ein Organismus ausreichend resonanzfähig für homöopathische Reize ist. Wenn die entsprechenden Rezeptoren bzw. die entsprechende Sensibilität fehlen, sind zumindest höhere Potenzen wirkungslos. Dies ist den Homöopathen bekannt. Bei schweren degenerativen Erkrankungen beispielsweise, aber auch bei künstlicher iatrogener Vergiftung, wie sie viele suppressive klinische Pharmakotherapien mit Schmerzmitteln, Kortison, Zytostatika und anderen nebenwirkungsreichen Substanzen darstellen, bleibt auch eine homöopathische Eigenbluttherapie ohne Effekt.

Besteht aber die entsprechende Sensibilität und Resonanzfähigkeit auf feine energetische Reize, wie es vor allem bei Kindern und jungen Menschen gegeben ist, dann gilt zu beachten, daß die Potenzen jenseits des Umschlagspunktes qualitativ anders wirken als jene diesseits davon. So sind mit höheren Potenzen stimulative Effekte möglich, welche die nativer Dosen deutlich übertreffen können. Ich möchte hier zwei besonders erstaunliche Fälle referieren. Der eine ist mir von einem ehemaligen Assistenten meiner Praxis berichtet worden: Er habe mit einer einzigen Eigenblut C 30-Gabe eine extreme Exazerbation einer vorher subakut verlaufenden Neurodermitis ausgelöst. Erst durch eine Theurersche Gegensensibilisierung, also eine Tiefpotenzanwendung, habe er das Problem wieder in den Griff bekommen.

Ein anderer, ähnlich gelagerter Fall wurde von W. May auf einer Eigenblut-Expertentagung, die ich 1994 einberufen hatte, referiert. May war in einer naturheilkundlich-klinischen Abteilung tätig und erlebte dabei den Fall einer Krankenschwester, deren Neurodermitis sich ebenfalls durch eine Eigenblut-Hochpotenz-Gabe, in diesem Fall einer C 200 (!), für lange Zeit massiv verschlechtert hatte.

Es ist also leider nicht so, daß man, wenn man, um jeglichen Schaden zu vermeiden, mit besonders hohen Potenzen anfängt, nicht doch iatrogen schädigen könnte; in diesem Fall durch eine Überstimulation, sozusagen eine Agitation des Immunsystems. Dies wirkt sich bei Krankheiten, die eine Dämpfung benötigen, entsprechend negativ aus. Deshalb empfiehlt es sich aus meiner Erfahrung nicht, wie manche Autoren [z.B. 17] mit einer C 18 oder einer C 15 zu beginnen und dann desensibilisierend „nach unten" zu gehen. Wenn die C 7, mit der ich beginne, nicht vertragen wird und zu stark stimuliert, gehe ich auf die C 9, C 10 oder – eher selten – auf die C 12, um dann „nach unten", also tolerogen fortzufahren. Jenseits der C 12 beginne ich keine Desensibilisierung, da hier in der Regel der stimulative Effekt noch stärker wird. Wichtig ist in solchen Fällen, daß man als Ausgangssubstrat nicht Vollblut, sondern Serum oder Urin nimmt, mit denen man besser dämpfend modulieren kann.

1.16.2 Schaukeltherapie

Wir beginnen also in solch hypersensiblen Fällen mit der C 10 oder C 9, gehen auf die C 8 und hören dann bei der C 7 auf, wenn eine gewisse Besserung eingetreten ist. **Auch bei chronischen Krankheiten sollte keine Reiztherapie, also auch nicht die Eigenbluttherapie, länger als drei Monate durchgeführt werden. Danach ist unbedingt eine diesbezügliche Therapiepause angezeigt, die in der Regel mindestens genauso groß wie der davor liegende Therapiezyklus sein sollte.** Ansonsten überreizen wir das Immunsystem, wodurch es ermüdet und dann nicht mehr auf die Reiztherapie reagiert. Im ungünstigen Fall kommt es sogar zu einer klinischen Verschlechterung.

Es kann sein, daß wir beim ersten Therapiezyklus, von der C 9 angefangen, nicht einmal bis zur C 7 kommen, sondern schon mit der C 8 aufhören müssen, weil infolge besonderer Hyperreagibilität nur kleinste Dosissteigerungen möglich und die drei Monate dann erreicht waren. Wir warten dann drei weitere Monate und beginnen – vorausgesetzt, beim ersten Zyklus hat sich zumindest ein kleiner Erfolg abgezeichnet – mit einem neuen Therapiezyklus.

Wir fangen zwar wieder mit der C 9 an, müssen aber unterstellen, daß wir diesmal schneller die Dosis steigern können und nach drei Monaten mindestens bei der C 7 angelangt sind. Beim dritten Therapiezyklus – nach weiteren drei Monaten Therapiepause – können wir vielleicht schon mit der C 7 beginnen. So arbeiten wir uns bei schweren chronischen Immunopathien, z.B. bei einer chronischen Polyarthritis, langsam in tiefere Eigenblut-Potenzbereiche, schaukeln uns sozusagen nach unten und erreichen im günstigen Fall mit zunehmender Desensibilisierung auch eine zunehmende klinische Besserung.

Es ist wie bei anderen Reiztherapien. Je schwerer krank ein Patient ist, desto geringer ist beispielsweise der Temperaturbereich, den man ihm bei einem Vollbad zumuten kann. Ein Schwerkranker kann nur Temperaturen zwischen lauwarm und laukalt tolerieren, entsprechend den Eigenblut-Potenzen zwischen C 9 und C 7. Je gesünder der Patient dann wird, desto breiter das Spektrum, das ihm zuzumuten ist: Ein Gesunder wird weder auf Eigenblut in der C 30 noch auf 10 ml natives Eigenblut besonders reagieren, genauso wie ein Gesunder auch in der Badewanne sehr große Temperaturdifferenzen von sehr heiß und sehr kalt vertragen kann.

Es besteht nun zwar die Möglichkeit, auch mit höheren Potenzen desensibilisierend und dämpfend zu behandeln nach dem allgemeinen Gesetz, daß häufig hintereinander verabreichte stimulative Dosen supprimierend wirken. Das Problem bei höheren Potenzen ist hier jedoch der relativ langwellige Reaktionsablauf. Das heißt: Die Reaktion auf eine höhere Potenz ist oft erst nach einigen Tagen sichtbar und hält dann vergleichsweise lange an. Auch dieses Phänomen ist den Homöopathen hinlänglich bekannt. Eine C 12 hat zum Beispiel einen Wirkverlauf von einigen Tagen bis zu einer Woche, bei chronisch Schwerkranken, z. B. bei Multiple Sklerose-Patienten, sogar bis zu vier Wochen und mehr, was dann ein entsprechend langes therapeutisches Applikationsintervall erforderlich macht; bei der C 12 also in der Regel eine Woche, bei der C 7 ein bis drei Tage. Die C 5 schwingt normalerweise innerhalb eines Tages ab. Selbstverständlich berücksichtigen wir dabei die immunologische Ausgangslage. Bei weniger Schwerkranken, vor allem bei Kindern, kann auch eine höhere Potenz sehr schnell, mitunter sogar sekundenschnell wirken und auch schnell abklingen. Bei chronisch Schwerkranken dagegen haben wir sehr flache und langwellige Reaktionsabläufe.

Wenn wir nun beispielsweise eine C 12 oder C 15 in desensibilisierender Absicht kurzfristig hintereinander geben, können sehr unberechenbare Summationseffekte entsprechend dem Interferenzmodell sich überlagernder Wellen entstehen (Abb. 4a und b).

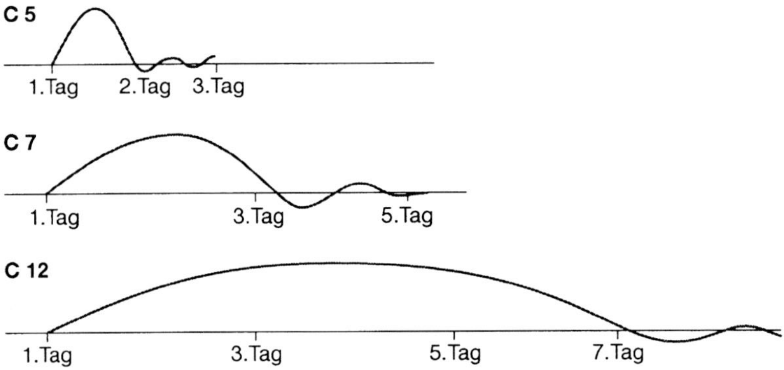

Abb. 4a

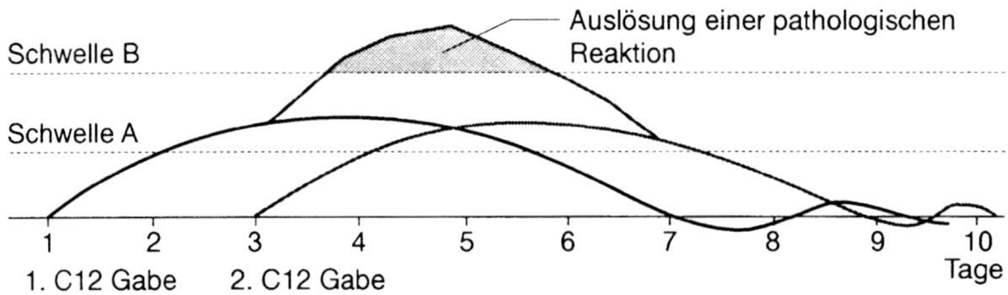

Abb. 4b

Abb 4: Schematisierte Darstellung des Reaktionsablaufs homöopathischer Potenzierungen:

a) C 5 – C 7 – C 12

b) Mögliche Interferenz (Summation der Erregung) bei zwei kurzfristig hintereinander gegebenen C 12-Dosen.

Bei Überschreitung der Schwelle B progressive Verschlimmerungsreaktion (A = Reizschwelle für physiologisch ablaufende Reize; untere Linien = Reaktionsablauf ohne Interferenz; obere Linie = Reaktionsablauf mit Interferenz)

Von daher verwende ich Potenzen jenseits der C 10 fast nur noch stimulativ mit den entsprechend großen Applikationsintervallen, wobei ich mir auch die Hahnemannsche Devise [7] zu eigen mache, daß die nämliche Potenz, wenn sie eine Wirkung erzielt hat, nicht wiederholt wird, vielmehr dann die nächst höhere genommen wird.

1.16.3 Homöopathische Gesetzmäßigkeiten

Wenn wir uns in den höheren Potenzen jenseits des Umschlagspunktes bewegen, wird auch eine differenzierte Quantifizierung der Dosis immer unbedeutender. Zwar ist es sehr wichtig, welche Potenzhöhe man einsetzt, und es ist hier, im Gegensatz zum Tiefpotenzbereich, ein essentieller Unterschied zwischen Verdünnung und Potenzierung. Ob man aber drei Tropfen, fünf Tropfen oder neun Tropfen von einer C 12 nimmt, was vielleicht bei einer C 5 noch von Bedeutung sein mag, spielt hier keine Rolle mehr. Auch geht die Steigerung der Potenzen im Rahmen einer stimulativen Therapie dann nicht mehr in arithmetischen Potenzschritten nach oben, also nicht von der C 12 zur C 13, C 14, C 15, C 16 usw. – es gibt einige Heilpraktiker, die das so handhaben –, sondern in den von der homöopathischen Empirie her bekannten „Quantensprüngen", also beispielsweise von der C 12 zur C 15 zur C 18 und dann zur C 30 usw.

Weiterhin unterstelle ich folgende Hypothese: **Je höher die Potenz, desto weniger spielt eine Modifikation des Ausgangssubstrats eine Rolle**. Der Effekt der C 12 oder gar der C 30 einer ozonisierten Blut-Urtinktur dürfte sich nicht wesentlich von den nämlichen Potenzen bei nichtozonisierter Blut-Urtinktur unterscheiden. **Eher ist hier das unbehandelte Substrat günstiger als das technisch veränderte**.

Auch sollte man (siehe oben) bei höheren Potenzen in der Regel immer Blut als das am meisten holistische Substrat verwenden und nicht Serum, Urin oder andere Ausgangsmaterialien.

Schließlich widerspricht es dem Wesen der Homöopathie, unstofflich-informative, „geistartig" wirkende Substanzen *parenteral* zu applizieren. Dies könnte im Bereich der höheren Potenzen als „grobschlächtig" empfunden werden.

Insgesamt möchte ich aber, was den kollektiven Erfahrungsprozeß der Ärzteschaft in der nächsten Zeit anlangt, empfehlen, sich nicht auf die Eigenblut-Hochpotenzen, über die wir noch sehr wenig wissen, zu stürzen, sondern erst einmal festen Boden unter den Füßen bei der Anwendung des nativen Eigenbluts und der homöopathischen Tiefpotenzen des Eigenbluts zu bekommen.

1.17 Kurze Zusammenfassung der Anwendungsregeln!

Die wichtigsten Indikationen für Eigenbluttherapien sind heute

- chronisch rezidivierende Infekte und Entzündungen,
- Allergien und einfachere Formen von Autoimmunerkrankungen,
- degenerative Krankheiten, Klimakterium, geriatrische Probleme,
- Malignome.

In der letzten Gruppe spielt die Eigenbluttherapie nur eine adjuvante Rolle, in den ersten drei kann sie in vielen Fällen als primäre Maßnahme fungieren.

Für die ersten beiden Gruppen kommen bei einer nativen Eigenbluttherapie niedrige Dosen (0,5 bis 2 ml) in Frage. Bei der dritten Indikationsgruppe setzen wir mittlere Dosen ein (2 bis 5 ml). Über 5 ml sind selten nötig und vom Unerfahrenen zu meiden.

In Einzelfällen kann der Effekt der Nativtherapie durch zusätzliche Hämolysierung mit Aqua destillata etwas verstärkt werden. Der antidegenerative Effekt vor allem in der dritten Indikationsgruppe wird durch Sauerstoff-Modifikationen (Kapitel 3) wesentlich gesteigert.

Bei Kindern sowie in Fällen fortgeschrittener Entzündungen und sonstiger hoher immunologischer Reagibilität ist eine homöopathische Eigenbluttherapie in tiefen oder mittleren Potenzen (C 5, C 7, bis C 12) angezeigt (siehe auch Tabelle 27).

Für die Dosierung gilt zusammengefaßt:

Je chronisch-entzündlicher eine Krankheit und je schwächer der Patient,
- desto geringer wähle man die Einstiegsdosis,
- desto größere Abstände wähle man von Reiz zu Reiz,
- in desto kleineren Schritten steigere man die Reizdosis,
- desto längere Zeit beansprucht die Therapie.

Bei homöopathischer Eigenblutbehandlung ist der sog. *Umschlagspunkt* und die besondere stimulative Wirkung höherer Potenzen mit langwelligem Reaktionsverlauf zu berücksichtigen.

Ob Serum eher dämpfend und Vollblut eher anregend auf das Immunsystem wirkt, bleibt zunächst eine Hypothese, die durch weitere Beobachtungen bestätigt werden muß. Das gleiche gilt für die typologische Vorstellung, daß Vollblut bei Vollblütigen (entodermaler Typ), Serum und Urin dagegen bei Ektodermaltypen geeigneter seien.

Was die Modifikation des Ausgangssubstrats bei homöopathischer Eigenbluttherapie (sog. Serumaktivator, Ozonisierung, Enzymatisierung u.a.) anlangt, so könnte sie zumindest im Tiefpotenzbereich gewisse zusätzliche Effekte bringen, wobei heute noch nicht entschieden werden kann, wann welche Modifikation die günstigste ist. Wegen seiner ausgereiften Praktikabilität und auch seiner Wirtschaftlichkeit hat sich hier die

Gegensensibilisierung nach Theurer (siehe Kapitel 2) besonders bewährt. In jedem Fall aber sind die richtige Dosis bzw. Potenz einerseits und der richtige Zeitpunkt andererseits wesentlich wichtiger als die Art der Modifikation des Eigenbluts.

1.18 Nebenwirkungen, Kontraindikationen

Bei der Eigenbluttherapie können wie bei anderen stimulativen Therapien regressive und auch progressive Verschlimmerungen auftreten. Unerwünschte Wirkungen stellen vor allem Symptome der sympathikotonen Übererregtheit mit Schlafstörungen, Tachykardie bis hin zu paroxysmalen Tachykardien und anderen Herzrhythmusstörungen dar. Bei starker Überdosierung kann auch der gegenteilige Effekt erreicht werden, nämlich anhaltende Abgeschlagenheit, Antriebslosigkeit und leicht depressive Stimmungslage. Auf die Möglichkeit solcher Begleiterscheinungen muß man die Patienten vor Behandlungsbeginn hinweisen. Im Gegensatz zu dem, was man bei Medikamenten als Nebenwirkungen bezeichnet, machen diese Reaktionen aber nicht von vornherein einen Therapieabbruch erforderlich. Vielmehr können sie eine oft unvermeidliche Zwischenphase in der Therapie darstellen, die dem Arzt entscheidende Hinweise für die weitere Anwendung gibt.

In der Regel war bei solchen Reaktionen entweder die Dosis zu hoch oder die richtige Dosis wurde zu früh wiederholt. Wenn freilich trotz entsprechender Adaptation von Dosis und Zeitintervall die unerwünschten Reaktionen anhalten, kann dies ein Hinweis für ein Herdproblem oder ein anderes Heilhindernis sein. Wenn man die Eigenbluttherapie rechtzeitig abbricht, ist in der Regel nicht mit anhaltenden Verschlechterungen zu rechnen.

Allgemein kann man sagen, daß eine sympathikotone Ausgangslage für Reiztherapien problematischer ist als eine parasympathikotone. Insbesondere können, wie auch bei anderen Reiztherapien, latente Hyperthyreosen manifest werden sowie calciprive Symptome mit tetanoiden Beschwerden sowie hyperinsulinogene Symptome mit Hypoglykämien, Hochdruck, Gereiztheit und Aggressivität auftreten (Tabelle 23). Bei Patienten, die genuin zu einer solchen Symptomatik neigen, ist deshalb eine native Eigenbluttherapie kontraindiziert, eine homöopathische kann vom erfahrenen Arzt versucht werden.

Tabelle 23: Mögliche Nebenwirkungen bei Eigenbluttherapien

- Verstärkung der ursprünglichen Symptomatik
- gesteigerte Sympathikotonie
- Tachykardie, paroxysmale Tachykardien, andere Herzrhythmusstörungen
- Hypoglykämie mit Gereiztheit und Aggressivität, Blutdruckanstieg
- tetanoide Symptome
- depressive Stimmung

Eine gewisse **Aktivierung der Schilddrüse** durch die Eigenbluttherapie ist freilich nicht nur unumgänglich, sondern auch zum Erreichen des Therapieziels erforderlich. Spielt die Schilddrüse doch auch physiologisch die Rolle des Aktivators aller Stoffwechselvorgänge. Wir erleben in der Praxis oft das reziproke Zusammenspiel von Schilddrüsenaktivität und der Aktivität rheumatischer Erkrankungen. Das heißt: je aktiver die Schilddrüse, desto blander die rheumatischen Beschwerden. Hierzu paßt auch die von Perger [20] gemachte Beobachtung, daß es nach Strumektomien vielfach zur Exazerbation vorher blander oder gar nicht manifester Autoimmunopathien gekommen ist.

Des weiteren muß man wie bei allen Reiztherapien berücksichtigen, **daß der Organismus von seiner Gesamtsituation her noch in der Lage sein muß, eventuell auftretende Reizreaktionen zu verkraften.** Dies ist sicherlich nicht der Fall bei schweren, fortgeschrittenen oder gar dekompensierten Organkrankheiten, insbesondere von Herz, Lunge, Leber und Niere, wo schon geringe Reaktionen, wie wir sie auch beim günstigsten Verlauf einer Eigenbluttherapie nicht ausschließen können, lebensbedrohliche Dekompensationen bewirken können. Auch schwerere Depressionen und Psychosen aller Art sind für die Eigenbluttherapie nicht geeignet (Tabelle 24).

Tabelle 24: Kontraindikationen der Eigenbluttherapie

- fortgeschrittene Organerkrankungen, vor allem von Herz, Lunge, Leber und Niere
- fortgeschrittene Bluthochdruckerkrankung
- Thyreotoxikose
- Depressionen, Psychosen

Abzuraten ist von der Anwendung höherer homöopathischer Eigenblutpotenzen (über C 7) in der Schwangerschaft, da heftige Reaktionskrisen nicht voraussehbar sind und theoretisch eine Abortgefahr heraufbeschwören können. Entsprechende Berichte liegen allerdings nicht vor. Auf der anderen Seite bieten hier die native Eigenbluttherapie wie auch die homöopathischen Eigenblut-Tiefpotenzen (vor allem die C 5 bei akuten Infekten) als körpereigene Verfahren eine sinnvolle und oft die einzige Alternative zu einer mit Nebenwirkungen verbundenen Arzneitherapie. Es hängt also im wesentlichen von der Erfahrung des Eigenbluttherapeuten ab, ob er die Methode bei Gravidität einsetzen kann oder nicht.

1.19 Heilerfolge, Heilhindernisse

Klinische Studien zu Eigenblutverfahren liegen nur in spärlicher Zahl vor. Auch sonst gibt es wenig Statistik. Umfangreiches Material hat Frau Imhäuser diesbezüglich vorgelegt. Sie hat die homöopathische Eigenbluttherapie bei ihren Patienten vielfach primär, d.h. als erste Theapie, eingesetzt (siehe Tabelle 5). Sehr umfangreich sind auch die von Kief präsentierten statistischen Daten zu seiner modifizierten Eigenbluttherapie [13, 14]. Sauer hat eine Patientenbefragung statistisch ausgewertet [22]. Das Ergebnis einer Patientenbefragung unserer Allgemeinpraxis geht aus Tabelle 25 hervor.

Für die Erfolgsbilanz solcher Untersuchungen ist entscheidend, ob es sich bei der Patientenauswahl um primär oder sekundär mit Eigenblut behandelte Fälle handelt. Im letzteren Fall, wenn also verschiedene konventionelle Verfahren schon versagt haben, ist der Erfolg natürlich geringer als im ersteren Fall. Bei Primärversagern ergibt sich in den meisten biologischen Praxen, die eine ausreichende Erfahrung mit diesen Therapien haben, fast schon gesetzmäßig eine Verteilung von 1/3 : 1/3 : 1/3. Das heißt: Bei einem Drittel der Patienten erreichen wir eine deutliche Besserung. Sie kommen nach der Therapie beispielsweise ohne stärkere Medikamente aus. Bei einem weiteren Drittel kommt es zu einer leichten Besserung, die sich z.B. in einer deutlichen Reduktion stärkerer Medikamente manifestieren kann. Das letzte Drittel schließlich reagiert nicht auf die Therapie.

Dies ist, zumal es anhaltende Verschlechterungen und schwerwiegende Nebenwirkungen praktisch nicht gibt, im Hinblick auf die Chronizität und vorbestehende Therapieresistenz der betreffenden Fälle eine sehr erfreuliche Bilanz. Wird doch mit einfachen, unschädlichen und dazu auch noch vergleichsweise billigen Mitteln viel an nebenwirkungsreichen Therapien eingespart und viel Patientenleid gelindert und auch behoben.

Tabelle 25: Ergebnisse einer Patientenbefragung zum Erfolg einer durchgeführten Behandlung mit homöopathisiertem Eigenblut (Hinweis bezüglich der Zahlenbilanz: Bei einigen Patienten bestanden gleichzeitig mehrere Indikationen.)
(Allgemeinpraxis Dres. W. und E. Gedeon/K.J. Lach)

	deutlich besser	etwas besser	unverändert	schlechter
1. Aufschlüsselung nach Altersgruppen				
1 bis 5 Jahre	1	1	–	–
6 bis 16 Jahre	2	2	2	–
17 bis 40 Jahre	5	6	1	–
41 bis 60 Jahre	7	6	2	–
über 60 Jahre	3	–	–	–
2. Aufschlüsselung nach Indikationen				
Infektanfälligkeit, rezidivierende Infekte	6	6	4	–
Heuschnupfen	8	5	–	–
Hautallergie, Neurodermitis	3	10	–	–
Bronchialasthma	2	2	2	–
rheumatische Erkrankung	3	–	–	–
Sonstiges	3	1	1	–
3. Aufschlüsselung nach Dauer der Symptomatik				
weniger als 3 Monate	1	3	2	–
3 Monate bis 1 Jahr	4	3	–	–
1 bis 5 Jahre	6	5	1	–
länger als 5 Jahre	7	4	2	–

4. Nebenwirkungen angegeben in 7 Fällen:

- „kurzfristige Verschlechterung bei einigen Potenzen"
- „Nebenhöhlen aktiviert und Schilddrüse gespürt"
- „Hormonschwankungen"
- „Hyperthyreose aktiviert und nochmals starke Periodenblutung nach längerer Zeit"
- „erstmals rheumatische Beschwerden" (interkurrent)
- „nach K 12-Einnahme Tachykardie, Puls bis 160/Minute, bei K 7 gut"
- „Kind ist durch häufige Arztbesuche entnervt"

5. Gesamtbilanz

Anzahl verschickter Fragebögen:	47	
Rücklauf	38 = 81%	
Geschlechtsverteilung:	männlich: 11	weiblich: 27
deutlich besser / beschwerdefrei	18 (= 47%)	
etwas besser	15 (= 40%)	
unverändert	5 (= 13%)	
Verschlechterung	0 (= 0%)	

Wahrscheinlich läßt sich der Therapieerfolg durch Optimierung und Standardisierung der verschiedenen Eigenblutverfahren noch steigern. Hierfür kommt, wie ich schon im Vorwort angedeutet habe, der Systematisierung des innerärztlichen Erfahrungsaustausches und der planmäßigen Zusammenfassung der verschiedenen Therapiebeobachtungen eine entscheidende Rolle zu (siehe auch in [4]).

Für viele Indikationen, z.B. *rezidivierende Infekte und Entzündungen, Allergien* und *leichte Formen von Autoimmunerkrankungen*, füllen naturheilkundliche Reizverfahren im allgemeinen und die verschiedenen Eigenbluttherapien im besonderen eine Lücke im klinischen Spektrum. Allenfalls die Hyposensibilisierungstherapie kann hier als kausale Konkurrenz im klinischen Repertoire angesehen werden. Aber jeder, der sich damit befaßt hat, weiß, daß deren Wirksamkeit bei Polyallergien (im Gegensatz zu Monoallergien) eher gering und die Therapieprozedur vergleichsweise aufwendig und nicht ungefährlich ist. Von daher ist bei diesen Indikationen zunächst den naturheilkundlichen Verfahren der Vorzug zu geben, wobei deren Erfolg um so wahrscheinlicher ist, je kürzer die Anamnese, je jünger der Patient und je weniger fortgeschritten die Erkrankungsphase ist.

Wenn durch die Eigenbluttherapie keinerlei Veränderung gegenüber dem Vorzustand erreicht worden ist, dann weist dies auf eine stärkere Blokkade hin. Je nach Fall macht man dann – nach einer entsprechenden Therapiepause – einen neuen Reiztherapie-Versuch mit einem anderen Ausgangssubstrat, oder man geht auf eine mehr „restituierende" Therapie über (Stufe III in Tabelle 26), oder man greift auf ein klinisch-konventionelles Verfahren zurück, z.B. auf Kortison. Auch die Frage nach blockierenden Herden und anderen Heilhindernissen ist zu stellen; dies noch mehr in den Fällen, wo durch die Eigenbluttherapie eine Aktivierung und gewisse Verschlechterung der Symptomatik provoziert worden ist.

1.19.1 Heilhindernisse, Herdproblematik

Heilhindernisse können nun auf verschiedenen Ebenen liegen. Auf der physikalischen können es beispielsweise Strahlenbelastungen durch übermäßige Beschäftigung mit Computer oder Fernsehen, aber auch durch geopathische Einflüsse sein. Toxisch-ätiologisch spielen vor allem die im Laufe der Zeit sich summierenden und potenzierenden falschen Eßgewohnheiten eine Rolle: zuviel tierisches Eiweiß, zuviel Zucker, zuviel Alkohol, Nikotin, hastiges Essen, zuviel Essen usw. Auch die verschiedenen Umweltgifte gehören hierher.

In den letzten Jahren wurde von vielen Ärzten die Bedeutung von chronischen Schwermetallintoxikationen hervorgehoben, die sich freilich nicht nur bei Amalgam-, sondern auch bei Goldlegierungen ergeben können.

Auf der biologischen Ebene können es besonders aggressive und virulente Keime sein, die sich herdmäßig manifestieren, auch wenn die klassischen Prädeliktionsstellen Tonsillen und Appendix heute nicht mehr so bedeutend als Störherd sind wie früher. Aber Borreliosen, Mykosen, Chlamydieninfektionen und nicht zuletzt auch Tuberkulosen können durchaus ein Heilhindernis sein und zunächst eine antibiotische beziehungsweise antimykotische Therapie erforderlich machen, bevor überhaupt biologische Heilverfahren in der nachfolgenden Therapiephase angezeigt sind.

Schließlich sollten wir in diesem Zusammenhang auch Wurzelgranulome an devitalen Zähnen nicht vergessen.

Es ist in jedem Fall sinnvoll, die konservative Herd- und Störfeldtherapie auszuschöpfen. Insbesondere eine neuraltherapeutische Injektion an die Tonsillen bzw. Tonsillennarben, an verdächtige Zähne sowie in vorhandene Narben sollte einer Eigenbluttherapie vorgeschaltet oder zumindest, bei ungünstigem Verlauf, zwischengeschaltet werden. All dies hat eine umfassende Kenntnis der konventionellen und der Naturheilmedizin zur Voraussetzung und macht den Weg zum Erfolg entsprechend dornenreich.

1.19.2 Psychologisches, Metamedizinisches

Die vorletzte Stufe in der Hierarchie der Heilhemmnisse sind unspezifische und spezifische psychische Probleme. Die unspezifischen liegen in einem gewissen Mengenstreß: zuviel Arbeit, zuviel Pflichten, aber auch anhaltende Unterforderung. Hier geht es vor allem um die ordnungstherapeutische Ausbalancierung von Ruhe und Arbeit, Schlafen und Wachsein usw.

Die spezifischen Probleme sind allerdings schwerwiegender. Am problematischsten sind dabei die zumeist nur teilweise bewußten Konflikte mit dem Intimpartner, gefolgt von Sorgen mit Kindern oder anderen nahestehenden Personen, Existenzangst, Arbeitslosigkeit, Sorge um soziale Reputation, Konflikte mit Vorgesetzten, Mobbing durch Kollegen usw.

Einige wenige aufdeckende ärztliche Gespräche können manchmal schon hilfreich sein.

Auf der anderen Seite gibt es freilich, wenn auch wesentlich seltener als Aktualkonflikte, nichtverwundene psychische Traumen, die einer systematischen Psychotherapie bedürfen. Diese sind nicht zu verwechseln mit schweren moralischen Verfehlungen, die dem Betreffenden ein anhaltend schlechtes Gewissen bereiten und ihn auf diese Weise krankmachen. Hier hilft nicht Psychotherapie, sondern nur Reue und Sühne. Dementsprechend ist hier nicht der Arzt, sondern der Priester gefragt.

Dies gilt auch für die allgemeine Ebene der Lebensgrundeinstellung. Sehr oft sind chronische Krankheiten Ausdruck einer irgendwie falschen Lebensphilosophie: z.B. Verlust geistiger, insbesondere auch religiöser Werte und Wertungen, Absinken in materialistische Oberflächlichkeit, egoistisch-sozialindifferentes Denken und Fühlen usw. Häufig greift man dann zu Ersatzreligionen, wo religiöse Haltungen in nichtreligiösen Bereichen ausgetobt werden. Diese Ebene ist freilich eine metamedizinische, das heißt sie transzendiert die Eingriffsmöglichkeiten des Arztes.

1.20 Differentialtherapie und Kombinationsmöglichkeiten mit anderen Therapien

Wie jede andere Therapie muß also auch die Eigenbluttherapie in ein allgemeinmedizinisch-naturheilkundliches Gesamtkonzept eingebettet sein. Das fängt mit einer sauberen klinischen Ausschlußdiagnostik zu Beginn der Behandlung an. Bezüglich des weiteren Procedere wird der naturheilkundlich ausgerichtete Arzt dann nach dem Motto handeln: **soviel naturheilkundlich wie möglich, soviel klinisch-medizinisch wie nötig**.

Wir müssen aber auch während der Eigenbluttherapie die klinische Alternative im Hinterkopf halten und einem Polyarthritiker beispielsweise während der Therapie nicht zu viele Schmerzen zumuten, sondern ihm bei Bedarf rechtzeitig nichtsteroidale Antirheumatika geben.

Gegebenenfalls müssen wir, wenn sich nach einer bestimmten Zeit kein ausreichender Erfolg einstellt, auf eine Kortisontherapie oder eventuell auch eine antirheumatische Basistherapie umschwenken. Je schwerer das Krankheitsbild, desto unsicherer ist ja auch der Behandlungserfolg mit der Eigenbluttherapie, weswegen hier dem Patienten zum einen der relative Versuchscharakter zu Behandlungsbeginn mitgeteilt, zum anderen ein zeitlicher Rahmen festgelegt werden muß, innerhalb dessen sich ein gewisser

Therapieerfolg, gemessen an subjektiven und objektiven Parametern, einzustellen hat.

Bei leichteren chronischen Fällen veranschlage ich für mich sechs Wochen, bei schweren chronischen Fällen drei Monate. Eine schwere chronische Krankheit wird nach drei Monaten sicherlich nicht geheilt sein, wenn sie denn überhaupt heilbar ist. Es müssen sich aber deutliche Besserungstendenzen herauskristallisieren. Auch sollte man einige Zeit nach Abschluß der Therapie, ca. zwei bis drei Monate danach, den Patienten nochmals zu Gesicht bekommen, weil erst aus dieser zeitlichen Distanz heraus der therapeutische Gesamteffekt einigermaßen objektiv beurteilt werden kann. Hier haben Hausärzte, die ihre Patienten langfristig betreuen, einen Vorteil gegenüber anderen Ärzten und behalten einen realistischeren Blick für die tatsächlichen Möglichkeiten einer Heilmethode.

Tabelle 26: Allgemeinmedizinisch-naturheilkundliches Stufenschema der Therapie bei chronischen Krankheiten)

Stufe 0 = Basismaßnahmen
- Ernährung, Trinkmenge (Fasten)
- „Ordnungstherapie" (Schonung/Training, Schlaf, Psyche)
- Hydro-Thermo-Balneotherapie (Bäder, Wickel, Inhalationen)

Stufe I = symptombezogene Therapie
- unspezifische Phytotherapie, Tees etc.
- Tiefpotenz-Homöopathie (organotrope H.), Schüssler-Mittel
- „substitutive" mikrobielle Therapien (Bifidum, Lactobacillus u.a.)
- hydrolytische Enzyme (Bromelain, Papain usw.)
- therapeutische Anwendung von Vitaminen und Spurenelementen = „orthomolekulare Therapie"
- Neuraltherapie, symptomatische Akupunktur
- (Manuelle Medizin) u.a.

Stufe II = relativ spezifische Immuntherapie
- immunogene mikrobielle Therapien, z.B. Escherichia coli, Enderlein-Mikroben u.a.
- „Nosoden" (Hahnemann, Julian)
- autologe Therapien (Eigenblut, Eigenurin usw.)

Stufe III = „restituierende antidegenerative Maßnahmen"
- Sauerstofftherapien (Ozon, HOT usw.)
- „Organotherapie" (v.a. Thymuspräparate)
- spezifische Phytotherapie (z.B. Mistelpräparate)

In Tabelle 26 wird ein naturheilkundlich orientiertes therapeutisches Stufenschema für chronische Krankheiten dargestellt. Je schwerer die Erkrankung, eine desto höhere Stufe des Therapieschemas ist erforderlich. Die Eigenbluttherapie ist darin in die zweite Stufe, bei den *relativ spezifischen Immuntherapien*, eingeordnet; nach den *symptombezogenen Methoden*, wie z.B. segmentaler Neuraltherapie, organotroper Homöopathie u.a., und vor den sogenannten *restituierenden Maßnahmen*. Die technisch modifizierten „großen" Eigenblutverfahren, wie Große Ozon-Eigenbluttherapie (GEBO) und HOT zähle ich freilich schon zur dritten Stufe. Aus meiner Sicht handelt es sich hier mehr um Sauerstoff- denn um Eigenblutverfahren.

Die Differentialtherapie der homöopathischen zur nativen Eigenblutanwendung wurde auf der Basis immuno- und regulationspathologischer Überlegungen bereits ausführlich erörtert. In Tabelle 27 wird sie nochmals in mehr konventioneller Terminologie wiederholt.

Zusammengefaßt kann man sagen: **Die homöopathische Eigenbluttherapie ist angezeigt, wenn allgemein eine Indikation für eine Reiztherapie besteht, für konventionelle Reizverfahren aber Kontraindikationen vorliegen.**

Tabelle 27: Differentialtherapie der homöopathischen zur nativen Eigenbluttherapie

Homöopathische Eigenbluttherapie ist angezeigt
• bei Kontraindikationen für native Eigenbluttherapie (siehe Tabelle 24), z.B. gesteigerter Sympathikotonie, Hyperthyreose, Herzinsuffizienz, schwerem Bluthochdruck und anderen schweren Organkrankheiten • bei übersteigerter immunologischer Empfindsamkeit, z.B. schweren Allergieformen und fortgeschrittenen Autoimmunerkrankungen • bei stark erhöhter BSG • bei Kindern

Für die Differentialtherapie innerhalb der *relativ spezifischen Immuntherapien* (Stufe II in Tabelle 26) gibt es keine eindeutigen Kriterien. Grundsätzlich sind die Indikationen für die aus Stuhl und anderen Körperausscheidungen gewonnenen Autovakzine-Verfahren die gleichen wie bei der Eigenbluttherapie. Im Sinne einer phänomenologischen Nosologie kann man bei Urogenitalerkrankungen dem Urin und bei Darmerkrankungen dem Stuhl als Ausgangsmaterial den Vorzug gegenüber anderen Substraten geben. Hinzu kommt, daß man bei Urin und Stuhl kein Blut abnehmen muß, was bei der Behandlung von Kindern durchaus eine Rolle spielen kann. Bei Hautkrankheiten empfiehlt sich in jedem Fall ein Versuch mit Urin- oder Stuhlnosoden, wenn die Eigenbluttherapie versagt.

Weitere Möglichkeiten ergeben sich aus der Aufbereitung von Exsudaten, z.B. nach der Cantharidenpflaster-Anwendung (Indikationsbeispiel Arthritis), oder, was in den letzten Jahren in der klinischen Onkologie zunehmend Verbreitung findet, die Anwendung von Tumormaterial als Ausgangsstoff für die Vakzinationsbehandlung bei Tumorerkrankungen (Kapitel 9).

1.20.1 Kombinationsmöglichkeiten mit anderen Therapien

Eigenbluttherapie kann und soll mit *Basismaßnahmen* der Naturheilkunde wie Ernährungsberatung, Ordnungstherapie, Wasseranwendungen etc. (= Stufe 0 in Tabelle 26) kombiniert werden.

Im allgemeinen empfehle ich, während der Eigenbluttherapie auf coffein- und alkoholhaltige Getränke zu verzichten, leichte, fett- und eiweißarme Kost zu bevorzugen und insbesondere viel Salat und Gemüse zu essen. Auch der Nikotingenuß sollte eingeschränkt und größeren körperlichen und auch geistigen Anforderungen aus dem Weg gegangen werden. Schließlich ist auf eine ausreichende Trinkmenge zu achten.

Auch *symptomatische Maßnahmen* (Phytotherapie, Tiefpotenzen, segmentale Neuraltherapie = Stufe I in Tabelle 26) können bei entsprechender Symptomatik *während* der Eigenbluttherapie gegeben werden. Nicht sinnvoll ist eine gleichzeitige Kombination mit anderen Reiztherapien oder homöopathischen *Nosoden* (Kombinationen innerhalb der Stufe II in Tabelle 26). Es kann dann nämlich nicht mehr beurteilt werden, was welche Reaktion verursacht hat. Die Beurteilung der Reaktionen ist aber, wie wir gesehen haben, von besonderer Bedeutung für die weitere Anwendungsweise bei Reiztherapien. Dies gilt es bei diversen homöopathischen Kombinationspräparaten zu beachten, in denen Nosoden enthalten sind, was manchem Arzt, der diese Präparate verordnet, oft nicht bewußt ist.

Auch die gleichzeitige Kombination der Eigenbluttherapie mit Maßnahmen der Stufe III, z.B. von Thymustherapien oder anderen Organotherapien, ist nicht sinnvoll. Vielmehr empfiehlt sich hier gegebenenfalls ein zeitliches *Nacheinander*.

1.20.2 Antibiotika, Kortison, Chemotherapie

Bei der Kombination mit klinischen Medikamenten und Maßnahmen ergeben sich folgende Richtlinien: Nicht kontraindiziert, aber auch nicht sinnvoll, da nur vermindert wirksam oder gar nicht, sind Eigenblutverfahren bei gleichzeitiger Kortisontherapie, bei antibiotischer und bei Chemotherapie; sei es bei rheumatologisch indizierter Basistherapie oder auch bei onkologisch indizierter Zytostase.

Im Intervall zwischen solchen Therapien, z.B. zwei Chemotherapien, sind Reiztherapien manchmal angezeigt, wobei jedoch wegen der stark supprimierten Reaktionslage des Organismus hier keine allzu großen Erfolge zu erwarten sind. Man wartet dann besser, bis die entsprechende Therapie abgeschlossen ist.

1.20.3 Analgetika, NSAR, Psychopharmaka

Relativ nichtangezeigt ist eine Eigenbluttherapie bei Analgetika- und Psychopharmaka-Therapie. Hier kommt es vor allem auf die Dosis der chemischen Mittel an. Bei bedarfsweiser moderater Applikation sind Eigenbluttherapien möglich, wobei dann der abnehmende Verbrauch von Analgetika und Psychopharmaka auch als Kontrollparameter für den Therapieverlauf dienen kann. Bei hoher Dauertherapie hingegen sind biologische Reiztherapien nicht wirksam, da die hierfür notwendige Sensibilität des Organismus durch die grobe Medikation blockiert wird.

1.20.4 Operationen

Etwa zwei bis drei Wochen vor und nach Operationen sollte man mit allen stimulativen Verfahren vorsichtig sein, da deren Wirkungen und Nachwirkungen nie völlig vorhersehbar sind und sich unter Umständen intra- oder postoperativ störend auswirken können. Auf höhere homöopathische Eigenblutpotenzen (über C 7) sollte man in dieser Zeit ganz verzichten (siehe auch oben bei *Schwangerschaft*).

1.21 Eigenbluttherapie – eine Domäne des Allgemeinarztes

Aus dem Gesagten geht hervor, daß die naturheilkundlichen Reiztherapien insgesamt und die Eigenbluttherapie im besonderen eine Domäne des naturheilkundlichen Allgemeinarztes sind. Es ist sicherlich gut, wenn auch Fachgebietsspezialisten, wie HNO-Ärzte, Gynäkologen und andere sich mit diesen Therapien beschäftigen. Die Regie der Behandlung sollte allerdings in allgemeinmedizinischer Hand liegen. Gehen doch die entsprechenden Reaktionen durch den gesamten Organismus, also quer durch alle Fachgebiete. Was soll beispielsweise ein HNO-Arzt machen, wenn die einer Sinusitis zugrundeliegende Gastritis durch eine Reiztherapie provoziert und behandlungsbedürftig wird? Schon rein berufsrechtlich darf er die Gastritis und alle anderen, nicht in seinem Organgebiet sich manifestierenden Reaktionsphasen nicht behandeln. Auf der anderen Seite verbessert es natürlich die Kommunikation und Kooperation zwischen naturheilkundlichem Allgemeinarzt und Spezialisten, wenn letzterer ein gewisses Grundwissen über stimulative Therapien mitbringt.

1.22 Honorarfragen (deutsche Situation)

Eigenbluttherapie ist seit einigen Jahren (früher BMÄ-Abrechnungsnummer 278) nicht mehr im EBM vorgesehen und deshalb keine kassenvertragsärztliche Leistung mehr. Sie wird also bei vertragsärztlichen Patienten nicht im Rahmen des Budgets erbracht, sondern rein privatärztlich. Es empfiehlt sich diesbezüglich eine kurze schriftliche Vereinbarung mit dem Patienten zu Beginn der Behandlung.

Bei der nativen Eigenbluttherapie kann die GOÄ-Ziffer 284 angesetzt werden, bei Modifikationen, z.B. Hämolyse, mit erhöhtem Satz.

Bei der Injektion von desensibilisierenden Eigenblutpräparaten (z.B. *Allergostop I®*) kommt die GOÄ-Ziffer 263 in Frage.

Auch die mit der Eigenbluttherapie verbundenen Beratungsziffern können privat abgerechnet werden. Dies gilt auch für die homöopathische Eigenbluttherapie.

In der Regel wird auch das Rezept für die Herstellung der homöopathischen Eigenblutpräparation nach Imhäuser privat ausgestellt, so daß der Patient selbst den entsprechenden Betrag beim Apotheker begleichen muß. Einzelne Ärzte stellen hier auch Kassenrezepte aus, die bislang offensichtlich – es geht ja nicht um große Beträge – von den Kassen übernommen worden sind. Dann kann natürlich auch die entsprechende ärztliche Beratungstätigkeit nicht mehr privat liquidiert werden.

Die Frage, um die es geht, ist folgende: Ist die homöopathische Eigenbluttherapie in erster Linie eine Eigenbluttherapie, so wie ich und viele andere das sehen, dann stellt sie eine privatärztliche Leistung dar, da Eigenbluttherapien im EBM nicht mehr vorgesehen sind.

Ist sie dagegen, wie einige andere Ärzte dies offensichtlich meinen, in erster Linie eine homöopathische Behandlungsform, dann kann sie kassenmäßig rezeptiert werden.

1.23 Schlußwort

Die Eigenbluttherapie ist für mich eine große Therapie. Sie ist nicht einfach und verlangt viel von Arzt und Patient; vom Patienten vor allem ein gewisses Grundvertrauen, Zuverlässigkeit und Durchhaltevermögen, gerade bei Reaktionskrisen. Die dem Patienten den Namen gebende Geduld (patientia) ist also in besonderem Maße gefragt. Hinzukommen sollten bewußtes Mitmachen und etwas Selbstbeobachtungsgabe, die dem Arzt hilft, die vorliegende Reaktionsweise besser einzuschätzen.

Der Arzt sollte bei der Eigenbluttherapie, wie schon mehrfach angedeutet, neben dem allgemeinmedizinisch-klinischen und dem naturheilkundlichen Wissen Einfühlungsvermögen und eine gewisse Kunstfertigkeit bei der Wahl der Dosis und des richtigen Zeitpunkts mitbringen. Auch er braucht viel Geduld, gerade wenn der Patient bei Erstverschlimmerungen mitunter vorwurfsvoll wird. Nicht zuletzt bedarf es auch hier des „Willens zum Sieg".

Widmung

Diese Arbeit ist meinen Kindern Bertolt, Katharina und Mathias gewidmet. Alle drei sind inzwischen volljährig und haben in ihrem Leben schon einige Eigenbluttherapien über sich ergehen lassen müssen – auch zu einer Zeit, als mir manche Regeln und Gesetze dieses Heilverfahrens noch nicht so vertraut waren wie heute. Auch wenn einer von ihnen inzwischen die Eigenbluttherapie wegen „ständiger progressiver Erstverschlimmerung" für sich ablehnt, glaube ich doch mit gutem Gewissen sagen zu können, daß allen dreien diese Therapie mehr genutzt als geschadet und einige nebenwirkungsreichere Therapien erspart hat.

Aus meiner Erfahrung empfehle ich den Lesern dieses Buches, ihre ersten Eigenblutversuche nicht unbedingt bei den eigenen Kindern zu machen, da hier nicht die für einen optimalen Erfolg notwendige objektive Distanz gegeben ist. Wenn man die Methode dann beherrscht, wird man freilich gerade für ihre Anwendungsmöglichkeiten in der eigenen Familie besonders dankbar sein.

Literatur

[1] **Enderlein, G.:** AKMON. Bausteine zur Vollgesundheit und Akmosophie. Band I-III. Ibica-Verlag, Aumühle 1955

[2] **Gedeon, W.:** Erfahrungsheilkunde und Naturheilverfahren. Eine Einführung in die biologische Medizin. 2. Aufl. Karl F. Haug Verlag, Heidelberg 1991

[3] **Gedeon, W.:** Von der biologischen Medizin zur Ganzheitsmedizin. Eine Gesamtschau der Heilkunde. Karl F. Haug Verlag, Heidelberg 1991

[4] **Gedeon, W.:** Erfahrungsheilkundliche und klinische Methodologie in der Gegenüberstellung. Erfahrungsheilkunde 43 (1994) 141-145 und 229-233

[5] **Grüger, A., Grüger, W.:** Therapie mit hämolysiertem Eigenblut. Reichel Verlag, St. Goar 1992

[6] **Haferkamp, H.:** Die Eigenblutbehandlung. Hippokrates, Stuttgart 1951

[7] **Hahnemann, S.:** Organon der Heilkunst (6. Aufl. hrsg. von R. Haehl). Hippokrates, Stuttgart 1982

[8] **Heinz, U.J.:** Spagyrik. Die medizinische Alternative. Bauer Verlag, Freiburg 1985

[9] **Heiss, F.:** Über die Gegensensibilisierung bei rheumatischen Erkrankungen. Vortrag Medizinische Woche Baden Baden 1990

[10] **Höveler, V.:** Eigenbluttherapie. Eine Fibel für die Praxis. 4. Aufl. Karl F. Haug Verlag, Heidelberg 1978

[11] **Imhäuser, H.:** Homöopathie in der Kinderheilkunde. 2. Aufl. Karl F. Haug Verlag, Heidelberg 1975

[12] **Imhäuser, H.:** Umstimmung mit potenziertem Eigenblut. Zeitschrift für klassische Homöopathie (ZKH) 25 (1981) 180-189

[13] **Kief, H.:** Die Behandlung der Neurodermitis mit autohomologer Immuntherapie (AHIT). Erfahrungsheilkunde 38 (1989) 9-18

[14] **Kief, H.:** Die Behandlung der Neurodermitis mit autohomologer Immuntherapie (AHIT) – Fortsetzung. Erfahrungsheilkunde 42 (1993) 166-189

[15] **Köhler, G.:** Lehrbuch der Homöopathie. Band I und II. Hippokrates, Stuttgart 1986

[16] **Krebs, H.:** Eigenbluttherapie. Jungjohann, München 1989

[17] **Lanninger-Bolling, D.:** Blut als Heilmittel. Sonntag Verlag, Stuttgart 1995

[18] **May, W.:** Umstimmungstherapie. Hippokrates, Stuttgart 1993

[19] **Melchart, D.:** Umstimmende Verfahren. In: Bühring, M. und Kemper, H. (Hrsg.): Naturheilverfahren und unkonventionelle Richtungen. Springer, Berlin/Heidelberg (Stand 1998)

[20] **Perger, F.:** Kompendium der Regulationspathologie und -therapie. Sonntag Verlag, München 1990

[21] **Reckeweg, H-H.:** Homotoxikologie. Ganzheitsschau einer Synthese der Medizin. 4. Aufl. Aurelia Verlag, Baden-Baden 1977

[22] **Sauer, H.:** Therapie mit homöopathisiertem Eigenblut. Erfahrungsheilkunde 41 (1992) 798-804

[23] **Sauer, H.:** Die gekonnte Eigenbluttherapie bei Hauterkrankungen. Erfahrungsheilkunde 44 (1995) 266-269

[24] **Weiss, U.:** Eigenblutnosoden bei Allergien und chronischen Infekten. Therapeutikon 3 (1989) 290-293

[25] **Wiesenauer, M.:** Rheumatologisch-orthopädische Praxis der Homöopathie. Hippokrates, Stuttgart 1989

[26] **Wolf, H.H.:** Das medizinische Ozon. Verlag für Medizin Dr. Ewald Fischer, Heidelberg 1979

2 Modifikationen der Eigenblutbehandlung nach Theurer

G.-U. Brillinger

2.1 Gegensensibilisierung nach Theurer (Allergostop®I)

Diese Modifikation der Eigenblutbehandlung für die Therapie von exogenen und endogenen Allergien wurde von K.-E. Theurer, Stuttgart, in den frühen 50er Jahren [1] publiziert. Unter dem Titel „Die Gegensensibilisierung als neuartige Desensibilisierungsmethode" beschrieb er schon den Wirkmechanismus: „Im Prinzip läuft dies darauf hinaus, die Antikörper als Antigene zur Erzeugung von Anti-Antikörpern zu verwenden und mit ihnen gegen die bestehende Sensibilisierung zu desensibilisieren" [2]. Aufbauend auf Untersuchungen von H. Schmidt [3], der Aluminiumhydroxyd als Adsorbens für die Antigenmoleküle einsetzte, wurde von Theurer eine kolloidale Komplexverbindung von Aluminiumhydroxyd, Kieselsäure und Phenol entwickelt, die auf der einen Seite die Anlagerung der Antikörper verbessert, auf der anderen Seite konservierend wirkt. Die von Theurer gegründete vitOrgan Arzneimittel GmbH in Stuttgart bot dieses Präparat zur Konservierung und Aktivierung des Eigenserums unter dem Namen Revitorgan®-Serumaktivator an. Der große Vorteil dieser Behandlung mit Allergostop®I liegt darin, daß hierbei das Allergen nicht bekannt sein muß. Die zeitraubenden und manchmal auch nicht ungefährlichen Allergentests sind deshalb nicht notwendig.

2.2 Hydrolysat (Allergostop®II)

Eine weitere Modifikation der Eigenblutbehandlung, bei der in vitro fragmentierte Antikörper wiederholt injiziert werden und so „eine Blockierung körpereigener Zellbestandteile, die für das Zustandekommen einer ständigen Neubildung von antimesenchymalen zytotropen Antikörpern und damit für einen Circulus vitiosus verantwortlich sind, erreicht wird" [2], ist Allergostop®II. Bei Autoimmunerkrankungen wurde schon damals eine Kombination aus Gegensensibilisierung und Behandlung mit Antikörperfragmenten unter dem Namen Serumkur erfolgreich eingesetzt.

Von Anfang an hat sich Theurer bemüht, Mitkämpfer für seine Ideen der Modifikation der Eigenblutbehandlung zu gewinnen. Anfangs war es insbesondere die Veterinärmedizin in München, die dieser Therapierichtung sehr aufgeschlossen gegenüberstand und diese auch in der universitären Praxis eingesetzt hat. Die Gesamtzahl der Anwender liegt mindestens bei 10.000, wobei in dieser Zahl nicht diejenigen berücksichtigt sind, die die Modifikation der Eigenblutbehandlung nach Theurer bei Nachahmern, die nach Ablauf der Patente auftraten, herstellen lassen.

2.3 Allgemeine Charakterisierung und Beschreibung der Methode

Die im Blut des Patienten vorhandenen „pathogenen" Antikörper werden mittels Serumaktivator sterisch modifiziert. Sie induzieren nach Reinjektion die Bildung von neuen spezifischen Antikörpern gegen die „pathogenen" spezifischen Antikörper [4]. Diese Anti-Antikörper komplexieren und unterdrücken die Synthese der „pathogenen" Antikörper im Sinne der Jerneschen Netzwerktheorie [5] (Abb. 1).

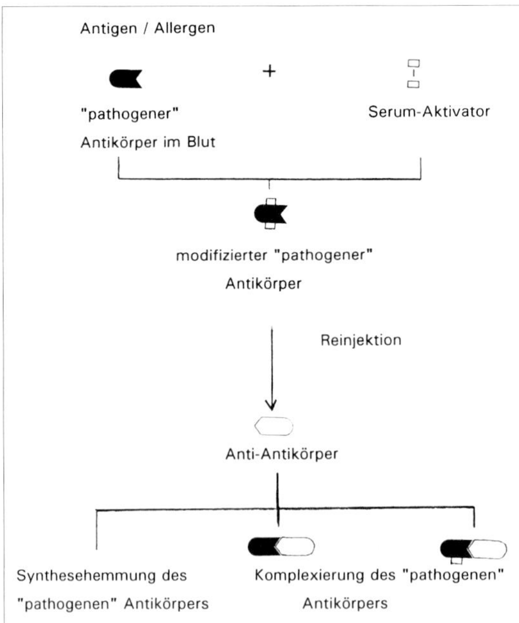

Abb. 1: Wirkprinzip von Allergostop®I

Die Blutabnahme erfolgt bei akuten Erkrankungen möglichst auf dem Höhepunkt der Symptomatik, da hier der Titer der „pathogenen" Antikörper hoch ist. Ist eine Sofortbehandlung mit Immunsuppressiva notwendig, muß die Blutabnahme *vor* dieser Medikation erfolgen. Bei chronischen Erkrankungen erfolgt die Blutabnahme im akuten Schub. Steht der Patient unter ständiger Kortisontherapie, sollte diese auf Werte von 2,5-5,0 mg/Tag reduziert werden, ehe die Blutabnahme erfolgt. Bei Allergostop®I wird das Serum/Plasma mit dem Serumaktivator 24 Stunden bei Zimmertemperatur inkubiert. Aus dieser „Stammlösung" wird eine potenzierte Verdünnungsreihe von D12-D2 hergestellt. In aufsteigender Dosierung und Konzentration wird dem Patienten diese nun reinjiziert.

2.4 Allergostop®II (Hydrolysat nach Theurer)

Bei dieser Modifikation der Eigenbluttherapie werden Antikörperfragmente benutzt. Die grundsätzliche Struktur von Antikörpern ist in Abb. 2 dargestellt.

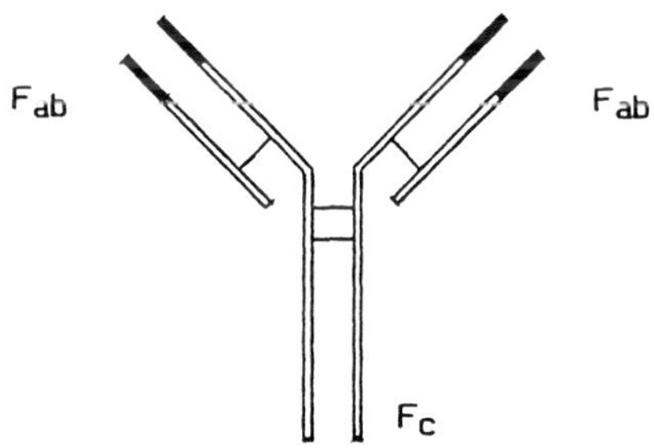

Abb. 2

Er besteht aus den antigenbindenden Fragmenten (F_{ab}) und dem komplementaktivierenden Fragment (F_c). Die Antikörper binden mit ihrem F_c-Teil an den Rezeptor der korrespondierenden Zellen. Das Komplementsystem wird durch die Bindung des Antigens aktiviert. Im Falle von Autoantikörpern ist dieser Mechanismus verantwortlich für die Zerstörung des körpereigenen Materials. Durch die daran anschließende Lyse wird neues autoantigenes Material freigesetzt und wieder neue Autoantikörper synthetisiert.

Um diesen Circulus vitiosus zu stoppen, werden die patienteneigenen Antikörper enzymatisch hydrolysiert und die dabei entstehenden Fragmente wieder dem Patienten reinjiziert. Die Bindungsfähigkeit der F_{ab}-Teile für das Autoantigen ist weiterhin vorhanden, aber die normalerweise erfolgende Aktivierung des Komplementsystems kann nicht mehr erfolgen, da der entsprechende F_c-Teil entfernt worden ist. Allergostop®II enthält Verdünnungen des Konzentrates von 1:100 bis 1:1.

2.5 Wirkprinzip von Allergostop®I

Am Modell der *Transplantat-Überlebenszeit* wurde die Bildung von Anti-Antikörpern durch Allergostop®I untersucht. In der Kontrollgruppe erhielten die Tiere keine Behandlung, in der Therapiegruppe dagegen Allergostop®I, hergestellt von Anti-Haut-Serum, bis zum Zeitpunkt der Hautabstoßung. In Abb. 3 ist das Ergebnis dieses Versuches dargestellt. Die Therapiegruppe (n=8) zeigt eine durchschnittliche Transplantatüberlebenszeit von knapp 15 Tagen, die Kontrollgruppe von 10 Tagen. Während in der Kontrollgruppe (n=14) nach der Abstoßung Antikörper gegen Haut nachweisbar waren, war dies in der Therapiegruppe nicht der Fall. Abb. 4 zeigt eine Erklärung dafür. Durch die Behandlung mit Allergostop®I, gewonnen aus Anti-Hautserum, wird die Bildung von Anti-Antikörpern induziert. Diese neutralisieren die nach Transplantation entstehenden Antikörper gegen Haut [6].

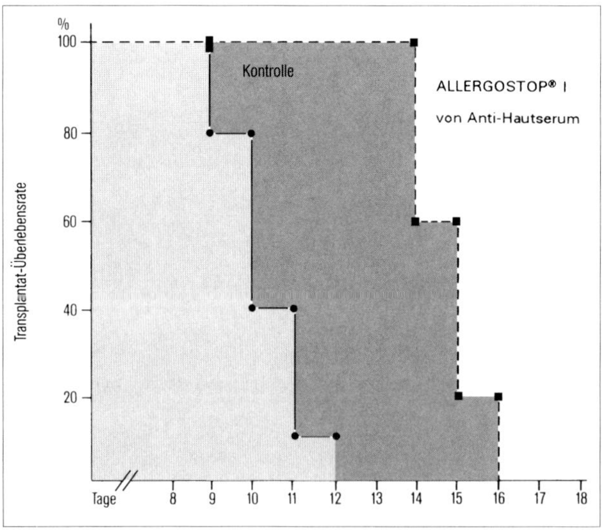

Abb. 3: Transplantat-Überlebenszeit von Rattenhaut bei Kontrolltieren und bei Tieren, die mit Allergostop®I behandelt wurden

Der Einfluß von Allergostop®I auf Autoimmunerkrankungen wurde am Modell der experimentell induzierten Myasthenia gravis untersucht [7]. Nach Gabe von Acetylcholinrezeptoren von Aal bilden Ratten Antikörper, die auch gegen die eigenen Acetylcholinrezeptoren gerichtet sind und diese vermehrt abbauen, so daß die Neusynthese diese Verluste nicht mehr ausgleichen kann. Die mit Allergostop®I behandelten Ratten (n=4) hatten signifikant niedrigere Antikörpertiter gegen die Acetylcholinrezeptoren als die unbehandelten Tiere (n=4). Die Zahl der Acetylcholinrezeptoren war in der unbehandelten Gruppe signifikant niedriger als in der behandelten Gruppe. Parallel dazu waren die Symptome in der Therapiegruppe verschwunden, also der übermäßige Abbau von Rezeptoren gestoppt.

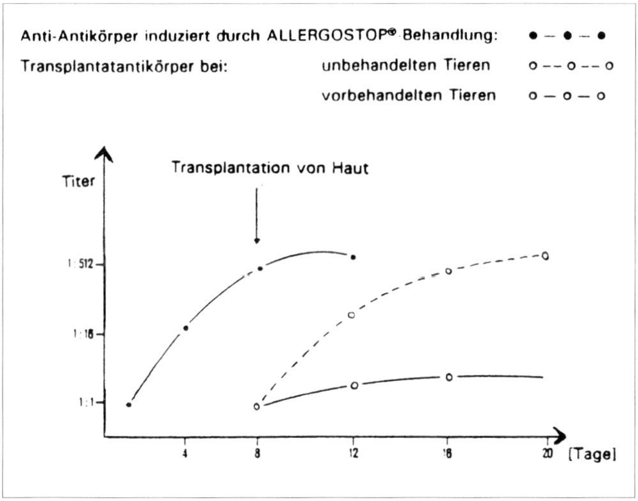

Abb. 4: Verlauf des Antikörpertiters/Anti-Antikörpertiters beim Hauttransplantationsversuch

2.6 Wirkprinzip von Allergostop®II

Die Möglichkeiten der Behandlung mit Antikörperfragmenten und hier insbesondere den F_{ab}-Fragmenten wurden von den Behring-Werken beschrieben [8]. Hierbei wurde in 29 klinischen Arbeiten berichtet, daß das Antikörperfragment Gamma-Venin® bei der Behandlung von grampositiven Bakterien, Viren oder Pilzen erfolgreich eingesetzt wird. Besonders hervorgehoben wird dabei die verbesserte Gewebsgängigkeit und hohe Antigenbindeaktivität dieses Präparates. Gamma-Venin® wird aus einem polyvalenten Immunglobulin G durch Pepsinspaltung hergestellt. Es enthält in 80-85% F_{ab} mit Sedimentationskonstanten in der Ultrazentrifuge von 5,3 S - 3,7 S. Polyvalente Immunglobuline (Sedimentationskonstant 7 S) werden bei Autoimmunerkrankungen eingesetzt [9]. Als Wirkmechanismus wird die Abbindung eines kreuzreagierenden Antigens diskutiert. Man darf aus den beiden Publikationen schließen, daß das verantwortlich wirkende Agens die antigenbindenden Fragmente darstellt. Im Gegensatz zu der Theurerschen Methode werden hier jedoch Immunglobuline von Fremdspendern als Ausgangsmaterial für die Herstellung der Antikörperfragmente verwendet. Sowohl von der Sicherheit wie auch von der Spezifität darf man davon ausgehen, daß patienteneigene Immunglobulinfragmente hier deutlich besser abschneiden.

2.7 Indikationen

2.7.1 Allergien/Asthma bronchiale

F. Heiss hat Allergostop®I über einen Zeitraum von 2 Jahren bei Patienten mit verschiedenen allergischen Krankheitsbildern eingesetzt. In Tabelle 1 sind seine Behandlungsergebnisse zusammengefaßt. Unter „Andere Allergosen" sind auch Patienten erfaßt, bei denen eine allergische Komponente nur vermutet wurde.

Tabelle 1: Ergebnisse der Behandlung mit Allergostop®I (F. Heiss)

	PATIENTEN		
Diagnose	Gesamt	Erfolgreich	Kein Erfolg
Heuschnupfen	1319	1224	95
Asthma bronchiale	593	491	102
Allergosen der Haut (keine Kontaktdermatosen)	783	681	102
Andere Allergosen (Nahrungs- und Kontaktallergien)	382	183	199

In der Regel wurde lediglich ein Therapiezyklus mit Allergostop®I durchgeführt. Bei nicht voll befriedigendem Erfolg wurde der Therapiezyklus bis zu zweimal wiederholt [10].

Von E. Bonnet wurde Allergostop®I mit den entsprechenden vitOrgan-Präparaten bei der Behandlung von allergischen Erkrankungen kombiniert:

Heuschnupfen: Nr. 29 f, 55, 65, 78

Asthma bronchiale: Nr. 44, 55, 65, 78

Seine Behandlungsergebnisse sind in Tabelle 2 wiedergegeben.

Tabelle 2: Behandlungsergebnisse von Allergostop®I und vitOrgan-Präparaten (E. Bonnet)

	PATIENTEN		
Diagnose	Gesamt	Erfolgreich	kein Erfolg
Heuschnupfen	81	78	3
Asthma bronchiale	54	53	1

Als „erfolglos" wurde eine Behandlung dann eingestuft, wenn die Patienten keine feststellbare oder dauerhafte Besserung zeigten. „Erfolgreich" war eine Therapie dann, wenn es durch die Therapie zur Besserung bis hin zur Beschwerdefreiheit kam [11]. Die Therapieergebnisse wurden über einen Zeitraum von 4 Jahren dokumentiert.

Ein Vergleich der Therapieresultate von Heiss und Bonnet zeigt, daß sich die Behandlungserfolge durch die Kombination von Allergostop®I mit vitOrgan-Präparaten noch steigern lassen.

2.7.2 Sinubronchiales Syndrom

Beschwerden bei diesem Krankheitsbild sind Behinderung der Nasenatmung und permanenter Auswurf aus Nase und Bronchien, der von einem Verschleimungs- und Trockenheitsgefühl in Nase, Bronchien und Rachen begleitet wird. Zugluftempfindlichkeit und als Folge akute Fieberschübe und Nachtschweiß gehören ebenfalls zu diesem Symptomenkomplex, der wegen seiner vorübergehenden Besserung nach Gabe von kortikoidhaltigen Präparaten den allergischen und Autoimmunkrankheitsbildern zugeordnet wird.

Neben Allergostop®I wurden von P. v. Steinburg bei diesen Patienten die empfohlenen vitOrgan-Präparate Nr. 44, 55, 65 und 78 eingesetzt. Behandelt wurden damit nur Patienten, bei denen anderweitige therapeutische Bemühungen nach 6monatiger Behandlungsdauer keinen Erfolg gezeigt hatten.

Diese guten Behandlungsergebnisse wurden auch von Bremhorst bestätigt [12].

Tabelle 3: Behandlungsergebnis von Allergostop®I und vitOrgan-Präparaten (P. von Steinburg)

	PATIENTEN		
Diagnose	Gesamt	Erfolgreich	kein Erfolg
Sinubronchiales Syndrom	237	224	13

186 Patienten waren nach einem, 38 Patienten nach zwei Therapiezyklen beschwerdefrei. Im Anschluß an die Behandlung wurden die Patienten noch 6 - 9 Monate weiter beobachtet. Als erfolgreich wurde das Behandlungsergebnis bewertet, wenn eine Remission der Beschwerden eintrat.

13 Patienten hatten nach dem zweiten Therapiezyklus weiterhin Beschwerden und wurden deshalb mit „kein Erfolg" bewertet (Tabelle 3) [13].

2.7.3 Autoimmunkrankheiten

Rheumatische Erkrankungen - im engeren Sinne Kollagenosen - sind autoimmungesteuerte entzündliche Erkrankungen des Bindegewebes. Dazu zählen Spondylitis, Spondylitis ankylosans, Sjögren-Syndrom, Systemischer Lupus erythematodes und die rheumatoide Arthritis, bei denen chronisch entzündliche Gelenkmanifestationen klinisch im Vordergrund stehen (J. Behr) [14].

Hoffmann behandelte über 500 Patienten mit progressiv-chronischer Polyarthritis; 200 Patienten wurden nach 2-4 Jahren nachuntersucht. Eingesetzt wurden neben Allergostop®I und Allergostop®II die entsprechenden vitOrgan-Präparate, vor allem NeyArthros® und NeyChondrin®. Die Patienten der ARA-Stadien II-IV waren vorher mit Antirheumatika und Basistherapie behandelt worden, diese Therapie war jedoch wegen Unverträglichkeit oder arzneimittelinduzierten Schäden abgebrochen worden.

Die in Tabelle 4 dargestellten positiven Ergebnisse wurden bestätigt durch die telefonische Rückfrage bei weiteren 190 Patienten, die mit dem Therapieerfolg zufrieden waren und daher keinen Anlaß zu neuen Untersuchungen sahen.

Auch 64 Patienten mit Spondylitis ankylosans, 4 Patienten mit Systemischem Lupus erythematodes, je 2 Patienten mit Spondylitis und Sjögren-Syndrom in Kombination mit progressiv-chronischer Polyarthritis profitierten von seiner Behandlung [15].

Kasuistiken über die erfolgreiche Behandlung mit Allergostop®I in Kombination mit anderen vitOrgan-Präparaten liegen vor bei:

- Colitis ulcerosa [16]
- Hashimoto Thyreoiditis [17]
- Morbus Crohn [18]
- Multiple Sklerose [19]
- Pyelonephritis [20]
- Sklerosierende Systemische Panencephalitis [21]

Bei diesen Krankheitsbildern mit autoimmuner Ätiogenese wurde unter dieser Behandlung die Progredienz gestoppt und Rezidive verhindert.

Tabelle 4: Veränderung des Rheumafaktors (RF), der Blutsenkungsgeschwindigkeit (BSG), des Blutbildes, der Gelenkfunktion und der Medikamenteneinnahme (Z. Hoffmann)

Stadium	n	Konversion des vorher positiven RF	Normalisierung BSG	Normalisierung Blutbild	Gelenkfunktion beschwerdefrei	Gelenkfunktion gebessert	Gelenkfunktion gleich	nach Behandlung medikamentenfrei
I + II	79	45	44	58	73	6		70
III	79	45	67	40	55	21	1	67
IV	42	22	13	17	10	22	10	10

Warnhinweis: Stammlösung und Konzentrationsstufe 10^{-2} werden *nicht* therapeutisch angewandt, da damit eine bei Allergien, Asthma bronchiale und Autoimmunerkrankungen unerwünschte Immunprovokation ausgelöst werden kann.

2.8 Kontraindikationen

Nach einer aktiven Immunisierung sollte vor Blutabnahme für die Herstellung von Allergostop®I und Allergostop®II ca. 6 Wochen gewartet werden. Die Gefahr besteht, daß bei der Gegensensibilisierung die wünschenswerten schützenden Antikörper durch entsprechende Anti-Antikörper neutralisiert werden resp. beim Hydrolysat, daß die Antikörper induzierenden Antigene neutralisiert werden. Die Gegensensibilisierung nach Theurer wird ebenfalls nicht empfohlen bei Schwangerschaft, obgleich keinerlei Hinweise vorliegen, daß die ungeborene Frucht durch die Behandlung geschädigt wird.

2.9 Nebenwirkungen und Dosierungshinweise

An der Injektionsstelle kann es zu einer Rötung kommen, die innerhalb kurzer Zeit abklingt. Ist jedoch 2 Tage nach Injektion noch eine Rötung von 1 cm Durchmesser sichtbar, deutet dies auf eine zu hohe Konzentration der Dosis von Allergostop®I hin. In diesem Fall wird auf die zuletzt problemlos angewandte Dosierung zurückgegangen und diese mehrfach angewandt, ehe sie wieder gesteigert wird. Genauso wird auch vorgegangen, wenn der Patient über Müdigkeit, leichtes Fieber, Schlafstörungen, Herzklopfen und Verstärkung der Krankheitssymptome in Zusammenhang mit der Injektion von Allergostop®I klagt. Diese Allgemeinreaktionen sind jedoch äußerst selten.

Reagiert der Patient schon bei der Dosierung 0,2 ml x 10^{-12} mit derartigen Symptomen, wird diese Konzentrationsstufe hundertfach verdünnt. Dazu werden 0,1 ml entnommen und mit 9,9 ml physiologischer Kochsalzlösung verdünnt. So erhält man die Konzentrationsstufe 10^{-14}. Bei Bedarf können weitere noch niedrigere Konzentrationsstufen entsprechend hergestellt werden. Die Behandlung erfolgt damit stufenweise entsprechend dem üblichen Dosierungsschema beginnend mit der niedrigsten problemlos vertragenen Konzentrationsstufe.

2.10 Anwendungshäufigkeit

Bei Patienten mit jahreszeitlich auftretenden Allergien/Asthma bronchiale erfolgt mit frisch zubereitetem Allergostop®I ein Therapiezyklus. Treten zu verschiedenen Jahreszeiten Allergien auf, muß jedesmal frisches Blut zur Herstellung von Allergostop®I abgenommen werden. Aus diesen Stammlösungen wird eine Mischgegensensibilisierung („Misch-GS") hergestellt.

Ein weiterer Therapiezyklus erfolgt im nächsten Jahr vor Beginn der Allergie-Saison!

Im darauffolgenden Jahr wird aus der vorhandenen Stammlösung eine neue Verdünnungsreihe hergestellt.

Patienten mit chronisch und durchgehend auftretenden Allergien, Asthma bronchiale und Autoimmunerkrankungen erhalten 2-3 Therapiezyklen mit einer Aufbereitung von Allergostop®I. Bitte dabei die Haltbarkeit beachten.

2.11 Fehlermöglichkeit

Der Zeitpunkt der Blutabnahme ist entscheidend für die Qualität der daraus hergestellten Blutaufbereitung. Auf die unter Punkt „Allgemeine Charakterisierung und Beschreibung der Methode" angeführten Punkte wird hier nochmals verwiesen.

2.12 Offene Fragen/Forschungsprojekt

Basierend auf dem Statement „Wenn jemand den richtigen Antikörper gegen IgE hat, dann hat er das Instrument, um das IgE zu neutralisieren, und es entsteht keine Allergie" [22], wurde ein Forschungsprojekt initiiert, bei dem selektiv IgE aus dem Blut von Patienten isoliert und nach entsprechender Modifikation dem Patienten wieder reinjiziert wird.

Literatur

[1] **Theurer, K.:** Die Therapiewoche 5/6 (1955)

[2] **Theurer, K.:** Medizinische Nr. 44, 1569-1572 (1956)

[3] **Schmidt, H.:** Dtsch. Med. Wschr. 17, 659 (1954)

[4] **Jachertz, D.:** Zur Objektivierung der Gegensensibilisierung (ALLERGOSTOP®I). Therapiewoche 40, Sonderheft Mai, 76-79 (1990)

[5] **Jerne, N.K.J.:** Nobelpreis Medizin 1984

[6] **Seifert, J.:** Verlängerung der Transplantat-Überlebenszeit durch Modifikation der Eigenblut-Behandlung. Fortschritte der Medizin 36, 1576-1580 (1979)

[7] **Sterz, R.:** Beeinflussung des Immungeschehens am Modell der experimentellen autoimmunen Myasthenia gravis. Therapiewoche 36, 26 A, 173-175 (1986)

[8] Gamma-Venin®, Behring-Werke AG, Med. Information und Vertrieb, Postfach 800 280, 6230 Frankfurt (M)-80 (August 1976)

[9] Autoimmunerkrankungen, Therapie mit 7 S-Immunglobulin, Studien- und Fallbeschreibungen, Behring-Werke AG, Postfach 1140, 3550 Marburg/Lahn (Februar 1989)

[10] **Heiss, F.:** Allergiebehandlung mit der Gegensensibilisierung. Erfahrungsheilkunde 40, Heft 8 (1991)

[11] **Bonnet, E.:** Zytoplasmatische Therapie und Gegensensibilisierung bei atopischen Erkrankungen. Therapiewoche 33, 21 A, 179-181 (1983) Zytoplasmatische Therapie und Gegensensibilisierung als zentrale Behandlung bei atopischen Erkrankungen. Therapiewoche 35, 26 A, 158-159 (1985)

[12] **Bremhorst, A.-Th.:** Vortrag in Kempten am 14.5.1994

[13] **Steinburg, D. Pildner v.:** Die Behandlung des sinubronchialen Syndroms. Erfahrungsheilkunde 41, Heft 1 (1992)

[14] **Behr, J.:** Pulmonale Manifestationen systemischer Kollagenosen. Arthritis + Rheuma 14, 38-47 (1994)

[15] **Hoffmann, Z.:** Polyarthritistherapie nach immunologischen Gesichtspunkten. Therapiewoche 39, Sonderheft, 21-27 (1989) sowie persönliche Mitteilung des Studienleiters

[16] **Müller, N.:** persönliche Mitteilung (1993)

[17] **Reichmuth, J.:** persönliche Mitteilung (1988)

[18] **Lingemann, B.:** persönliche Mitteilung (1990)

[19] **Heintze, T.M.:** persönliche Mitteilung (1994)

[20] **Sommer, E.:** Immunbiologische Behandlung der Analgetika-Nephropathie im Stadium der Prädialyse. Therapiewoche 37, 21 A, 162-164 (1987)

[21] **Weinmann, H.:** persönliche Mitteilung (1994)

[22] **Stadler, B.M.:** Notbremse gegen IgE-Überschuß. Münchner Medizinische Wochenschrift 20, 68-70 (1993)

3 Apparative Eigenblutbehandlung

H. Sauer

3.1 Apparative Eigenblutbehandlung

Methoden zur Modifikation der Eigenblutbehandlung finden wir schon sehr früh. Nachdem die in den USA lebenden Schweden Elfstrom und Grafstrom im Jahre 1898 systematisch die Eigenblutbehandlung einführten, publizierten sie ausgiebig.

Bereits wenige Jahre später (1902) wandte Balfour Eigenserum endolumbal bei der tropischen Schlafkrankheit an.

1905 führte August Bier die Eigenbluttherapie systematisch ein, insbesondere bei Knochenbrüchen und Pseudarthrosen.

Ab 1912 verwendete Nowotny Eigenserum zur Behandlung von Infektionskrankheiten, insbesondere des Erysipels. Er injizierte es intravenös.

1930 erschien die Arbeit von Hoff „Unspezifische Therapien und natürliche Abwehrvorgänge".

Zwischen 1925 bis 1927 arbeiteten Wehrli und Cassagrande in der Schweiz an der UV-Bestrahlung des Blutes in einer Quarzglas-Spritze.

1930 Versuche von Wehrli, das Blut durch feine Quarzglasröhrchen laufen zu lassen, anschließend Re-Infusion. Wegen auftretender Schockzustände wurde diese Methode verlassen.

Ab 1933 arbeiteten Braun in Deutschland und Knott in den USA an der UV-Bestrahlung des Blutes zu Heilzwecken.

1934 führte Havlicek in Prag systematisch die Quarzlampenbestrahlung des Blutes ein, anschließend intramuskuläre Re-Injektion mit dem Ziel einer Verstärkung der unspezifischen Reiztherapie (Arch. Klin. Chirurgie, Kongreßband 180, Seite 102–104, 1934)

1935 Fortsetzen dieser Arbeiten durch Kuhlenkampff

1938 Intensive Untersuchungen und Erfahrungen von Haferkamp mit kurzwellenbestrahltem Eigenblut (6-Meter-Kurzwelle).

1939 berichtet Sehrt über seine Erfahrungen mit UV-bestrahltem Eigenblut.

1940 Anmeldung einer Apparatur von Kast in der Schweiz zur UV-Bestrahlung des Blutes.

1950 Anmeldung einer Apparatur für die Eigenblutbehandlung mit UV-Bestrahlung zum Patent in Frankreich.

1957 Vorstellung der HOT-Behandlung von Wehrli beim Therapiekongreß in Karlsruhe.

Nach intensiven Beratungen durch Albers, Druckrey, Kollath, Pischinger, Stahl Anmeldung seines Gerätes zum Patent.

In der Folgezeit biochemische Arbeiten von Pischinger, Kollath, Wennig, Albers, später auch von Stadtlaender und Ziegler.

1964, kurz vor dem Tode von Wehrli, Entwicklung der HOT-Einmalgefäße in Zusammenarbeit mit der Firma Weimar, Rastatt/Baden

1976 Entwicklung des KB 3-Gerätes von Stadtlaender

1977/78 Entwicklung des UV-MED-Gerätes in Clausthal-Zellerfeld

1979 Entwicklung des UV-MED S-Gerätes in Clausthal-Zellerfeld unter der Leitung von Stadtlaender

1934 führte Havlicek die Therapie mit bestrahltem Eigenblut ein. Verwendung fanden 10 ml Blut; Bestrahlung mit der Bactophos-Lampe mit steigender Bestrahlungsdauer von ½–2 Minuten. Das bestrahlte Blut wurde intramuskulär reinjiziert. Die Bactophos-Lampe benötigte zu dieser Zeit eine Wasserkühlung.

Sehrt zählt (Medizinische Welt 1939, S. 1554) folgende Indikationen für bestrahltes Eigenblut auf:

1. allgemein nervöser und körperlicher Erschöpfungszustand, vor allen Dingen mit manisch-depressivem Einschlag
2. Neuralgie, einschließlich Trigeminusneuralgie
3. Ischias, Kreuzschmerzen
4. Bronchial-Asthma, auch bei schweren Fällen
5. schwere chronische Ekzeme
6. Arthritis
7. Heuschnupfen, Bettnässen

Günstigere Erfolge wurden berichtet bei Tuberkulose, aber auch bei progressiver Paralyse und bei Diabetes.

Erwähnenswert ist, daß das durch die Quarzlampe entwickelte Ozon früher zur Inhalation verwendet wurde. Der Quarzbrenner erzeugt besonders kurz nach dem Zünden Ozon in beträchtlicher Menge (Umwandlungsprodukt des Luftsauerstoffs). Man bediente sich zur Einatmung dieser ozonisierten Luft eines Inhalationstrichters der Quarzlampen-Gesellschaft Hanau mit Schutzvorrichtung gegen Strahlenaustritt. Diese Inhalation wurde gegen Katarrhe der oberen Luftwege, besonders gegen Heuschnupfen und gegen Keuchhusten empfohlen.

Bach schreibt 1941, daß Ozon-Inhalationen in der Praxis nicht mehr verwendet werden, da eine positive Wirkung nicht erwiesen sei. Ozon in hohen Dosen wird heute als Atemgift betrachtet.

Auf Grund der heutigen Kenntnisse biochemischer Befunde können durch Ozon-Inhalationen (in hohen Konzentrationen) folgende pathologischen Veränderungen im Bronchialsystem auftreten:

1. Direkte Schädigung der Zellmembran
2. Auslösung von entzündlichen Reaktionen
3. Beschleunigung von Alterungsprozessen der Epithelien
4. Beeinträchtigung der Lungenfunktion.

In der Praxis des niedergelassenen Arztes haben wir eine ganze Reihe von Möglichkeiten für eine Eigenbluttherapie. Wir unterscheiden folgende Eigenblut-Aufbereitungen:

- Nativ
  Hämolyse mit Aqua bidestillata
- Elektrolyse (apparativ)
- UV-Bestrahlung + O_2-Beschickung mit Aufschäumen (HOT nach Wehrli)
- Zusätze von Ozon-Sauerstoffmischungen

Folgender Überblick soll das verdeutlichen (Abb. 1).

Aus Erfahrungen und zahlreichen Forschungen wissen wir, daß die Art der Applikation von Eigenblut einen erheblichen Einfluß auf seine Wirkung hat. Die moderne Immunologie zeigt uns, daß Impfstoffe, an bestimmten Stellen appliziert, eine höhere Immunität erzeugen und daß auch zwischen subkutaner und intramuskulärer Injektion deutliche Unterschiede bestehen.

Natives Eigenblut kann – ebenso wie alle Modifikationen – sowohl intrakutan, subkutan als auch intramuskulär appliziert werden. Auch Patienten, die unter ASS oder Thrombozytenaggregationshemmern stehen, können von einer Eigenbluttherapie profitieren. Subkutane und intrakutane Injektionen sind ohne Vorsichtsmaßnahmen durchführbar. Bei der intramuskulären Injektion finden nur kleinere Mengen Eigenblut Anwen-

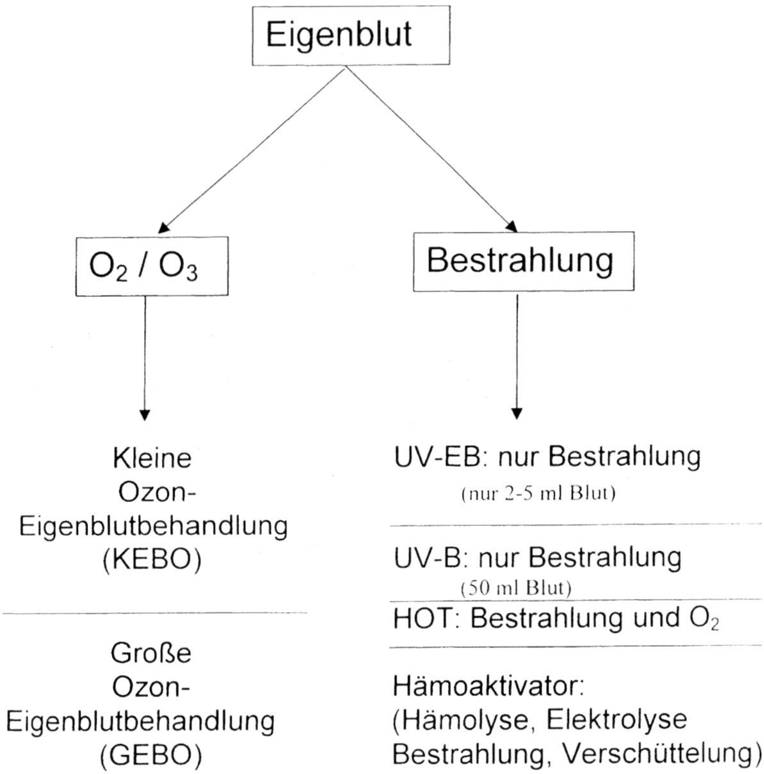

Abb. 1: Apparative Modifikationen der Eigenbluttherapie

dung (1–2,5 ml). Zusätzlich sollte mit einer 16er Kanüle gespritzt werden und die Injektionsstelle längere Zeit komprimiert werden. Bei vielen Zehntausenden von Injektionen sah ich bisher nie irgendwelche Komplikationen oder eine Hämatomentwicklung. Patienten unter Antikoagulantien (z.B. Marcumar) können in Ausnahmefällen ebenfalls behandelt werden. Dann möglichst aber subkutan mit feiner Kanüle.

Aus mehr als 30 Jahren Praxis und Erfahrung mit Eigenblutanwendungen in verschiedenen Modifikationen soll die Tabelle 1 Aufschluß geben über Anwendungen und bevorzugte Indikationen.

Tabelle 1: Anwendungen und Indikationen

Verfahren	Indikationen
KEBO (kleine Ozon-Eigenblut-therapie)	Infekte, Allergien
GEBO (große Ozon-Eigenblut-therapie)	Autoimmun-Erkrankungen, Virusinfekte, rez. Infekte, Geriatrie
UV-B (große Ultraviolettbe-strahlung des Blutes	Geriatrie, Durchblutungsstörungen
HOT (hämatogene Oxidations-therapie)	Geriatrie, Durchblutungsstörungen
UV-EB (kleine Ultraviolettbe-strahlung des Blutes	Infekte, Allergien, Umstimmung
Hämoaktivator	Infekte, Allergien, Umstimmung

Einen wesentlichen Faktor stellt heute der Faktor „Zeit" dar, sowohl für den Arzt als auch für den Patienten, ebenso die Investitionskosten. Eine kleine Gegenüberstellung soll das Bild abrunden (Tabelle 2).

Tabelle 2: Aufwand der Behandlungen

	Zeitaufwand für den Arzt	Zeitaufwand für Patient/Helferin	Ozongerät notwendig	Geschätzte Anschaffungs-kosten des Gerätes (DM)
KEBO	1 – 2 Minuten	1 – 2 Minuten	ja	15.000 – 20.000
GEBO	5	15 – 30	ja	15.000 – 20.000
UV-B	2	15	nein	2.800
HOT	10	30 - 45	nein	2.800 – 4.000
UV-EB	1 – 2	5	nein	~ 800
Hämoaktivator	1 - 2	20	nein	~ 4.500

Stand April 1999

Für den Anfänger ist der Beginn mit einer einfachen Methode der apparativen Eigenblutbehandlung empfehlenswert (z.B. mit einem UV-EB oder einem UVB-Gerät). Damit hat der Anfänger eine Fülle von Möglichkeiten, mit wenig Investitionen an Zeit und Geld eine Fülle von Erfahrungen, aber auch Therapieerfolge zu sammeln.

Die Eigenblutbehandlung stellt eine Reiz-Regulationstherapie dar. Sie ist einfach in der Handhabung. Die Indikationen umfassen ein weites Spektrum von Erkrankungen.

Bei den Kontraindikationen könnte man generell zwischen absoluten und relativen unterscheiden. Aus meiner Erfahrung gibt es für die apparativen Verfahren (wo mit größeren Mengen Eigenblut gearbeitet wird – zwischen 2–50 ml) nur eine absolute Kontraindikation: die manifeste Hyperthyreose (bei der sich sowieso schon jegliche zusätzliche Reiz-Regulationstherapie verbietet, die das System anregt).

Mehrfach fand ich latente Hyperthyreosen unter UVB oder HOT-Therapie aktiviert. Bei der Anamneseerhebung sollte deshalb nach bekannter Schilddrüsenübefunktion gefragt werden.

Als relative Kontraindikation könnte dann eine stattgefundene Hyperthyreose gelten.

Wichtig erscheinen mir die Hinweise, wie sie Gedeon in seinem einleitenden Kapitel über die native und homöopathische Eigenbluttherapie gegeben hat. Es gilt die alte Erfahrungstatsache (vgl. die Arndt-Schulz'sche Regel): Kleine Reize regen die Lebenskräfte an; mittlere bremsen sie und höhere lähmen sie.

3.2 UV-EB – UV-aktivierte Eigenbluttherapie (Kleine UV-Bestrahlung)

3.2.1 Prinzip

UVC-Bestrahlung mit einem Strahler von 253,7 Nanometer von 0,5 bis 5 ml Blut in einer sich drehenden Quarzglas-Küvette über 5 Minuten.

3.2.2 Hauptindikationen

- rezidivierende Infekte
- Abwehrschwächen
- Rekonvaleszenz nach schweren Infekten
- Allergien
- chronische Hauterkrankungen, Ekzeme.

3.2.3 Kontraindikationen

keine

3.2.4 Wirkungsweise

Leicht verstärkte klassische Eigenbluttherapie durch unspezifische Stimulation der Regulations- und Abwehrsysteme.

3.2.5 Benötigte Apparatur

Eumatron Oxysan EN 100, Artikel-Nr. C-0104
UVE-Einmal-Set, Artikel-Nr. M-C951

3.2.6 Durchführung

Es werden 0,5 bis 5 ml venöses Blut entnommen, mit einer adäquaten Menge Natriumcitratlösung versetzt im Verhältnis 1 Teil Natriumcitrat + 4 Teile Blut (Natriumcitratlösung 3,8% Erg. Bd. 6 $\triangleq$ 3,13% Ph. Eur., konservierungsmittelfrei, steril und pyrogenfrei).

Nach gutem Durchmischen langsames Einspritzen des Blutes in die UVE-Einmal-Quarzglas-Küvette. Die in der Küvette enthaltene Luft muß durch einen Luftschlitz langsam entweichen können. Die Spritze bleibt auf der Quarzglas-Küvette, beide werden in den Apparat eingeführt und unter drehenden Bewegungen 5 Minuten lang von einem UVC-Brenner bestrahlt (Abb. 2).

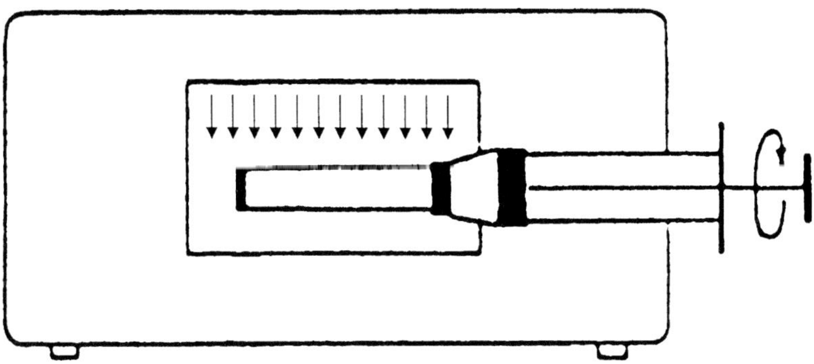

Abb. 2: Schema von UV-EB ca. 2 ml Blut für UV-EB

3.2.7 Dauer der Durchführung

ca. 10 Minuten

3.2.8 Art der Anwendung

Das bestrahlte Eigenblut wird vorzugsweise intramuskulär reinjiziert. **Hinweis:** Auch bei Patienten unter ASS-Therapie (u.U. auch Marcumar) anwendbar! Mit 16er Kanüle intramuskulär injizieren.

3.2.9 Abstand der Injektionen

2–7 Tage

3.2.10 Häufigkeit der Anwendung

3–10 Anwendungen

3.2.11 Anmerkung

Einfachste und eleganteste Form einer apparativen Eigenblutmodifikation, wenn natives Eigenblut (nach 3-5 Injektionen) keine sichtbare Verbesserung bzw. Veränderung bei dem Patienten bewirkt hat.

Das Gerät ist leicht transportabel, auch für Hausbesuche brauchbar (Gewicht: 1,7 kg).

3.2.12 Platzbedarf

Abmessungen des Gerätes: Länge x Breite x Höhe (21x16x11 cm)

3.2.13 Literatur

Holesch, G.: Die UV-aktivierte Eigenbluttherapie (UVE). Medizinisch Literarische Verlagsgesellschaft mbH, Uelzen. Heft 2, 39. Jahrgang, S. 74-80

3.2.14 Hersteller/Vertrieb (Abb. 3)

Eumatron GmbH
Reichenhaller Str. 48

D-81547 München
Tel. 089/6977 07 83 – Fax 089/697 10 89

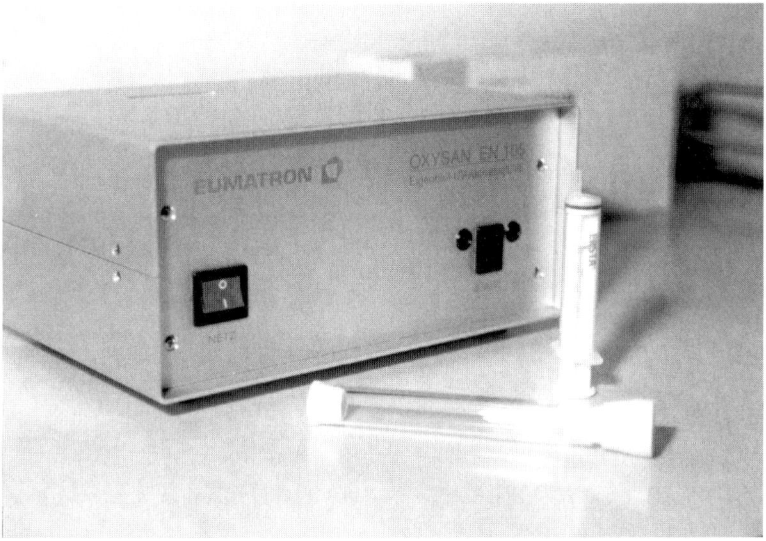

Abb. 3

3.3 UV-B – Ultraviolettbestrahlung des Blutes (Große UV-Bestrahlung)

3.3.1 Prinzip

UV-Bestrahlung von 50 ml Blut mit einem Strahler von 253,7 Nanometer im Durchflußverfahren über insgesamt 5 Minuten.

3.3.2 Hauptindikationen

- Durchblutungsstörungen (zerebrovaskuläre Insuffizienz, periphere arterielle Verschlußkrankheit, koronare Herzkrankheit)
- Durchblutungsstörungen der Augen und Ohren (Retinopathie, Tinnitus, Hörsturz, Presbyakusis)
- Morbus Sudeck
- Ulcus cruris
- rezidivierende Infekte (bakteriell, viral)
- Abwehrschwächen

- Zustand nach schweren Infekten mit verzögerter Rekonvaleszenz
- Allergien, insbesondere Asthma bronchiale
- chronisches Ekzem
- somatisch bedingte Erschöpfungszustände
- Stoffwechselstörungen (z.B. Hyperlipidämie)

3.3.3 Kontraindikationen

Hyperthyreose

3.3.4 Wirkungsweise

Erhebliche Aktivierung zahlreicher biochemischer Prozesse (Erzeugung aktivierter Makromoleküle von Proteinen und Lipiden und anschließender Bildung von Lipid- und Proteinperoxiden, Freisetzung von Heparin und Entzündungsmediatoren, Bildung aktivierter Sauerstoffradikale, Verbesserung der Sauerstoff-Utilisation). Ausgeprägter Eingriff in den gesamten Metabolismus, die Regulations- und Abwehrsysteme des Organismus mit Langzeitwirkung.

3.3.5 Benötigte Apparatur

UV-Gerät (Institut für Therapieforschung und Naturheilverfahren) oder
Eumatron Oxysan EN 500
dazu passend Einmalsets der betreffenden Hersteller.

3.3.6 Durchführung

Herstellung der Verbindung zwischen der Einmal-Blutentnahme-Spritze (50 ml),

2 Zwischenstücken (Kunststoffschlauch), Einmal-Quarz-Küvette, Butterfly.

Aufziehen von ca. 5 ml Natriumcitratlösung 3,13% Ph. Eur. bzw. 3,8% Erg. Bd. 6, konservierungsmittelfrei, steril und pyrogenfrei.

Durchspülen des Systems mit Natriumcitrat, Entlüften, Punktion der Vene.

Anschließend bei leicht gestautem Oberarm (falls nötig) Ansaugen des Blutes und

Einschalten des Gerätes; es erfolgt eine optische und akustische Kontrolle des Blutflusses (1 ml pro 3 Sekunden). Nach 50 Takteinheiten ist die Marke 50 ml der Spritze erreicht; kurzes Mischen des Inhaltes der Spritze und langsame Re-Infusion des Blutes durch die Apparatur (2. Bestrahlung).

Der Zeittakt wird im Gerät durch die momentane Intensität der UV-Lampe bestimmt und ändert sich mit ihrer Nutzungsdauer (Richtwert für die Nutzung: ca. 2.000 Stunden, das sind ca. 10.000 Anwendungen) (Abb. 4).

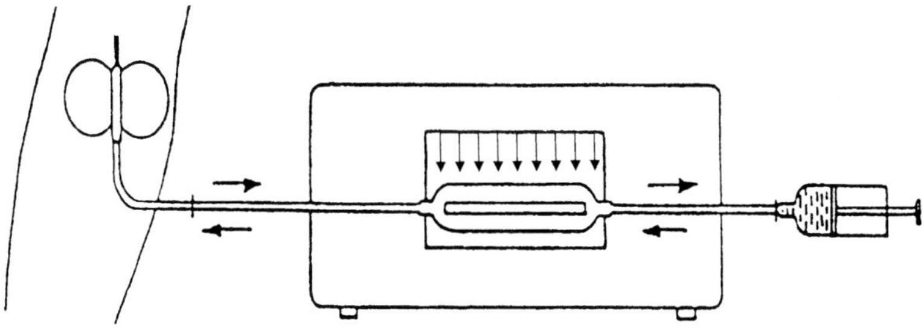

Abb. 4: Schema von UV-B ca. 50 ml für UV-B

3.3.7 Dauer der Durchführung

Ca. 10 Minuten

3.3.8 Art der Anwendung

Intravenöse Re-Infusion der bestrahlten 50 ml Eigenblut.

Bewährt hat sich in der Praxis folgendes Verfahren: Ist die gesamte Menge Blutes reinfundiert, dann Abklemmen des Butterflys, Abschrauben des restlichen Infusionssets, Aufsetzen einer Spritze mit spezifisch indizierten und vorbereiteten Injektabilia, Lösen der Klemme, Injektion der Pharmaka intravenös, anschließend Entnahme von 2 ml Blut aus der Vene und intramuskulär reinjizieren,

Hinweis: Auch bei Patienten unter Marcumar- bzw. ASS-Therapie anwendbar!

3.3.9 Abstand der Anwendungen

3–7 Tage

3.3.10 Häufigkeit der Anwendungen

10–15 Sitzungen, je nach Indikation.

Bei Durchblutungsstörungen anfangs 2x wöchentlich, nach 5–10 Sitzungen auf 1x wöchentlich reduzieren. Bei weiterer Besserung 1x monatlich.

3.3.11 Anmerkung

Elegantes, intensiv wirksames und kostengünstiges Verfahren einer apparativen Eigenblutbehandlung, insbesondere bei Patienten mit Durchblutungsstörungen. Auch für Hausbesuche sehr geeignet.

3.3.12 Platzbedarf

Abmessungen des Gerätes: Länge x Breite x Höhe (22x22x6 cm); Gewicht: 1,6 kg.

3.3.13 Literatur

Frick, G.: Fibel der Ultraviolettbestrahlung des Blutes. Greifswald 1989

Segal, J., Seng, G. (Hrsg.): Methoden der UV-Bestrahlung von Blut – Hot und UVB. Hippokrates Verlag, Stuttgart 1990

3.3.14 Hersteller/Vertrieb (Abb. 5)

UV-B-Gerät
Kastner Praxisbedarf GmbH
Medizintechnik
Berliner Ring 40
D-76437 Rastatt
Tel. 07222/53005 – Fax 07222/8487

Eumatron Oxysan EN 500
Eumatron GmbH
Reichenhaller Str. 48
D-81547 München
Tel. 089/697 07 83 – Fax 089/697 10 89

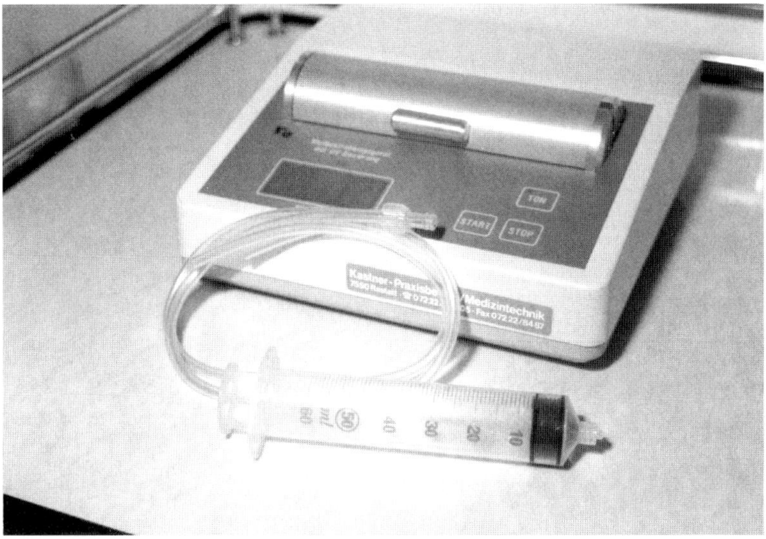

Abb. 5

3.4 HOT – Hämatogene Oxidationstherapie nach Wehrli

3.4.1 Prinzip

UV-Bestrahlung von 50–100 ml Blut mit einem Strahler von 253,7 Nanometer über 5–10 Minuten unter Zuführung von molekularem Sauerstoff zum Aufschäumen.

3.4.2 Hauptindikationen

- Durchblutungsstörungen (zerebrovaskulär, periphere arterielle Verschlußkrankheit, koronare Herzkrankheit)
- Durchblutungsstörungen von Augen und Ohren (Tinnitus, Hörsturz, Presbyakusis, Retinopathie)
- postoperative Wundheilungsstörungen, Nekrosen
- Morbus Sudeck
- verzögerte Rekonvaleszenz
- postoperative Schwächezustände mit verzögerter Rehabilitation
- somatische Erschöpfung
- Abwehrschwächen

- Nachbehandlung von Karzinompatienten (nach Op, Bestrahlung, Chemotherapie)

3.4.3 Kontraindikationen

- Hyperthyreose
- Thyreotoxikose

3.4.4 Wirkungsweise

Aktivierung des Sauerstoffs durch UVC-Lichtquanten und Hämoglobin als Photosensibilisator. Bildung von Singulett-Sauerstoff durch Zufuhr molekularen Sauerstoffs und Vergrößerung der Oberflächen; Bildung von Endoperoxiden des Cholesterins, des Ergosterins, der Psoralene, des Bilirubins u.v.a.

Als sekundäre Reaktionen erfolgen Degranulationen der Mastzellen mit Freisetzung von Histamin und Entzündungsmediatoren. Dadurch tiefgreifender Einfluß auf den Metabolismus sowie die Regulations- und Abwehrsysteme des Menschen.

Deutliche aufbauende anabole Wirkung.

3.4.5 Benötigte Apparaturen

HOT-Apparatur
Sauerstoff-Flasche, Reduzierventil mit Manometer,
Tablett für die Halterung der Einmal-Blutgefäße, Infusionsständer
Firmen:
Kastner, Rastatt oder
Eumatron Oxysan EN 500 mit HOT-Station (Z-T 101)

3.4.6 Durchführung

Anstelle der 50 ml Einmal-Spritze(n) kann auch eine 250 ml Braun-Vakuumflasche Verwendung finden. Dadurch entfällt das manuelle langsame und zeitaufwendige Aufschäumen über die Einmal-Spritze(n).

Entnahme von 50–100 ml venöses Blut in eine bzw. zwei 50 ml-Einmalspritzen (+10 ml Natriumcitratlösung 3,13% Ph. Eur. bzw. 3,8% Erg. B6, konservierungsmittelfrei, steril und pyrogenfrei).

Einsetzen des HOT-Einmal-Gefäßes in die Halterung, mit den Schlauchenden nach unten weisend und Öffnung für den UVC-Strahler nach oben. Einbringen des UVC-Strahlers in die sterile Quarz-Küvette und in das HOT-Gefäß. Einschalten des UVC-Brenners; Abklemmen des Ausflusses am Boden des HOT-Gefäßes. Verbindung der O_2-Gasflasche mit dem zuführenden Schlauch; Öffnen des O_2-Ventils; Verbindung der blutgefüllten 50 ml-Spritze mit dem zuführenden Schlauch.

Innerhalb von 10 (bzw. 2x10) Minuten wird das gesamte Blut langsam an dem O_2-Strom vorbeigeführt, wobei kleinere und größere Blutblasen entstehen, die später platzen. Nachdem das gesamte Blut aufgeschäumt wurde, Abstellen des Sauerstoffs; Abklemmen der beiden Schläuche; Einführen eines Sangofix-Infussionssets in die Auslaufvorrichtung am Boden des HOT-Einmal-Gerätes. Aufhängen desselben auf einen Infusionsständer und langsame Re-Infusion des Blutes innerhalb von 10–20 Minuten (Abb. 6).

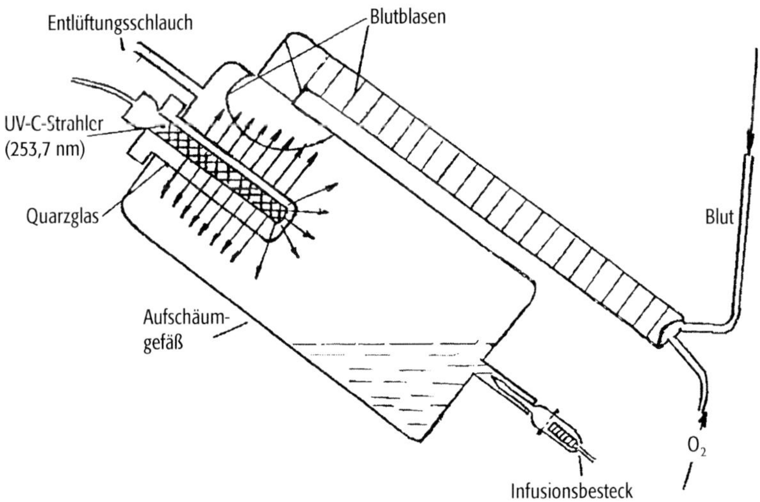

Abb. 6: HOT-Funktionsschema (Aufschäumprozeß) nach Prof. F. Wehrli

3.4.7 Dauer der Durchführung

Ca. 30 Minuten

3.4.8 Art der Anwendung

Re-Infusion des gesamten bestrahlten Eigenblutes.
Eine Patientenliege ist von Vorteil.

Hinweis: Auch für Patienten unter Macumar- bzw. ASS-Therapie anwendbar!

3.4.9 Abstand der Anwendungen

3–7 Tage

3.4.10 Häufigkeit der Anwendungen

10–15–20 Anwendungen

3.4.11 Anmerkung

Der Zeit- und materielle Aufwand ist zu beachten; auch der Platzbedarf (möglichst Liege für den Patienten). Für Hausbesuche nicht brauchbar!

3.4.12 Platzbedarf

- Liege
- Infusionsständer
- Arbeitsplatz (mindestens 40x40 cm Arbeitsfläche)
- O_2-Flasche mit Ständer

3.4.13 Literatur

Doerfler, J.: Hämatogene Oxidationstherapie (HOT). ML-Verlag, Uelzen 1982

Stadtlaender, H.: HOT, Hämatogene Oxydationstherapie. Band 29. Haug Verlag, Heidelberg 1981

3.4.14 Hersteller/Vertrieb (Abb. 7)

HOT-Apparatur
Kastner Praxisbedarf GmbH
Medizintechnik

Berliner Ring 40
D-76437 Rastatt
Tel. 07222/53005 – Fax 07222/8487

Eumatron Oxysan EN 500 mit HOT-Station (Z-T 101)
Eumatron GmbH
Reichenhaller Str. 48
D-81547 München
Tel. 089/697 07 83 – Fax 089/697 10 89

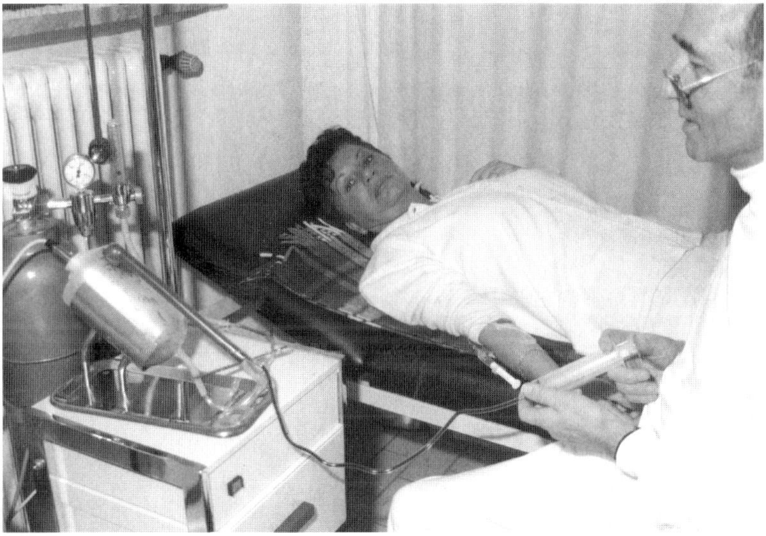

Abb. 7

3.4.15 Anwendungen

Die beiden apparativen Verfahren HOT und die später von Wiesner propagierte UVB-Behandlung waren eigenständige Entwicklungen der damaligen DDR. Stadtlaender konnte in den 60er Jahren an der Charité in Berlin eine Fülle von chemischen und histochemischen Reaktionen im Blut nachweisen, die parallel gingen mit klinischen Therapieerfolgen, insbesondere bei Durchblutungsstörungen. Während bei der HOT Sauerstoff Verwendung findet, ist dies bei der UVB-Behandlung nicht nötig; das Blut wird nur bestrahlt.

Beide Methoden wurden viel hundertausendfach in der DDR angewandt, galten als offizielle Therapieformen und wurden staatlich anerkannt.

3.5 Hämoaktivator nach Garthe bzw. Höveler

3.5.1 Prinzip

Bidestilliertes Wasser und Natriumcitrat werden mit venösem Blut gemischt (dadurch Hämolyse). Hinzufügen von H_2O_2 und physiologischer Kochsalzlösung. Anschließend Ultraviolett-Bestrahlung des Gemisches bei 253,7 Nanometer (Bildung von Ozon und Sauerstoff) bei gleichzeitiger Elektrolyse über 15 Minuten. Zusätzlich Rotation und Verschüttelung des Gemisches.

3.5.2 Hauptindikationen

- rezidivierende Infekte (viral, bakteriell)
- allergischer Formenkreis (Heuschnupfen, Asthma, Rhinosinusitis, Ekzem, Neurodermitis)
- Zustand nach schweren Infekten (z.B. Hepatitis, Mononucleose, Herpes zoster)
- verzögerte Rekonvaleszenz nach Infekten
- Stoffwechselstörungen (z.B. Hyperlipidämie)

3.5.3 Kontraindikationen

keine

3.5.4 Wirkungsweise

Verstärkte Eigenblutbehandlung, insbesondere wenn nach 3–5 Behandlungen mit nativem Eigenblut keine Änderung bzw. Besserung eintritt.

3.5.5 Benötigte Apparatur

- Hämoaktivator nach Garthe bzw. Höveler

3.5.6 Durchführung

In eine 5 ml Einmalspritze aufziehen:

- 0,4 ml Natriumcitrat 3,13% Ph. Eur. bzw. 3,8% Deutsches Arzneibuch, Ergänzungsband 6, konservierungsmittelfrei, steril und pyrogenfrei.
- 1,0 ml Aqua bidestillata
- Hinzufügung von 2 ml venösem Blut.

In ein steriles Becherglas einfüllen: 20 ml Kochsalzlösung 0,9%, die obige Blutmischung hinzufügen, anschließend 0,5 ml H_2O_2 3%.

Den Inhalt durch Schütteln mischen und das Becherglas in die Apparatur einsetzen. Beide Platinelektroden ausglühen und in die Lösung eintauchen.

Einstellen der Stromstärke auf 10 mA. Die Zeituhr auf 10–15 Minuten stellen. Das Gerät schaltet ein und es erfolgen automatisch Hämolyse, Elektrolyse, UV-Bestrahlung, Verschüttelung.

Nach Beendigung der Bestrahlung werden 0,5–3 ml der Blutzubereitung vorzugsweise intramuskulär reinjiziert.

3.5.7 Dauer der Durchführung

ca. 20 Minuten (für den Patienten)
ca. 5 Minuten (für die Helferin)
ca. 2 Minuten (für den Arzt: Blutentnahme, Injektion).

3.5.8 Art der Anwendung

Vorzugsweise intramuskulär (u.U. kleinste Mengen intrakutan; loco dolendi).

Hinweis: Auch bei Patienten unter ASS-Therapie (bzw. Marcumar) anwendbar!

Falls intramuskuläre Injektion: mit 16er Kanüle intramuskulär injizieren.

3.5.9 Abstand der Anwendungen

3–7 Tage

3.5.10 Häufigkeit der Anwendungen

5–8–10

3.5.11 Anmerkung

Bedeutende Modifikation des Eigenblutes. Vor allem empfehlenswert, wenn natives Eigenblut nicht wirkt (nach 3–5 Anwendungen).

3.5.12 Platzbedarf

Länge x Breite x Höhe: 27x22x26 cm.

3.5.13 Literatur

Hantel, K.-F./Mansmann, V.: Fibel der Immuntherapie mit ultraviolett-bestrahltem Eigenblut. Verlag Positives Leben, 1994
Krebs, H.: Eigenbluttherapie. Jungjohann Verlag, Ulm 1995

3.5.14 Hersteller/Vertrieb (Abb. 8)

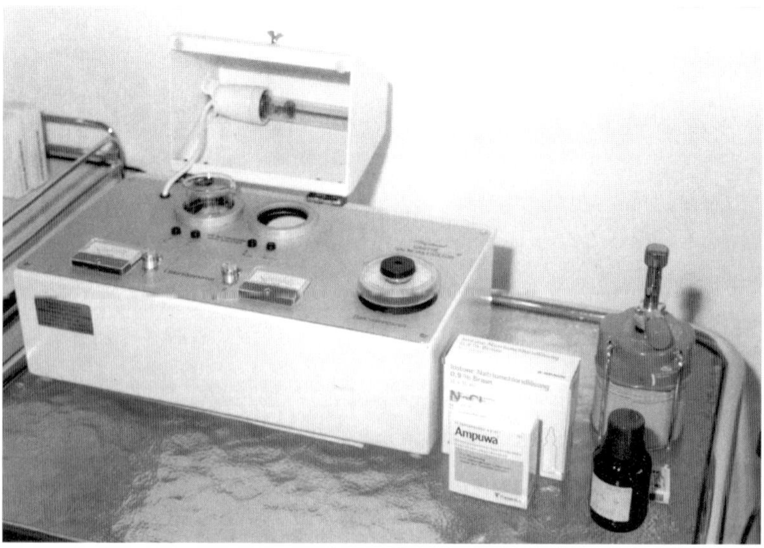

Abb. 8

Kastner Praxisbedarf GmbH
Medizintechnik
Berliner Ring 40
D-76437 Rastatt
Tel. 07222/53005 – Fax 07222/8487

3.6 Kleine Ozon-Eigenblutbehandlung (KEBO)

3.6.1 Prinzip

Versetzen von 2–5 ml venösen Blutes mit einer Mischung von 100–200 γ O_2/O_3.

Keine Bestrahlung!

3.6.2 Hauptindikationen

- rezidivierende Infekte (bakteriell, viral)
- Abwehrschwäche
- verzögerte Rekonvaleszenz nach schweren Infekten
- zur Nachbehandlung und Begleittherapie bei Karzinompatienten
- allergischer Formenkreis (Heuschnupfen, Asthma, Ekzem).

3.6.3 Kontraindikationen

Keine

3.6.4 Wirkungsweise

Klassische Eigenbluttherapie mit verstärkter unspezifischer Stimulation der Regulations- und Abwehrsysteme.

3.6.5 Benötigte Apparaturen

1 Ozon-Generator (Fa. Hänsler, Fa. Herrmann, Fa. Kastner, Fa. Zotzmann).

3.6.6 Durchführung

2–5 ml venöses Blut entnehmen; mit Hilfe einer Glasspritze die benötigte Ozon-Sauerstoffmenge dem Ozon-Generator entnehmen (50–200 γ), mit Hilfe eines Überleitstückes das Ozon-Sauerstoffgemisch in eine 10 ml Einmal-Kunststoffspritze überführen; das Blut anschließend hineinspritzen. Eine 16er Kanüle daraufsetzen mit Schutzkappe. 5–15x kräftig schütteln und anschließend das Gemisch sofort intramuskulär reinjizieren. Natriumcitrat ist hierfür nicht erforderlich.

3.6.7 Dauer der Durchführung

ca. 2–3 Minuten

3.6.8 Art der Anwendungen

Intramuskulär (langsam)

Hinweis: Auch bei Patienten unter ASS-Therapie (bzw. Marcumar) anwendbar!

Falls intramuskuläre Injektion: Mit 16er Kanüle intramuskulär reinjizieren.

3.6.9 Abstand der Anwendungen

2–7 Tage

3.6.10 Häufigkeit der Anwendungen

3–10x

3.6.11 Platzbedarf

Für den Ozon-Generator

3.6.12 Literatur

Wolff, H.: Das medizinische Ozon. Verlag für Medizin Dr. Ewald Fischer, Heidelberg 1979

Rilling, S./Viebahn R.: The Use of Ozone in Medicine. Haug Publishers, Heidelberg 1987

3.6.13 Hersteller/Vertrieb

Dr. J. Hänsler GmbH
Nordring 8
D-76473 Iffezheim
Tel. 07229/2355

Herrmann
Apparatebau GmbH
Höhenstr. 56
D-63820 Eichelsbach
Tel. 09374/2356 – Fax 09374/7258

Kastner-Praxisbedarf GmbH
Medizintechnik
Berliner Ring 40
D-76437 Rastatt
Tel. 07222/53005 – Fax 07222/8487

Zotzmann + Stahl GmbH & Co. KG
Rehhaldenstr. 11
D-73655 Plüdershausen
Tel. 07181/880343

3.7 Große Ozon-Eigenblutbehandlung (GEBO)

3.7.1 Prinzip

50–100 ml venöses Blut werden mit einer größeren Menge eines Ozon-Sauerstoffgemisches versetzt (1000–5000–8000 γ) und langsam reinfundiert.

Keine Bestrahlung!

3.7.2 Hauptindikationen

- Chronische schwere Infekte (z.B. chronische Hepatitis, rezidivierender Herpes zoster, persistierender Herpes zoster, rezidivierende Herpes simplex Infektion, HIV-Infektion, Borreliose)
- schwere immunologische Dysbalance (chronische Polyarthritis, Morbus Bechterew, Lupus erythematodes, Colitis ulcerosa, Morbus Crohn)
- Begleittherapie bei Malignosen

3.7.3 Kontraindikationen

Thyreotoxikose

3.7.4 Wirkungsweise

Bildung von Ozoniden und Endoperoxiden. Als sekundäre Reaktionen erfolgen Degranulationen der Mastzellen mit Freisetzung von Histamin, Entzündungsmediatoren. Durch die Bildung von aggregiertem Humanalbumin-Molekülen zusätzliche Aktivierung des Metabolismus sowie der Regulations- und Abwehrsysteme.

3.7.5 Benötigte Apparaturen

1 Ozon-Generator

3.7.6 Durchführung

Entnahme von 50–100 ml Blut mittels einer 250 ml Braun-Einmal-Vakuumflasche, in die vorher 10–20 ml Natriumcitrat zugefügt wurden. Füllung einer Glasspritze mit dem Ozon-Sauerstoffgemisch in der gewünschten Konzentration (800–8000 γ). Sobald sich die gewünschte Menge Blut in der Vakuumflasche befindet, Abklemmen der Verbindung zu dem Patienten; Nachspülen der Schlauchleitung mit 1–3 ml Natriumcitrat. Gleichzeitig wird der Butterfly zum Patienten mit z.B. physiologischer Kochsalzlösung offen gehalten oder es werden Injektabilia nach Wahl gespritzt (ich selbst beschränke mich auf Homöopathika wie z.B. Traumeel, Hepar comp. Heel, Cor comp. Heel, Plazenta comp. Heel).

Auf prinzipiellen Gründen würde ich *keine chemisch definierten Substanzen* oder Präparate wie z.B. Bufedil, Trental oder Hämodialysate aus Kälberblut *gleichzeitig applizieren.*

Einbringung des Ozon-Sauerstoffgemischs in die Vakuumflasche in der gewählten Dosierung; das Gemisch wird automatisch eingesogen durch den Unterdruck. Die Mischung Blut/Ozon-Sauerstoff durch drehende Bewegungen schütteln. Das Vacuum durch Öffnen der Verschlußklemme beenden. Die Braun-Flasche wird mit einem Sangofix-Transfusionsset versehen aufgehängt und der Inhalt langsam (möglichst ohne Druck) reinfundiert.

Neuere Systeme, z.B. Kastner „Ozomed Universal und Ozomed-Plus", saugen automatisch Blut an; anschließend wird über ein Überleitungsstück die vorgewählte Ozonmenge in die Flasche durch den Ozon-Generator gedrückt. Nach Erreichen der Endkonzentration schaltet das Gerät automatisch ab. Anschließend schütteln und die Blutmischung läuft mit leichtem Überdruck wieder zurück (keine hyperbare Ozotherapie). Anschließend langsame Reinfusion. Die Geschwindigkeit der Infusion ist abhängig von dem Abstand zwischen Infusionsstelle am Arm und der Höhe der Infusionsflasche sowie der Öffnung der Rollklemmen.

Hinweis: Zu rasche Reinfusion macht häufig Flush-Phänomene und unangenehme Sensationen.

3.7.7 Dauer der Durchführung

Ca. 15 Minuten für den Patienten
Ca. 5–10 Minuten für die Helferin
Ca. 3–5 Minuten für den Arzt

3.7.8 Art der Anwendungen

Re-Infusion (empfohlen: 10-15 Minuten)

Hinweis: Auch bei Patienten unter Marcumar- bzw. ASS-Therapie anwendbar!

3.7.9 Abstand der Anwendungen

3-7 Tage

3.7.10 Häufigkeit der Anwendungen

8–10–20x je nach Krankheitsbild

3.7.11 Platzbedarf

Für den Ozon-Generator: ca. 50x50 cm Fläche
1 Liege
1 Infusionsständer

3.7.12 Literatur

Wolff, H: Das medizinische Ozon. Verlag für Medizin Dr. Ewald Fischer, Heidelberg 1979

Rilling, S./Viebahn, R.: Praxis der Ozon-Sauerstoff-Therapie. Haug Verlag, Heidelberg 1987

3.7.13 Hersteller/Vertrieb (Abb. 9)

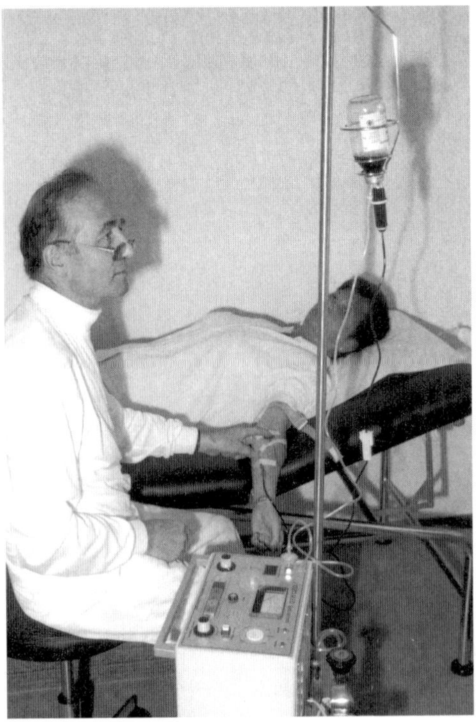

Kastner Praxisbedarf GmbH
Medizintechnik
Berliner Ring 40
D-76437 Rastatt
Tel. 07222/53005 – Fax 07222/8487

Herrmann
Apparatebau GmbH
Höhenstr. 56
D-63820 Eichelsbach
Tel. 09374/2356 – Fax 09374/7258

Dr. J. Hänsler GmbH
Nordring 8
D-76473 Iffezheim
Tel. 07229/2355

Zotzmann + Stahl GmbH & Co. KG.
Rehhaldenstr. 11
D-73655 Plüdershausen
Tel. 07181/880343

4 Biophysikalische und biochemische Vorstellungen zur Wirkungsweise verfremdeten Eigenbluts

R. Dehmlow

4.1 Einleitung

Die bekannten therapeutischen Methoden der Sauerstoff-Mehrschritt-Therapie nach Ardenne, der Ozon-Eigenbluttherapie nach Wolff, der Ultraviolett- Eigenblutbestrahlung (UVB) nach Wiesner und auch die etwas ältere Methode der sogenannten Hämatogenen Oxydationstherapie (HOT) nach Wehrli werden im allgemeinen bei der Bekämpfung von Sauerstoffmangelzuständen und -krankheiten, insbesondere bei arteriellen Verschlußkrankheiten, angewendet [2-5]. Eine therapeutische Wirkung wurde und wird auch bei viralen und bakteriellen Infektionen erzielt [6, 7].

Die virostatische Wirkung der UVB wird durch Befunde an Menschen und Haustieren belegt. Die wenigen verfügbaren klinischen Beobachtungen, ausschließlich in den Endstadien des AIDS, sprechen dafür, daß die HIV-Infektionen keine Ausnahme bilden.

Seit kurzem kennen wir den Wirkmechanismus dieser Therapie [6-12].

Die Großen Eigenbluttherapien unter Verwendung von Ozon oder UV-Licht zur *Verfremdung* des Eigenblutes [1] gehören, wie die anderen in diesem Buch behandelten Modifikationen, zu den Reizkörper- bzw. Reiz-Regulationstherapien.

Die Gemeinsamkeiten und Unterschiede hinsichtlich der Mechanismen, ablaufenden Prozesse und Wirkungsweisen der aufgeführten Therapien werden im folgenden im Überblick dargestellt und auf der Basis auch eigener experimenteller und klinischer Ergebnisse erläutert. Diese wurden an den großen Sauerstoff-Ozon-Therapien und insbesondere der UVB erarbeitet, sind meines Erachtens aber zumindest teilweise auch für die anderen hier betroffenen Therapien gültig.

Wesentliche Zwischenschritte in den Reaktionskaskaden sind dabei zum einen **hochaktivierte Sauerstoffspezies,** zum anderen **aggregierte Humanserumalbumine (HSA, Albuminpolymere),** auf deren Rolle als Regulationspharmaka besonders eingegangen wird.

Ausgangspunkt einer kausalen Erklärung für die Wirkungsweise der Eigenbluttherapien können daher die pathologischen Veränderungen aufgrund eines Sauerstoffmangels der Zellen, Gewebe und Organe sein. Tabelle 1 zeigt die heute bekannten Wirkungen bei den hier berücksichtigten Therapien. Eine physiologische Wirkung kann nach bisheriger Annahme nur bei pathologischen Zuständen und der Beseitigung des Sauerstoffmangels erreicht werden (Tabelle 2).

Tabelle 1: Experimentelle und klinische Veränderungen durch sauerstoffmodifizierte Eigenbluttherapien

1. Biophysikalische und -chemische Veränderungen
   - Verbesserung der elektrophoretischen Beweglichkeit der Erythrozyten
   - Erhöhung der elektrischen Ladung der Erythrozyten
   - Verminderung der Oberflächenspannung des Blutes
   - Entstehung freier Radikale
   - Erhöhung der Chemilumineszenz des Blutes
2. Hämatologische Veränderungen
   - Vermehrung der Erythrozyten
   - Anstieg des Hämoglobins
   - Vermehrung der Leukozyten
   - Vermehrung der basophilen Granulozyten
   - Vermehrung der Lymphozyten
   - Vermehrung der Thrombozyten
3. Hämostaseologische Veränderungen
   - Verminderung des Fibrinogens
   - Normalisierung der Fibrinolyse
   - Trend zur Normalisierung der Fibrinspaltprodukte
   - Verminderung der Thrombozytenaggregation
4. Hämorheologische Veränderungen
   - Verminderung der Vollblutviskosität
   - Verminderung der Plasmaviskosität
   - Verringerung der erhöhten Erythrozytenaggregation
5. Metabolische Veränderungen
   - Verbesserung der Sauerstoffutilisation
     - Anstieg des arteriellen pO_2
     - Abfall des venösen pO_2
     - Anstieg des venösen CO_2
     - Anstieg der arteriovenösen Sauerstoffdifferenz
     - Erhöhung der Peroxidzahl
   - Abfall des Pyruvatspiegels im Blut
   - Abfall des Laktatspiegels im Blut
   - Senkung des Glukosespiegels
   - Senkung des Cholesterolspiegels
   - Abfall der Transaminasen
   - Senkung des Kreatininspiegels
6. Hämodynamische Veränderungen
   - Erhöhung des poststenotischen arteriellen Druckes
   - Erhöhung des Stromzeitvolumens
7. Verbesserung der körpereigenen Abwehr
   - Anstieg der Phagozytose
   - Zunahme der Bakterizidie der Blutes
   - Veränderung des Immunstatus
8. Zunahme der muskulären Leistung
   - Veränderung der Gehstrecke
   - Verbesserung der ergonometrischen Leistung

Tabelle 2: Klinisch-chemische und biophysikalische Parameteränderungen bei Sauerstoffmangelerscheinungen bzw.-krankheiten und nach UVB/HOT-Therapie (theoretisch-physiologische Abläufe und experimentelle Ergebnisse)

		– O_2-Mangel	–	– UVB	–
		Theorie R⇒E	klin. + exp. P. (R–E)?	Theorie E⇒R	klin. + exp. P. (E–R)?
1)	O_2-Mangel		↓	(↓)	↓
2)	ATP-Mangel	(↓)	↓	(↓)	↓
3a)	Senkung Glu	(↓)	↓	(↑)	↑
3b)	Anstieg Pyruvat	(↑)	↑	(↓)	↓
3c)	Anstieg Laktat	(↑)	↑	(↓)	↓
4)	pH-Senkung	(↓)	↓	(↑)	↑
→ 5a)	TMP	(↓)	↓	(↑)	↑
5b)	Koazervat-zusammenbruch ⇓			Bildung	
6a)	Ca^{2+} frei / Ionen	(↑)	↑	Bildung	↓
6b)	Na^+-Aufnahme		Na^+; ↑, Na^+_a ↓	Abgabe	Na^+; ↓, Na^+_a ↑
6c)	H^2O-Aufnahme		Schwellung	Abgabe	Schrumpfung
6f)	K^+-Abgabe		K^+; ↓, K^+_a ↑	Aufnahme	K^+; ↑, K^+_a ↓
→ 5c)	OF-L (neg.)	(↓)	↓	(↑)	↑
α)	Aggregat. (Thr., Erys)	(↑)	↑	(↓)	↓
β)	elekrophoret. B.	(↓)	↓		
γ)	Endothelzellen (schw.)		Schwellung	(Schrumpfung)	Schrumpfung?!

Von seiten der klinischen Medizin verweigert man diesen Methoden die Anerkennung zum einen mit dem Vorwurf, es gebe keine randomisierten, multizentrischen Doppelblindstudien. Abgesehen davon, daß man in der Klinik diese Studien in ihrer Bedeutung für die Weiterentwicklung der Therapie maßlos überschätzt, liegen randomisierte, retrospektive und jetzt auch eine prospektive Studie bei der Ozontherapie [18], der UVB [8] und bei der HOT [9] vor; Nachteil der letzten Studie ist, daß sie nicht doppelblind durchgeführt wurde. Zum anderen unterstellt man, es seien keinerlei Vorstellungen zum Wirkungsmechanismus vorhanden. Auch dies trifft, wie ich im folgenden zeigen werde, nicht zu.

Es erscheint selbstverständlich, daß nicht der gleiche Wirkmechanismus für die Heilung von Infektionen wie für die Behebung von Kreislaufstasen verantwortlich gemacht werden kann. Bei der antiinfektiösen Wirkung der UVB bot sich als Erklärung zunächst eine alleinige Aktivierung des Immunapparates durch das bestrahlte Blut an. Die experimentelle Überprüfung dieser Hypothese war aber nicht zufriedenstellend.

Auf der Grundlage der bisher bekannten experimentellen Resultate und theoretischen Erkenntnisse haben wir folgende Vorstellung zum Wirkmechanismus dieser Therapien entwickelt, die anschließend ausführlicher dargestellt wird.

Die verschiedenen pathophysiologischen Veränderungen, die mit der UV-Bestrahlung des Eigenblutes erfolgreich behandelt werden können, lassen sich auf einen übergreifenden Faktor zurückführen, nämlich auf einen **Anstieg des Erregungsniveau des geschädigten Gewebes**. Aus vereinfachten Strukturvorstellungen der Proteinmoleküle des Blutserums, insbesondere des Albumins, und ihrer Absorption bei $\lambda = 254$ nm ergibt sich, daß ein Teil (ca. 10%) in je zwei Halbmoleküle mit hohem Dipolmoment gespalten werden kann. Solche Halbmoleküle mit Dipolmoment können aggregieren und sich allein oder/und aggregiert an die Zellmembran binden. Sie wirken mit ihrem positiven Feld als ständige Elektrode, nämlich als anodisch wirkende molekulare Elektrode. Sowohl unter physiologischen Bedingungen, z.B. beim Sport, als auch bei Anwendung verfremdeten Eigenbluts treten aggregierte Proteine auf. Dadurch wird in der klassischen Erregungsphysiologie **der als Anelektronus bekannte Zustand eingestellt, der das Erregungsniveau senkt**. Aus neueren Untersuchungen wissen wir, daß dieser Polarisierungseffekt dementsprechend auch den pH-Wert des Zytoplasmas anhebt.

4.2 Reiz – Erregung – Reaktion[1]

Der Zusammenhang zwischen den Eigenbluttherapien als Reizkörper- bzw. Regulationstherapien wird über das Immunsystem und die Entzündungsreaktionsmechanismen hergestellt.

1 Aus Raumgründen ist es an dieser Stelle nicht möglich, die modernen Vorstellungen über die physikochemischen Prozesse bei der Erregung darzustellen. Im Gegensatz zur klassischen, nun nahezu ein Jahrhundert alten *Membrantheorie der Erregung* von Bernstein, die lediglich die Ionenaktivitäten des Kaliums und des Natriums berücksichtigt, beziehen diese modernen Theorien, die alle unter dem Sammelnamen *Phasentheorie der Erregung* laufen, eine Reihe weiterer Parameter in die Betrachtung ein, so die Kalzium- und die Wasserstoff-Ionen, den Zustand des interzellulären Wassers, die Ladungen und Ionen-Austauscher-Eigenschaften der verschiedenen Proteine sowie die Aktivitäten der verschiedenen Fermente. Bisher vermochte keines der angebotenen Modelle all diese Faktoren ausreichend zu integrieren. Als zweckmäßig für zellphysiologische Betrachtungen hat sich ein Modell erwiesen, in dem die Aktivität der Wasserstoff-Ionen, die Bindung von Wasser an verschiedene Proteinstrukturen sowie die dynamischen Aspekte der Struktur der Proteinmoleküle im Vordergrund stehen. Eine kurze Zusammenfassung dieses Modells geben Segal und Dehmlow [14].

Unser immunologisches Abwehrsystem stellt ein komplexes Netz von Signalen und Reaktionen dar, die sich zwischen verschiedenen Zelltypen auswirken. Durch die Absorption eines Antigens erleidet ein Makrophage eine Reihe von physiologischen Veränderungen, unter denen die Emission des Interleukins-1, einer Signalsubstanz, besonders wichtig ist.

Das IL-1 aktiviert seinerseits die T4-Zellen, in denen ebenfalls verschiedene zellphysiologische Veränderungen stattfinden, die zum Beispiel die T4-Zelle für HIV-Infektionen empfindlich machen. Daneben wird vom Makrophagen ein weiterer Signalstoff, das IL-2, synthetisiert und ausgestoßen, das wiederum die B-Lymphozyten zur Proliferation und zur Synthese von Antikörpern anregt.

Auf der anderen Seite bewirkt die Infektion durch ein Virus eine tiefgehende Veränderung des Metabolismus der Wirtszelle, wobei die so entstehenden Metaboliten aus der Zelle ausgeschieden werden und auf Nachbarzellen ebenfalls als Reiz wirken. Wird ein infizierter Makrophage in ein Gewebe integriert, dann entsteht rings um ihn eine Zone hochgradig gereizter, das heißt entzündeter Zellen, die eine ähnliche Stoffwechselstörung aufweisen, ähnlich veränderte Metaboliten ausscheiden und weitere Bereiche von Zellen beeinflussen. Daraus können die z.B. als ARC (aids related complex) bei HIV-Infektionen bekannten schweren Organschädigungen resultieren. Da hiervon auch der Thymus erfaßt wird, wirkt sich das auf die immunkompetenten Zellen aus, und der Kreis der Wechselwirkungen schließt sich.

Dabei benutzen wir, zumeist ohne sie genau zu definieren, Ausdrücke wie *Reiz, Noxe, Signal, Aktivator* oder auch schlichtweg *Faktor*; die Reaktion einer Zelle bezeichnen wir als *Erregung, Aktivierung, Anregung, Reaktion* bis hin zur pathologischen Veränderung, zur Schmerzen verursachenden *Entzündung* oder zur *Nekrose*. Wenn wir die pathologischen Veränderungen des Immunsystems analysieren wollen, müssen wir zunächst Klarheit über die zellphysiologische Natur der hierbei zu erfassenden Wechselwirkungen schaffen.

4.2.1 Die Ruhezelle und die aktivierte Zelle

Jede in einer Zelle ausgelöste funktionelle Veränderung bedeutet, daß ein Reiz eine Abweichung vom Ruhezustand verursacht hat. Prinzipiell ist es dabei gleichgültig, ob diese Veränderung funktionell eingeplant ist und durch einen Nervenimpuls oder durch die Adsorption von Hormonen an die Membranrezeptoren der Zelle verursacht wird, oder ob es sich um eine Verletzung, einen Giftstoff oder eine Infektion durch Fremdorganismen handelt. In all diesen Fällen geht die Zelle vom Ruhezustand in einen aktivierten Zustand über, wobei der Übergang über einen Prozeß erfolgt, der als Erregung bezeichnet wird.

Die Beziehung zwischen dem Ruhezustand, der Erregung und dem angeregten Zustand kann man mit zwei vielgleisigen Bahnhöfen vergleichen, die durch ein einziges Gleis miteinander verbunden sind. Der auslösende Reiz kann verschiedenster Natur sein. Physiologisch häufig ist ein negatives elektrisches Potential, das als Nervenimpuls Signale auch in weit entfernte Zellsysteme tragen kann.

Sehr häufig sind auch chemische Reize, die bei Signalen über große Entfernungen als *Hormone* und bei Signalen über kurze Entfernungen, also in den Synapsen, als *Neurotransmitter* bezeichnet werden. Als Reiz wirkt aber fast jede Form von Energie: Wärme und Kälte, Licht, Druck oder Vibration; schließlich auch hypertonische Lösungen, Säuren und Laugen u.a. Auf all diese vielfältigen Reize antwortet eine Zelle stets mit der gleichen monotonen Reaktion, der Erregung. Es ist ein Komplex von Veränderungen, auf den noch genauer eingegangen wird.

4.2.2 Die Ruhezelle

Der vielgebrauchte Ausdruck *Ruhezelle* ist eigentlich unkorrekt. Keine lebende Zelle befindet sich im Zustand völliger Ruhe. Proteinmoleküle denaturieren ständig, wenn auch in geringer Zahl, sie werden enzymatisch abgebaut und durch Proteosynthese ersetzt, wozu Energie benötigt wird, die wiederum von einem minimalen Energiestoffwechsel geliefert werden muß.

Eine Zelle, die nicht auf einem minimalen Erregungsniveau gehalten wird, degeneriert. Das bekannteste Beispiel hierfür ist die Degeneration von Muskeln, die bei der Poliomyelitis infolge der Zerstörung motorischer Neuronen von den erregenden Impulsen abgeschnitten sind.

Einem ähnlichen Zweck dient auch die Infiltrierung von Makrophagen in verschiedene Gewebe. Der Makrophage ist eine ständig übererregte Zelle. Seine Stoffwechselprodukte, insbesondere die von ihm ständig in großer Zahl ausgeschiedenen Wasserstoff-Ionen, üben einen Reiz auf die Nachbarzellen aus. Außerdem scheidet der Makrophage ständig den Reizstoff TNF-α (*tumor necrosis factor*) aus, der die umgebenden Gewebezellen ständig auf einem hohen Erregungsniveau hält. In den Lehrbüchern ist zumeist von der *feeder*-Funktion der Makrophagen die Rede. Es ist aber klar, daß der Makrophage die benachbarten Zellen nicht füttert, sondern stimuliert und es ihnen dadurch ermöglicht, ihren Stoffwechsel aufrechtzuerhalten, also sich zu ernähren.

4.2.3 Die zeitlichen Parameter der Erregung

Solange eine Erregung sich im Rahmen des physiologischen Regelbereichs hält, versucht die Zelle, sobald der Reiz nachläßt, zum Ausgangszustand zurückzukehren. Dies geschieht in einem motorischen Axon in weniger als einer Millisekunde, in einer Drüsenzelle innerhalb von Sekunden. Anders verhält es sich bei der Regulation der immunologischen Prozesse. Hier scheinen sich die Wirkstoffe durch einen Mechanismus an die Membranrezeptoren anzulagern, den wir von der Bindung von Antikörpern an Antigene kennen. Es handelt sich um außerordentlich starke Bindungen, die sich unter physiologischen Bedingungen nicht wieder lösen. Zum Beispiel bleibt eine über das IL-1 aktivierte T4-Zelle irreversibel aktiviert, so lange, bis sie im Prozeß des allgemeinen *turnover* der Zellen ausscheidet, oder mindestens so lange, bis die mit dem Signalstoff beladenen Rezeptoren im Laufe des Membran-*turnover* der Zelle durch neue Rezeptoren ersetzt werden.

4.2.4 Reaktionen verschiedener Stärke: Erregung, Aktivierung, Entzündung, Nekrose

Da die Erregung stets ein energiefreisetzender Prozeß ist, kann die Rückkehr zum Ausgangszustand der relativen Ruhe nur unter Mobilisierung von Energiequellen chemischer Natur erfolgen. Wie bei den meisten biologischen Reaktionen dient als Energiequelle die Hydrolysierung des ATP. Die hierfür verantwortlichen Fermente, die ATPasen, haben alle gemeinsam, daß sie im alkalischen Bereich nicht aktiv sind, ein Aktivitätsoptimum bei pH 6,5 oder 6,0 aufweisen, bei noch niedrigeren pH-Werten jedoch wieder inaktiv werden. Einer der wichtigsten Parameter der Erregung ist, wie wir noch sehen werden, ein *Absinken des pH im Zytoplasma*. Je stärker die Erregung, um so niedriger ist auch das pH, um so aktiver die ATPase, und um so größer ist die Energiemenge, die der Zelle zur Verfügung gestellt wird, um zum Ruhezustand zurückzukehren.

In der Ruhezelle werden durch die langsam ablaufende Zellatmung kleine Mengen von Wasserstoff-Ionen freigesetzt, und ein kleiner Teil der bei der ATP-Hydrolyse freigesetzten Energiemenge wird verbraucht, um die Wasserstoff-Ionen durch einen aktiven Transport aus der Zelle herauszuschaffen. Es verbleibt in der Zelle eine geringe Menge von Phosphorsäure, die bei der Hydrolyse des ATP freigesetzt wurde. Das pH bleibt daher gesenkt, was die Fermente der Zellatmungskette aktiviert. Die dabei gewonnene Energie wird verbraucht, um die Phosphorsäure wieder an das ADP anzulagern und den ursprünglichen ATP-Spiegel wieder herzustellen. Erst dann ist der Erregungszyklus abgeschlossen.

Sowohl die ATP-Spaltung als auch die Zellatmung und der an sie gekoppelte Krebssche Zyklus sind exotherm. Selbst bei dem niedrigen Niveau der Zellatmung der Ruhezelle tritt daher die sogenannte Ruhewärme in Erscheinung.

Bewirken Reize, Hormone oder Noxen einen höheren Erregungsgrad, so sinkt das pH entsprechend stärker ab, und die verstärkte ATP-Spaltung und Zellatmung stellen der Zelle entsprechend höhere Energiemengen für die Regeneration zur Verfügung. Der Ruhewärme überlagert sich dementsprechend eine um ein Mehrfaches höhere Aktionswärme. Je höher die Erregung steigt, um so größer wird auch die für die Regeneration verfügbare Energiemenge. Die Zelle verbleibt dadurch im physiologischen Regelbereich.

Wird der erhöhte Aktivitätszustand durch Reize hervorgerufen, die ihrerseits schnell abklingen, also Nervenimpulse, Lichtreize usw., dann bezeichnen wir die Zellreaktion als eine *Erregung*. Lagern sich Wirkstoffe für längere Zeit an die Rezeptoren der Zellmembran an, dann ist es üblich, von einer *Aktivierung* zu sprechen. Bei irreversibler Bindung von Wirkstoffen an die Membran, was zum Beispiel bei den Interleukinen oder bei den Mitogenen der Fall ist, sprechen wir zumeist von einer *Anregung*. Im praktischen Sprachgebrauch ist diese Differenzierung der Termini jedoch fließend.

Bei unphysiologisch starken Reizen geraten wir jedoch bald an die Grenze der normalen Regulation. Abb. 1 zeigt, daß bei sehr starker Erregung und entsprechend niedrigem pH immer weniger ATP durch die ATPase gespalten wird, was die Rückkehr der Zelle zum Ruhezustand nach abklingendem Reiz entsprechend erschweren muß.

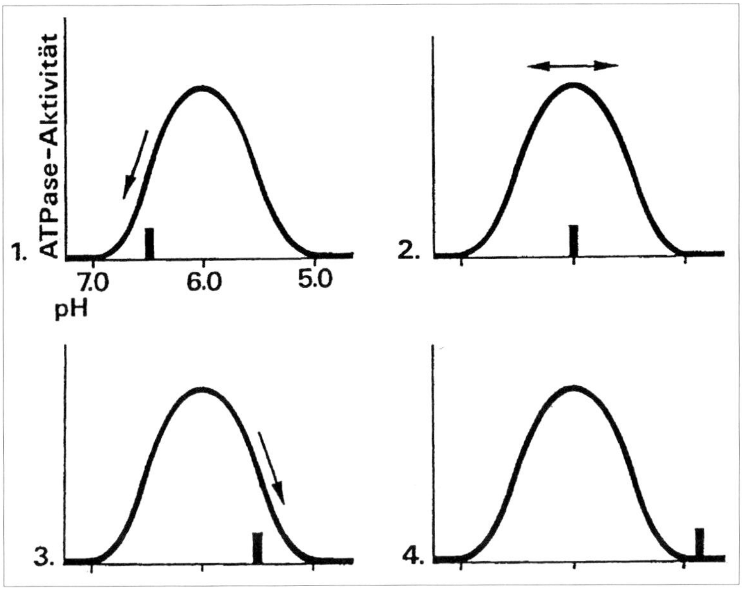

1. Mäßige Erregung – der schwarze Block zeigt ein pH von 6,5 an. Die Richtung des Pfeils zeigt an, daß die Zelle die Tendenz hat, spontan zum Ruhezustand zurückzukehren. Dabei nimmt die ATPase-Aktivität ab.
2. Bei mäßiger Entzündung (pH 6) fehlen die steuernden Kräfte. Die Zelle kann sich spontan erholen oder auch nekrotisieren.
3. Hochgradige Entzündung = Paranekrose (pH 5,5). Bei steigender Erregung sinkt die ATPase-Aktivität. Die Zelle tendiert, zu einem höheren Erregungsgrad, der Nekrose, überzugehen.
4. Die extrem starke Erregung führt zur Nekrose (pH 5). Die ATPase ist inaktiv. ohne Versorgung mit ATP-Energie erleidet die Zelle den Tod.

Abb. 1: Die Aktivität der ATPase des Zytoplasmas in Abhängigkeit vom Erregungsniveau, ausgedrückt durch das intrazelluläre pH

In seiner klassischen Darstellung der Entzündung gibt Schade an, daß das pH im Entzündungsherd bis in die Nähe von 5,0 fallen kann und dann Schmerz auslöst. Nach länger andauernder Reizung durch sehr starkes Licht fand Segal [15] in der menschlichen Netzhaut *in vivo* pH-Werte um 5,2. Die ATPase-Aktivität muß unter diesen Bedingungen sehr niedrig sein, und in der Tat brauchte die Lichtempfindung nach einer derartigen Netzhautbelastung Minuten bis zu Stunden, um vollständig abzuklingen, während hierfür unter normalen Reizbedingungen nur Bruchteile von Sekunden erforderlich sind.

Eine solche, den normalen Regelbereich überschreitende Erregung bezeichnet man als *Entzündung*. In ihr finden wir in stark ausgeprägtem Maße alle Parameter einer normalen Erregung. Das pH des Zytoplasmas sinkt stark ab. Die Membran der Zelle wird für Kationen stark permeabel, was sich durch eine Einwanderung von Natrium-Ionen und eine Auswanderung von Kalium-Ionen manifestiert. Das Grenzflächenpotential der Zelle sinkt stark ab. Das Zytoplasma, das sich in der Ruhezelle im Zustand eines Koazervats, eines wasserarmen Flüssigkristalls, befindet, geht über in ein stark quellungsfähiges Gel. Dabei steigt das Volumen der Zelle zumeist auf das Doppelte an, woraus eine Schwellung des entzündeten Gewebes resultiert (s. Tabelle 2). Der Energiestoffwechsel steigt kräftig an, was sich in einer hohen Wärmeabgabe durch das entzündete Gewebe manifestiert. Die starke Zellatmung ihrerseits bewirkt eine hohe Freisetzung von H-Ionen, die aus der Zelle ausgetrieben werden und benachbarte Schmerzrezeptoren reizen. Der erhöhte Sauerstoffbedarf des Entzündungsherdes löst eine verstärkte Blutversorgung aus. Die klassischen vier Grundsymptome der Entzündung, *tumor, calor, dolor* und *rubor*, resultieren aus diesen Erregungsparametern. Auf sekundäre Reaktionen wie Degranulation der Granulozyten und Mastzellen oder die chemotaktische Akkumulation von Leukozyten komme ich noch zu sprechen.

Nach Beseitigung der Noxe kehrt entzündetes Gewebe zumeist spontan, wenn auch langsam, zum Normalzustand zurück. Bei der extremen Form der Erregung wird die Zelle schließlich nekrotisch. Das pH sinkt so weit ab, daß die wichtigsten Fermentfunktionen inhibiert werden. Aktiviert werden dagegen die proteolytisch wirkenden Cathepsine, deren pH-Optimum um 5 liegt. In diesem sauren Milieu werden viele Proteine partiell denaturiert, und die Cathepsine können sie angreifen. Eine Rolle spielt dabei auch die Freisetzung von Proteasen aus den Lysosomen. Die Zelle zerfällt; es entsteht ein Eiterherd.

Für die Entzündung charakteristisch ist, daß nicht nur die direkt von der Noxe betroffenen Zellen in den Entzündungsherd eingehen. Durch die starke Ausscheidung von Wasserstoff-Ionen erregen entzündete Zellen die gesunden Zellen ihrer Umgebung, die ihrerseits in den Entzündungszustand übergehen und weitere Zellen erregen können. Die Schmerzsymptome weiten sich aus. Handelt es sich dabei um ein von Makrophagen infiltriertes Gewebe, so wird die Entzündung durch die zunehmende TNF-α-Ausscheidung noch weiter verstärkt.

4.2.5 Die systemische Entzündung

Bisher haben wir nur Erregungs- und Entzündungsprozesse in der einzelnen Zelle beschrieben, die z.B. direkt mit dem HIV-Virion in Kontakt gekommen oder von funktionsspezifischen Wirkstoffen direkt aktiviert worden ist. Nun bildet aber der gesunde wie auch der kranke Organismus einen geschlossenen Komplex, in dem lokale Veränderungen sich auf vielfältige Weise auf das Verhalten nicht direkt betroffener Bereiche auswirken. Insbesondere bei Infektionen haben wir damit zu rechnen, daß Zytokine jeder Art und auch Produkte des gestörten Stoffwechsels in die Blutbahn gelangen sowie andere Stoffe, die aus der Zerstörung von Zellen durch Komplementbindung oder durch Killerzellen resultieren. Das sind vielfach Substanzen mit toxischem oder phlogistischem Charakter. Sie bleiben nicht ohne Wirkung auf die Zellen, die nicht direkt vom Erreger betroffen sind. Neben der spezifischen Erregung infizierter Zellen müssen wir daher auch einen verallgemeinerten Entzündungszustand, eine *systemische Entzündung*, in Betracht ziehen.

Eine umfangreiche Darstellung solcher verallgemeinerten Entzündungszustände stellt Pasternak [16] am Beispiel der Infektion durch den Paramyxovirus dar. Auch bei nicht direkt infizierten Zellen stellt er den Eintritt von Natrium-Ionen sowie den Austritt von Kalium-Ionen fest, im späteren Stadium auch den Austritt von Aminosäuren und Fermenten. Charakteristisch sind die starke Wasseraufnahme durch die Zellen, die zu einer Schwellung der Zellen führt, sowie eine verstärkte Zellatmung. Diese Erscheinungen finden wir auch stets bei der Entzündung vor.

4.3 Reizkörpertherapie und aggregierte Proteine

Sowohl unter physiologisch-pathophysiologischen Bedingungen, z.B. Ausdauersport, als auch bei oxidativem Streß entstehen aggregierte Proteine, insbesondere aggregiertes Humanserumalbumin (HSA). Dies kann in Zukunft auch diagnostisch nutzbar gemacht werden. **Bei jeglicher Verfremdung von Eigenblut, insbesondere durch UV-C-Strahlung (253,7 nm) und Ozon, wird zusätzlich aggregiertes HSA gebildet.**

Neuere eigene experimentelle Resultate weisen auf Fotodenaturation, Bildung von Halbmolekülen (Molekulargewicht 29,5 kD) hin mit anschließender Aggregation (MG 690 kD) insbesondere des Serumalbumins (MG 69,0 kD). Auch Halbmoleküle wurden von uns definitiv nachgewiesen und mittels HPLC-UV-VIS-Spektroskopie getrennt [13].

Die Spaltung des Albumins erfolgt bei der S-S-Brücke. Über das dabei gebildete und leicht nachweisbare H_2S ist der Reaktionsnachweis zusätzlich gesichert. Auf physiologischer Ebene konnte im Tierversuch gezeigt werden, daß bestrahlte Humanserumalbuminlösung gegenüber unbestrahlter eine drastisch andere Wirkung hat, was auch für die Ozoneigenbluttherapie gilt [10-12].

Folgende Untersuchungsverfahren wurden angewandt:

- Elektronenspinresonance (ESR) zum Nachweis der erzeugten Radikalionen
- Elektrophorese zum qualitativen Nachweis veränderter Proteine, speziell des HSA
- UV-VIS-Spektroskopie zum qualitativen, quantitativen und Zeitverhalten des aggregierten HSA (Hinweise für einen autokatalytischen Reaktionsmechanismus)
- High-Performance-Liquid-Chromatographie (HPLC) mit gleichzeitiger UV-VIS-Spektroskopie zur qualitativen und quantitativen Trennung der Serumproteine zur Analyse, Diagnostik und quantitativen Isolierung, insbesondere der aggregierten Proteine, speziell des HSA
- NMR-Spektroskopie zur Strukturaufklärung des aggregierten HSA
- Massenspektroskopie zur Erfassung kleinerer Bruchstücke, z.B. der Halbmoleküle und der Dimeren des HSA
- Ultrazentrifuge, HPLC-Gelfiltration und Light Scattering Verfahren zur Bestimmung des Molgewichts des aggregierten HSA
- Rotationsdispersion (RD) und Circulardicroismus (CD): Verfahren zur Bestimmung des veränderten Anteils der Tertiärstruktur des aggregierten HSA im Vergleich zum monomeren HSA
- Erfassung des in der Reaktion freiwerdenden Schwefelwasserstoffs als gesicherter Nachweis des Aufbrechens der S-S-Doppellbrücken im HSA als Vorrausetzung einer anschließenden Aggregation
- Messung der Plasmaviskosität als eines wesentlichen Indikators für eine wirksame Verbesserung der Mikrozirkulation mit dem Resultat,

daß aggregiertes HSA eine vergleichbare Wirksamkeit hat wie z.B. die UVB-Eigenblutbehandlung
- Ehrlich-Ascites-Mäuse-Tumor-Tierversuchsmodell: Es zeigte sich eine starke Tumorreduzierung durch UVB-Eigenblutbestrahlung.

Durch die bisherigen Versuche und Vorstellungen wird keinesfalls ausgeschlossen, daß die Fotoradikale des Blutes und damit die aktivierten Sauerstoffspezies ($O_2^{\cdot-}$, H_2O_2, $^{\cdot}OH^-$, $^1O_2^*$, etc.), die bei der UV-Bestrahlung entstehen, ebenfalls eine physiologische und eine therapeutische Wirkung zeigen. **Nur durch die Verbindung beider Effekte ist der komplexe Zusammenhang von Phasentheorie der Erregung, Zellstoffwechsel, Regulationsstoffwechsel, Grundregulation, Regulationskrankheiten und Wirkungsweisen bei der Ozon-Therapie und der UVB/HOT-Therapie zu erkären** [6-12].

Eigene experimentelle Arbeiten auf der Ebene von molekularen und zellphysiologischen Prozessen im Rahmen der Grundlagenforschung und eine erste klinische Pilotstudie von Turowski et al. [17] zeigen bisher keine Unterschiede zwischen HOT und UVB hinsichtlich Wirkungsweisen und Wirksamkeit.

Verallgemeinert können die Erkrankungen, die mit der Ozon-Therapie, der UVB und der HOT therapiert werden, auf zwei Grundindikationen zurückgeführt werden:

- Erkrankungen mit Störung der Durchblutung, besonders im Bereich der Mikrozirkulation;
- entzündliche Erkrankungen unterschiedlicher Genese, einschließlich septischer Prozesse; insbesondere Erkrankungen, deren Ursache unspezifische, zelluläre Immundefekte sind.

Vergleichbare Indikationen werden auch für andere Eigenbluttherapien und auch für die Sauerstoff-Mehrschrittherapie angegeben. All diesen Therapien ist gemeinsam, daß sie kaum Nebenwirkungen zeigen und nur bei pathologischen Zuständen wesentliche Reaktionen auslösen. Diese können bei Beachtung der Kriterien einer Reizkörpertherapie klinisch-chemische und andere pathologische Parameter in die Norm zurückbringen.

4.4 Mechanismen, Prozesse, Wirkungsweisen – Gemeinsamkeiten und Unterschiede

Um die komplexen Mechanismen und die zeitlich differenzierten Abläufe der verschiedenen Prozesse besser strukturieren und darstellen zu können, unterscheiden wir sinnvollerweise zwischen *Primär-* bzw. *Initialreaktionen* einerseits und *Sekundär-* bzw. Langzeitreaktionen andererseits. Die Tabellen 3 und 4 fassen diesbezügliche Gemeinsamkeiten und Unterschiede bei der UVB und der HOT zusammen.

Die Unterschiede sind im „Reaktionsauslöser" zu finden. Bei der O_2-Mehrschrittherapie ist der „Reaktionsauslöser" im wesentlichen der erhöhte Sauerstoffpartialdruck im Blut des Patienten. Bei der UVB ist dies im wesentlichen das Licht mit der Wellenlänge 253,7 nm, bei der HOT das nämliche Licht in Verbindung mit zusätzlicher Aufschäumung durch zugesetzten Sauerstoff; bei der Ozontherapie schließlich das zugesetzte Ozon in bestimmter Menge und Konzentration.

Die direkte und indirekte Erzeugung von aktivierten Sauerstoffspezien ($O_2^{\cdot-}$, H_2O_2, $^{\cdot}OH^-$, $^1O_2^*$) erfolgt bei allen vier Therapien auf unterschiedlichen Wegen und in unterschiedlichen Mengen; bei der O_2Mth nur in vivo, bei Ozontherapie, UVB und HOT in vivo und in vitro.

Im nächsten Reaktionsschritt werden direkt und indirekt aktivierte Makromoleküle (Proteine und Lipide) erzeugt, die als Peroxide bzw. Ozonide wie auch als Radikale, letztere z.B. durch Elektronenspinresonanz-Spektroskopie (ESR), meß- und nachweisbar sind.

Bei all diesen Therapien werden vergleichbare Reaktionskaskaden ausgelöst und es entstehen sehr ähnliche Lipid- und insbesondere Proteinperoxide bzw. -ozonide und deren nachfolgende Produkte.

Tabelle 3: Primärreaktionen (Initialreaktionen)

Therapieform	Reaktionsauslöser	Aktiv. O_2-spezies (direkt)	Akt. Makromoleküle (direkt)	Akt. Makromoleküle (indirekt)
–O_2-MT	O_2 ↑ (i.K.)	$O_2^{-\cdot}$, H_2O_2, $^{\cdot}OH^-$, $^1O_2^*$	($R^{\cdot}$)	Peroxide
–UVB	h · ν	$O_2^{-\cdot}$, H_2O_2, $^{\cdot}OH^-$, $^1O_2^*$	$R^{\cdot}$	Peroxide, (Ozonide)
–HOT	h · n (O_2 ↑)	$O_2^{-\cdot}$, H_2O_2, $^{\cdot}OH^-$, $^1O_2^*$	$R^{\cdot}$	Peroxide, (Ozonide)
–OZON	O_3	($^{\cdot}OH^-$, $O_2^{\cdot-}$, $^1O_2$)	($R^{\cdot}$) / Ozon	Ozonide, Peroxide

Tabelle 4: Sekundärreaktionen (Folgereaktionen)

Therapieform	Sekundärreaktion – Serumbest.	Sekundärreaktion – Korpuskel
$-O_2$-MT	-Peroxide/Ozonide	Erythozyten → 2,3 DPG
-UVB	z.B. auch	Granulozyten → Degranulation
-HOT	-Aggregierte Proteinmoleküle	Heparinozyten → Heparin
-OZON		
	↓	↓
	-direkte Reaktion (Erregungsniveau)	-Entzündungsreaktion
	-indirekte Reaktion (Immunreaktion)	

So werden z.B. über die Lipidperoxidation der Zellmembranlipide die Arachidonsäurekaskade und auf der anderne Seite die Aggregation der Serumproteine ausgelöst (siehe Tabelle 4). Dies führt zu verschiedenen Sekundärreaktionen. Die aggregierten Proteinmoleküle können mit hoher Wahrscheinlichkeit eine direkte Beeinflussung des Erregungsniveaus der Zellen nach sich ziehen [6, 7]. Weiterhin könnten sie unspezifische Immunreaktionen auslösen, die weitere Sekundärreaktionen an den Korpuskeln zeigen: Z.B. erhöht sich das 2,3 DPG in den Erythrozyten, die Granulozyten werden verstärkt degranuliert und durch die Heparinozyten wird vermehrt Heparin freigesetzt [5], wobei die Degranulation der Granulozyten der Auslösung einer Entzündungsreaktion mit Freisetzung von Entzündungsmediatoren entspricht.

Die HOT [9], die UVB [8] und die Ozontherapie greifen darüber hinaus aktiv in den Sauerstoffmetabolismus ein – sowohl über die aktivierten Sauerstoffradikale [8] als auch über die aggregierten Proteinmoleküle [10]. Denn beide Therapien verbessern die Sauerstoffutilisation [1, 9]. Die Gemeinsamkeiten beider Therapien werden besonders deutlich dadurch, daß sie beide Cholesterin-, Triglyzerid- und Fibrinogenkonzentration senken sowie die Thrombozytenfunktion normalisieren. Auch die Vollblutviskosität wie auch die Plasmaviskosität und Erythrozytenaggregation werden erniedrigt. Damit senken beide Therapien das Arterioskleroserisiko – eine Hauptindikation dieser Verfahren!

4.5 Die physiologischen und klinisch-chemischen Reaktionen im einzelnen

Die initial erzeugten Reaktionprodukte sind die indirekt über Sensibilisierung erzeugten aktivierten Sauerstoffspezies $O_2^{\cdot-}$, H_2O_2 , $\cdot OH^-$, $^1O_2^*$ und die durch die Strahlung direkt hergestellten Radikale $R^\cdot$ der Biomakromoleküle des Serums [4], z.B. der Membranproteine und -lipide der korpuskulären Bestandteile (Erythrozyten, Granulozyten etc.) des extrakorporal bestrahlten Blutes (Tabelle 3). Resultat ist bei beiden Substanzklassen ein autokatalytischer Zyklus (Lipide [6-9], Proteine [10-12]).

Die weiteren bisher empirisch erfaßten Wirkungen sind folgende:

- Die für die Verschlußkrankheit typische Geldrollenbildung der Erythrozyten wird unter Therapie aufgehoben, das heißt die Aggregation der Erythrozyten nimmt ab, deren Flexibilität und Verformbarkeit nehmen zu [5, 8, 9]. Dies führt zur verbesserten Sauerstoffversorgung der Gewebe.
- Dadurch wird die 2,3 DPG-Konzentration in den Erythrozyten erhöht [5, 8, 9]. Dies hat eine leichtere O_2-Abgabe und eine Verbesserung der Sauerstoffversorgung zur Folge.
- Hinzu kommt eine leichte Hydrämie. Diese hat Frick [5] als einen der ersten hämatologischen Befunde nach der UVB festgestellt.

Als komplexe Ursache werden heute diskutiert: die Erniedrigung des Hämatokrits, die Erniedrigung der Blutviskosität, eine bessere Gewebsperfusion mit Abnahme des Ödems, eine geringere periphere Vasodilation infolge Freisetzung körpereigenen Heparins, die Freisetzung von Prostazyklin aus den Endothelzellen und eine Abnahme der Hyperaktion der Thrombozyten mit Abnahme der Thrombozytenaggregation.

Bestätigt wird dies dadurch, daß schon 15 Minuten nach Bestrahlung eine Heparinozytendegranulation der basophilen Granulozyten einsetzt [5], die zur Freisetzung von Entzündungsmediatoren (Histamin, Kationen, PAF, Leukotriene, RS-A und $O_2^{\cdot-}$) führt. Schon fünf Minuten nach Bestrahlung kommt es zur Verminderung der Thrombozytenwerte um 12% und einer Hemmung der Thrombozytenfunktion oft bis auf 62% des Ausgangswertes.

Damit entsteht durch die Bildung von Thromboxan zunächst eine gefährliche Situation. Durch die gleichzeitige Freisetzung von körpereigenem

Heparin und Aktivierung der Fibrinolyse wird die Thromboxanwirkung aber wieder aufgehoben. Gleichzeitig aktiviert wahrscheinlich Thromboxan seine Gegenspieler im Endothel, das PG I2 oder das Prostazyklin [5].

Mit Prostazyklin kann man nach heutiger Kenntnis Thromben, z.B. bei Herzinfarkt, sehr gut auflösen.

Weiterhin kommt es nach Bestrahlung zur leichten Verstärkung der Phagozytose. Hierbei werden zusätzlich aktivierte Sauerstoffspezies ($O_2^{\cdot-}$, $^1O_2$*) gebildet. Zu den frühen Reaktionen gehören auch noch eine anfängliche Lymphozytopenie und eine später folgende Lymphozytose [5].

Langzeiteffekte bei UVB [5], HOT [4] und Ozontherapie [2, 3] sind demgegenüber die Erhöhung der Sauerstoffutilisation, das Ansteigen des antioxidativen Potentials und der antiradikalen Kapazität mittels nichtenzymatischer Scavenger, z.B. Vitamine C und E. Die Veränderungen weiterer klinisch-chemischer und rheologischer Parameter in Richtung Normalwerte wurden bereits zusammenfassend dargestellt.

Die dargestellten Prozesse und Wirkungsweisen machen deutlich, daß eine Vielzahl von katabol und anabol wirksamen Substanzen durch die sauerstoffmodifizierten Eigenbluttherapien erzeugt werden.

Katabol wirken
- aktiverte Sauerstoffspezies,
- Peroxide (Lipide, Proteine),
- Ozonide (Lipide, Proteine).

Anabol wirken
- fotodenaturierte Proteine (z.B. das HSA) als Halbmolekül oder/und als aggregierte Moleküle [6-12],
- Entzündungsmediatoren (Histamin, PAF, Prostaglandine, Leukotriene).

Diese Therapien sind demnach nicht nur unspezifische Reiztherapien, sondern auch spezifische Regulationstherapien, die sich durch die Erhöhung der gesamten Regulatorkapazität auszeichnen, d.h. von anabolen **und** katabolen Regulatorkonzentrationen. Bei Beachtung der Gesetze der Regulationsmedizin können damit über Adaptionsreaktionen entgleiste Stoffwechsellagen zur Norm hin korrigiert werden.

4.5.1 Immunogene Wirkungen

Daß mit Ozontherapie, UVB, HOT und auch der O_2-Mth das Immunsystem beeinflußt und stimuliert werden kann, ist bei Wolff [18], Rilling/Viebahn

[2, 3], Wiesner [19], Frick [5] und Ardenne [20] nachzulesen. Tabelle 5 gibt einen Überblick über die diesbezüglichen Wirkungen.

Tabelle 5: Übersicht über immunogene Wirkungen sauerstoffmodifizierter Eigenbluttherapien

Steigerung der unspezifischen zellulären Abwehr
Wirkung auf:
* Chemotaxis der Leukozyten
* Phagozytose- und Abtötungsleistung der neutrophilen Granulozyten
* Aktivierung von Makrophagen
* Phagozytose durch Makrophagen
* TNF-α-Produktion
* Interleukin-1-Produktion
Steigerung der spezifischen zellulären Abwehr
Wirkung auf:
* T4-Helferzellen
* Interleukin-2-Produktion
Steigerung der spezifischen humoralen Abwehr
Wirkung auf:
* Stimulation von B-Lymphozyten (Plasmazellen) und deren Antikörperproduktion (IGM)
Virushemmung
Wirkung auf:
* Direkte antivirale Wirkung
* Interferonproduktion

Man kann davon ausgehen, daß auch anderweitig verfremdetes Eigenblut, z.B. die sog. kleinen Eigenbluttherapien, vergleichbare Entzündungs- und Immunreaktionen in den Blutgefäßen, in der Haut und im Muskelgewebe auslösen, z.B. über die Granulozyten (Leukozyten) bzw. Makrophagen. Dies entspräche einer verstärkten Leukozytolyse als Gegenregulation und somit einer Stimulation der von den Naturheilärzten als *Selbstheilungskräfte* verstandenen Prozesse im Organismus.

Da durch Ozontherapie und UVB/HOT einerseits unspezifische Entzündungs- und Immunreaktionen ausgelöst werden, andererseits die Regulationskapazität spezifisch erhöht wird, d.h. anabole und auch katabole Substanzen erzeugt wurden, können wir diese Therapiemethoden gleichzeitig als unspezifische Reiz- wie auch als spezifische Regulationstherapie verstehen [11, 12].

4.5.2 Aggregiertes Humanserumalbumin als Regulationspharmakon

Wie wir gesehen haben, entsteht bei allen Ozon-Sauerstofftherapien (Ozon-, HOT und UVB-Eigenbluttherapien) aus dem *monomeren Humanserumalbumin* (m-HSA) auch *aggregiertes Humanserumalbumin* (Delta-HSA). Dieses löst über *mediatorvermittellte* („positive") Belastungsadaptationen im Blut als biogener Immunmodulator sog. *pseudoallergische* Reiz-Reaktionskaskaden aus [11-13]. **Dies gilt im Hinblick auf die Verfremdung der Eiweiße zum Reizkörper verallgemeinert für alle Eigenbluttherapien.**

Der unspezifische Reiz, z.B. durch das *aggregierte Humanserumalbumin* (Delta-HSA), wirkt hier durch Auslösung der sog. Selbstheilungskräfte oder auch einer „Heilentzündung" im Sinne einer *autoregulativen* bzw. *kybernetischen* Medizin.

Abb. 2 faßt die wesentlichen Aspekte der komplexen Regulationsreaktion *monomeres HSA/Delta(=aggregiertes)-HSA* als übergeordnete Regulations- und Steuerungsreaktion zusammen.

Delta-HSA kann dabei als *Streßprotein* aufgefaßt werden, da bei Streß – speziell bei Dysstreß, also kataboler Entgleisung – die Delta-HSA-Komponente der komplexen Regulationsreaktion ansteigt und die monomere HSA-Komponente sinkt. Der Nachweis gelingt mittels Gelfiltration (HPLC). Bei anaboler Entgleisung ist es umgekehrt.

Oxidativer Streß erzeugt **katabole Entgleisung** mit alkalischem Reaktionsmilieu, Erhöhung der Delta-HSA-Komponente und z.B. auch der Cholesterinkonzentration (!) im Blut. Er löst als kybernetische Gegenregulation anabol-entzündliche Prozesse aus.

Anabole Entgleisung zeigt *reduktive* Eigenschaften und somit saures Reaktionsmilieu an und löst demgegenüber bei niedrigen Delta-HSA-Konzentrationen eine Verstärkung kataboler Stoffwechselprozesse als kybernetische Gegenregulation aus.

Auch im Hinblick auf die Regulation über das HSA können die hier behandelten Eigenblutvarianten sowohl als unspezifische Reiz-Reaktionstherapie als auch als spezifische Regulationstherapie gesehen werden. Als erstere induzieren sie pseudoallergische, mediatorvermittelte Reaktionen. Als letztere nutzen sie die komplexe Reaktion von monomerem und aggregiertem HSA als Regulation aus.

Der Vorwurf von klinischer Seite, es gebe keine ausreichenden Vorstellungen zum Wirkmechanismus dieser Therapien, dürfte damit hinreichend entkräftet sein.

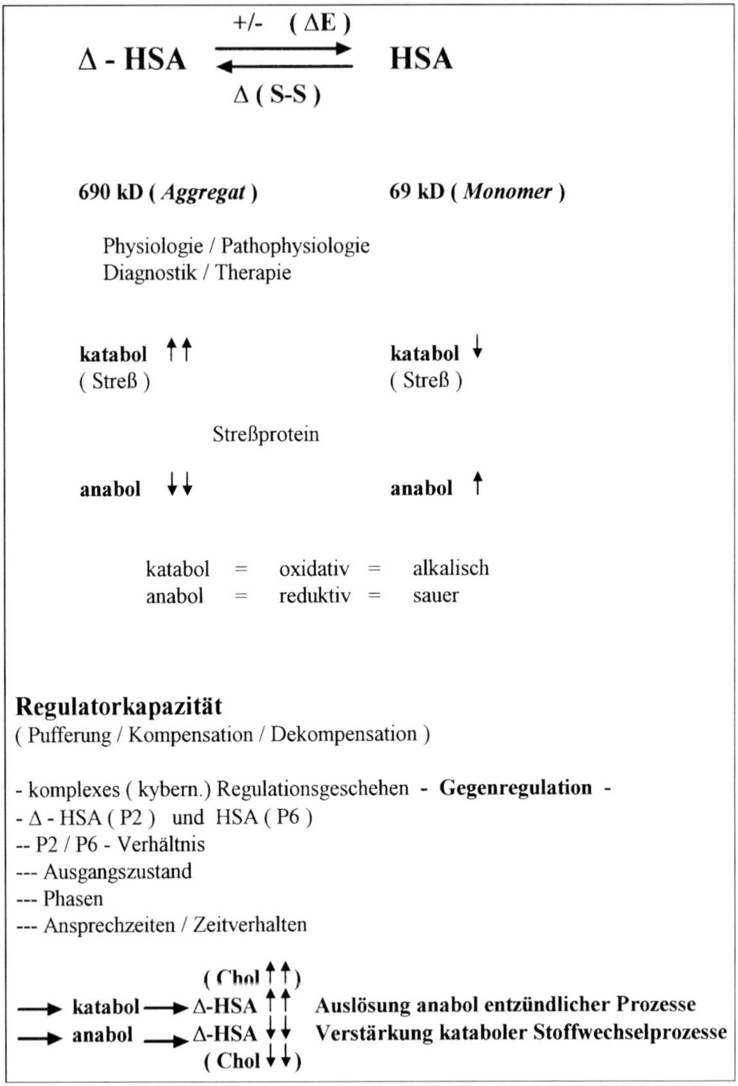

Abb. 2: Verallgemeinerte Prinzipien der HSA-Reaktion

Literatur

[1] **Krebs, H.:** Eigenbluttherapie – Methodik, Indikationen, Praxis. Neckarsulm: Jungjohann, 1992

[2] **Rilling, S. u. Viebahn, R.:** Praxis der Ozon-Sauerstoff-Therapien. 3. Auflage. Heidelberg: Verlag für Medizin Dr. Ewald Fischer, 1985.

[3] **Viebahn-Hänsler, R.:** Ozontherapie – therapeutische Grundidee und Wirksamkeitsmodelle. Erfahrungsheilkunde 40, 296-299, 1991.

[4] **Krimmel, M.:** HOT in der Praxis. In : Methoden der UV-Bestrahlung von Blut – HOT und UVB. Stuttgart: Hippokrates, 1990, S. 90-111

[5] **Frick, G.:** Fibel der UV-Bestrahlung des Blutes (Wissenschaftliche Beiträge der Ernst-Moritz-Arndt-Universität Greifswald). Greifswald: Ernst-Moritz-Arndt-Universität, 1989.

[6] **Dehmlow, R., Segal, J.:** Physikalisch-chemische Grundlagen der UVB und HOT. In: Methoden der UV-Bestrahlung von Blut – HOT und UVB. Segal, J., Seng, G., eds. Stuttgart: Hippokrates, 1990; 25-37.

[7] **Segal, J., Dehmlow, R.:** Zellphysiologische Grundlagen der Wirkung UV-bestrahlten Blutes. In: Methoden der UV-Bestrahlung von Blut – HOT und UVB. Segal, J., Seng, G., eds. Stuttgart: Hippokrates, 1990; 38-52.

[8] **Dehmlow, R.:** Mechanismen, Prozesse und Wirkungsweisen der UVB und HOT. Teil 1: Einleitung, Pathophysiologie, Indikation. Therapeutikon 5, 446-450, 1991

[9] **Dehmlow, R.:** Mechanismen, Prozesse und Wirkungsweisen der UVB und HOT. Teil 2: Empirische Wirkungen, Mechanismen, Prozesse und komplexe Wirkungsweisen. Therapeutikon 5, 526-531, 1991.

[10] **Dehmlow, R.:** Mechanismen, Prozesse und Wirkungsweisen der UVB und HOT. Teil 3: Ausgewählte eigene experimentelle Resultate und deren Interpretation im Kontext eigener Arbeiten. Therapeutikon 5, 587-595, 1991.

[11] **Dehmlow, R.:** Grundregulation, Zellstoffwechsel, Regulationskrankheiten und die HOT/UVB. Teil 1: Einleitung, Pathophysiologie, Indikationen. Erfahrungsheilkunde 41, 479-484, 1992.

[12] **Dehmlow, R.:** Grundregulation, Zellstoffwechsel, Regulationskrankheiten und die HOT/UVB. Teil 2: Stoffwechselregulationen, Entgleisungen, Grundregulationen und die UVB/HOT. Erfahrungsheilkunde 41, 565-570, 1992.

[13] **Dehmlow, R.:** Publikationen in Vorbereitung

[14] **Segal, J. und Dehmlow, R.:** The Origin of Biopotentials According to the Phase Boundary Concept. Acta Biochim. Biophys. Hung. 22 (4), 439-462, 1987.

[15] **Segal, J.:** Le mechanisme de la vision des couleurs – physiologie, pathologie. Doin, Paris 1953

[16] **Pasternak, C.A.:** Viruses as toxins – with special reference to Paramyxoviruses. Arch..Virol. 93, 169-184, 1987.

[17] **Turowski, A. et al.:** Über die Behandlung des sekundären und primären Raynaud-Syndrom mit der HOT und UVB. Zeitschrift für Naturheilverfahren 8/92, 638-645.

[18] **Wolff, H.H.:** Das medizinische Ozon. Theoretische Grundlagen, therapeutische Anwendungen. Heidelberg: Verlag für Medizin Dr. Ewald Fischer, 1982.

[19] **Wiesner, A.:** Über experimentelle und klinische Ergebnisse bei der therapeutischen Anwendung von Ultraviolettbestrahlung in der Medizin unter besonderer Berücksichtigung der Ultraviolettbestrahlung des Eigenblutes aus historischer Sicht (Dissertation A, Greifswald), 1987.

[20] **Ardenne, M.v.:** Sauerstoff-Mehrschritt-Therapie. Stuttgart/New York: Georg Thieme, 1987.

5 Die Therapie mit Eigenblutzytokinen

Eine spezifische Immuntherapie in der Tumorbehandlung

N.W. Klehr

5.1 Einleitung

Die Therapie mit Eigenblut war, wie wir in den Vorkapiteln schon gehört haben, früher innerhalb der Schulmedizin weit verbreitet. Im klinischen Standardnachschlagewerk Pschyrembel als „*i.v. Blutentnahme mit sofortiger i.m. Reinjektion*" definiert, wird sie heute vor allem im Zusammenhang mit solchen chronischen Krankheiten gesehen, die durch andere Therapien nicht zu beeinflussen sind, und den Therapieprinzipien der Erfahrungsmedizin subsumiert [1].

Als „schulmedizinischer Standard" bei akuten infektiösen Erkrankungen wurde sie durch Antibiotika, Antimykotika und Virustatika verdrängt. Diese gelten als standardisierbare Behandlungsmethoden mit quantifizierbaren Wirkungs- und Heileffekten

Ähnliches wurde mit der Einführung der Zytostatika auch in der Tumortherapie erwartet. Zwar ist die zytostatische Wirkung von Substanzen wie Arsen schon seit Jahrhunderten in der traditionellen Schulmedizin bekannt. Jedoch erst die exakte Dokumentation der Wirkungsweise des zunächst als Kampfgas entwickelten Senfgases (LOST) (Übersicht in [2]) in seiner Wirksamkeit auf die Reduktion von Neuerkrankungen bei Leukämien im Kindesalter führte zum heute gebräuchlichen generellen Einsatz und zur Weiterentwicklung der Chemotherapie.

Im Gegensatz zum therapeutisch verifizierbaren Effekt der Antibiotika, Antimykotika und Virustatika konnten jedoch die Zytostatika die in sie gesetzten Hoffnungen – und das gilt bis heute – nur bei wenigen Tumorerkrankungen erfüllen. Ihr Hauptindikationsfeld bleiben Lymphome und Leukämieerkrankungen, bei denen Remissionen und Lebensverlängerung eindeutig nachgewiesen sind. Zwar sind auch bei einigen eher seltenen Tumorformen, z.B. beim kleinzelligen Bronchialkarzinom, bei Hodentumoren und – noch nicht eindeutig gesichert – beim Ovarialkarzinom, lebensverlängernde Effekte in der Literatur beschrieben (Zusammenfassung bei [3]). Bei den häufigsten Tumorarten jedoch, die vorwiegend epithelialen

Ursprungs sind, ist eine Lebensverlängerung durch die Chemotherapie gemäß wissenschaftlich biometrischer Kriterien bis heute nicht gesichert [3]. Dennoch wird sie unter Inkaufnahme therapiebedingter Nebenwirkungen bis hin zu therapiebedingten Todesfolgen [3, 4] routinemäßig durchgeführt.

Vor dem Hintergrund bekannter Resistenzentwicklungen bei Infektionskrankheiten einerseits und dem eingeschränkten Indikationsspektrum der Zytostatika bei Tumorerkrankungen andererseits hat sich die Eigenbluttherapie bis zum heutigen Tage in der Erfahrungsheilkunde als potentes Therapeutikum bewährt; in der Zwischenzeit freilich mit verschiedenen Modifikationen versehen, beispielsweise der Anreicherung mit Ozon und anderem (kritische Übersicht bei [5] und vorhergehende Kapitel dieses Buches).

Daß der Therapie mit Eigenblut (in Form intra- und postoperativer autologer Transfusionen) auch tumorreduzierende Wirkung zukommt, gilt heute als statistisch gesichert [6-9] und ist, in Metaanalysen zusammengefaßt, dokumentiert. Hierbei dürften die antitumorwirksamen Bestandteile wohl kaum in den Erythrozyten lokalisiert sein. Vielmehr wird die spezifische Tumorwirksamkeit den anteilsmäßig vorhandenen und durch Aufbereitung des Blutes vermutlich potenzierten spezifischen, jedoch noch wenig erforschten immunaktiven Substanzen zugeschrieben. Hierzu gehören vor allem die Zytokine, insbesondere die antigeninduzierten Zytokine (z. B. Interferone, Interleukine, Tumornekrosefaktor). Siehe hierzu die Übersicht bei Ibelgaufts [10].

Diesen Zytokinen kommt auch eine entscheidende Rolle in der spezifischen Tumorabwehr zu. Dies gilt heute als unumstritten und angesichts der Fülle der inzwischen hierzu erschienenen Publikationen weltweit als wissenschaftlich belegt. Eine erste Zusammenfassung wurde von Bergmann et al. bereits 1994 vorgelegt [11]. Hierbei handelt es sich um solche Zytokine, die entweder homologen, heterologen oder rekombinanten Ursprungs sind, d.h. um Fremdzytokine. An dieser Stelle muß vor allem auf die Pionierarbeit von Rosenberg und dessen Publikation zu Interleukin 2 verwiesen werden [12].

Heute wissen wir, daß den Zytokinen, soweit sie nicht autologen Ursprungs sind, nur ein therapeutisch unspezifischer Effekt zukommt, was insbesondere am Spektrum der Nebenwirkungen [10] erkennbar wird. Eine Individualspezifität wird ausschließlich den autologen Zytokinen zugeschrieben [7-9,13].

Molekularbiologisch sind die Zytokine zumeist Glykoproteine; funktionell gelten sie als Immuntransmittersubstanzen. Produziert und sezerniert werden sie vor allem von den Lymphozyten und hier besonders von den antigenaktivierten T-Lymphozyten. Sie aktivieren andere Zellen bzw. beeinflussen deren immunmodulatorische Funktion (Übersicht bei [10, 13]).

Gegen die spezifische Wirksamkeit nicht-autologer Zytokine spricht auch der wissenschaftlich begründete Therapieansatz verschiedener Autoren, heterologe Zytokine in besonders niedriger Dosierung und dann in Verbindung mit Immunsuppressiva bzw. Zytostatika einzusetzen [14].

So gesehen haben die nicht-autologen Zytokine die in sie gesetzten Erwartungen nicht erfüllt, sondern können nach wissenschaftlich gesichertem Wissen nur als unspezifische Immunstimulatoren betrachtet werden. Dies betrifft nicht nur den Therapieeffekt bei Tumorerkrankungen, sondern auch die Therapie von Nicht-Tumorerkrankungen [15].

Eine spezifische Immunstimulation können schon aus physiologischen Überlegungen heraus ausschließlich die *autologen* Zytokine entfalten. Insbesondere für den Therapieeffekt bzw. für die Immunmodulation im Rahmen der Tumortherapie ist dies bereits beschrieben [13, 16-22].

5.2 Material und Methode

5.2.1 Voraussetzung

Die In-vitro-Herstellungstechnik der Eigenblutzytokine beruht auf der Tatsache, daß bereits im Stadium I bei Tumorerkrankungen eine relevant hohe Zahl von Tumorzellen im peripheren Blut zirkuliert [23-31].

Dieses Phänomen wurde im Jahr 1980 zuerst beschrieben. Aus technischen Gründen war damals die Dokumentation nur nach rein morphologischen Kriterien möglich [32]. 1992 war es gelungen, dieses Phänomen auch mit immunologischer Nachweistechnik gemäß dem heute gültigen wissenschaftlichen Standard zu verifizieren [33]. Tumorzellen exprimieren demzufolge an ihrer Oberfläche unter anderem den Oberflächenmarker CD 44 v in der gleichen Weise wie Lymphozyten.

Die Autoren gehen nun davon aus, daß die Expression dieses Oberflächenmarkers nur *einem* von mehreren Pathomechanismen entspricht, der Tumorzellen gleichermaßen wie Lymphozyten dazu befähigt, über die Endstrombahn das Blutgefäßsystem zu verlassen und so ungehindert – Lymphozyten imitierend – den Metastasierungsprozeß in Gang zu setzen. So hindern die Tumorzellen trotz ihrer Antigennatur die übrigen immunkompetenten Zellen daran, sie, die Tumorzellen, als Antigene zu determinieren.

Mit dieser detaillierten Erstbeschreibung war es den Autoren gelungen, zusätzlich auch auf immunologischer Basis den Weg des Metastasierungspotentials von Tumorzellen nachzuweisen, welcher bis dahin ausschließlich der protektiven Expression des Schwangerschaftshormons ß-HCG durch Tumorzellen zugeschrieben wurde.

5.2.2 Technische Vorgehensweise

Der behandelnde Arzt entnimmt dem Patienten mittels eines hierzu speziell gefertigten und bereitgestellten Entnahmebesteckes Blut und schickt es zur Bearbeitung ein. Im Herstellungslabor trennt man zunächst die Erythrozyten mechanisch ab, sodann – mittels einer speziell hierfür entwickelten Technik – auch einen Teil des verbliebenen Zellgemisches, der nunmehr aus mononukleären Zellen besteht; je nach Zelldichte sind das ca. 25-30% der Zellzahl.

Im nächsten Schritt wird versucht, durch vorsichtiges Zentrifugieren die äußeren Bestandteile der Zellmembranen dieser abgetrennten mononukleären Zellen einschließlich deren Oberflächenmarker, wie z.B. CD 44 v, zu depletieren [6, 32]. Die individuell unterschiedliche Beschaffenheit der Zellmembranen dieser mononukleären Zellen macht ein vorsichtiges schrittweises Vorgehen erforderlich. Wir beginnen mit 800 Upm/10 min. Dann kontrollieren wir visuell unter dem Phasenkontrast-Mikroskop. Wichtig ist dabei die vergleichende Evaluation der Zellmembrandichte der unbehandelten mit den behandelten mononukleären Zellen. Zur Induktion einer relevanten Zytokinexpression der In-vitro-Inkubation sind mindestens 40-60% der äußeren Zellmembranbestandteile zu depletieren.

Bei nicht ausreichend erfolgter Reduktion der Zellmembrandichte sind weitere Zentrifugationsschritte anzuschließen, wobei eine Steigerung um jeweils 300 Upm pro Arbeitsschritt empfehlenswert ist. Das Ergebnis ist erneut mittels Phasenkontrast-Technik zu überprüfen. Eine völlige Zerstörung der Zellmembranen ist jedoch zu vermeiden, weil das hieraus resultierende therapeutische Substrat klinisch nur noch wie eine Vakzine wirken würde.

Im labortechnischen Erfolgsfall gelingt es, nicht nur die freigelegten Tumorzellen, sondern auch die Tumorantigen-phagozytierenden Makrophagen als Antigenträger in vitro zu präsentieren.

Durch die In-vitro-Zugabe der zuvor abgetrennten unbehandelten mononukleären Zellen werden die so zur Antigenpräsentation modifizieren mononukleären Zellen (Tumorzellen und Makrophagen) und deren abgetrennte Zellenoberflächenbestandteile gemeinsam den unbehandelten Leukozyten in vitro mittels Inkubation präsentiert. Mit dieser Antigenpräsentation gelingt es, in vitro Antigen-Antikörper-Reaktionen spontan auszulösen, insbesondere ohne die Zugabe der klassischen Immunaktivatoren, wie beispielsweise PHA, Freudsches Adjuvans o. ä.

Im Gegensatz zu anderen labortechnischen Verfahren verwenden wir nicht nur selektiv bestimmte Zellpopulationen, wie z. B. isolierte Natural Killer Cells oder aktivierte T-Lymphozyten, sondern die (mononukleären) immunkompetenten Zellen des peripheren Blutes in ihrer Gesamtheit. Ziel und Absicht des Inkubationsprozesses ist es, diese unter Entwicklung ihrer auch heute noch nicht endgültig erforschten immunogenen Potenzen und Interaktionen in vitro alle immunkompetenten Blutbestandteile des Patienten zur Zytokinexpression anzuregen.

Da wir auf die Zugabe jeglicher allogener oder heterogener Substanzen (Immunstimulatoren) verzichten, induzieren wir – zunächst in vitro – ausschließlich spezifische Immunreaktionen und schließen damit unspezifische, zusätzlich gegen diese heterogenen Immunstimulanzien selbst gerichtete Immunreaktionen bereits initial (in vitro) aus. Für die klinische (in vivo) Anwendung sollen damit unerwünschte Nebenreaktionen unspezifischer Genese vermieden werden, wie diese von den herkömmlichen (unspezifisch wirksamen) Immunstimulanzien hinreichend bekannt sind.

Mit dieser In-vitro-Technik [6, 32] dürften in vitro neben den Zytokinen auch andere immunaktive Substanzen generiert werden; so ist z.B. auch die Produktion spezifischer Tumorantikörper zugrunde zu legen. Als sensitiver Nachweis dafür, ob tatsächlich in vitro während des Inkubationsvorganges immunologische Prozesse in Gang gesetzt worden sind oder nicht, eignen sich die Zytokine als die Signaltransduktoren besonders gut. Hierzu werden zunächst prae incubationem die folgenden Zytokine bestimmt:

- Tumornekrosefaktor alpha (TNF-α)
- Interferon gamma (IFN-γ)
- Interleukin 2 Rezeptor (s IL 2-R)

Die Meßtechnik erfolgt mittels des Enzyme Linked Immuno Sorbent Assay (ELISA). Nach Abschluß des Inkubations- und Herstellungsvorganges erfolgt die zweite Messung diesmal der in vitro generierten Zytokine, wie bereits beschrieben. Zur Herstellung und Abgabe als Arzneimittel kommt es nur dann, wenn im Rahmen des Inkubationsprozesses eine Anreicherung von mindestens 200% und mehr bezüglich zwei von drei dieser obengenannten Zytokine erfolgte. Anderenfalls muß erneut Blut entnommen und der gesamte Vorgang wiederholt werden.

Nach Prüfung der erforderlichen Voraussetzungen, wie vorschriftsmäßige Produktionstechnik nach den GMP-Bedingungen, Dokumentation und Qualitätssicherung sowie aller übrigen gesetzlich geforderten Voraussetzungen zur Herstellung von Arzneimitteln, hat uns – im Benehmen mit der obersten Bundesbehörde – die zuständige Landesbehörde die erforderliche arzneimittelrechtliche Herstellungserlaubnis gem. §§ 13, 14 Arzneimittelgesetz (AMG) erteilt. Eigenblutzytokine sind somit ein Arzneimittel.

Eine freiwillige, vom Gesetzgeber nicht geforderte Qualitätssicherung ist durch die Akkreditierung an das *College of American Pathologists* (CAP) zusätzlich erfolgt, womit sichergestellt ist, daß die Qualitätskontrollen zusätzlich auch den international geforderten Standards entsprechen.

5.3 Klinisch therapeutische Ergebnisse

Wie die körpereigenen Zytokine – ob nun in vivo spontan generiert oder als Arzneimittel injiziert – ihre Wirksamkeit entfalten, ist wissenschaftlich noch nicht endgültig belegt. Die folgende Arbeitshypothese erscheint jedoch schlüssig: Zytokine sind Signaltransduktoren des Immunsystems. Als solche – davon ist auszugehen – docken sie post injectionem an die Rezeptoren der in der Endstrombahn zirkulierenden und der gewebsständigen immunkompetenten Zellen an. Ihre weitere transmittierende Potenz entfalten sie dann nicht nur lokal,sondern über den Gefäßweg im Tumorgewebe des gesamten Organismus.

Therapeutisch applizieren wir – dies hat sich aus der Erfahrung heraus bewährt – jeden zweiten Tag je eine Ampulle à 2 ml subkutan, z.B. in die Abdominalregion. Da es sich um eine *spezifische* Immunstimulation handelt, wird am Injektionsort keinerlei entzündliche Infiltration induziert, wie dies bei herkömmlichen Immunstimulantien sonst der Fall ist. Die klinische Erfahrung hat statt dessen gezeigt, daß ab der 3. bis 5. Injektion sowohl am ggf. verbliebenen Resttumor als auch an den Metastasen eine entzündliche Infiltration ausgelöst wird. Diese entzündliche Infiltration ist zwar grundsätzlich dosisabhängig, folgt jedoch anderen Gesetzmäßigkeiten, als wir es von den direkt und quantitativ wirksamen Arzneimitteln her kennen. Im Gegensatz hierzu haben die signaltransduzierenden Zytokine anscheinend eine qualitative und nicht eine quantitative Funktion.

5.4 Laborparameter

Es empfiehlt sich, zweiwöchig ein Differentialblutbild anzufertigen, wobei vor der Therapie die Basisdokumentation erfolgen sollte. Die zusätzliche Lymphozytentypisierung, insbesondere die quantitative Dokumentation der CD 4-, CD 8-, B-, T- und NK-Zellen, ist für die Bewertung des Therapieerfolges hilfreich. Das gleiche gilt für den Zeitpunkt der Beendigung der jeweiligen Therapieserie. Eine Zwischenuntersuchung nach 6wöchiger Therapie ist sinnvoll. Soweit Kostengründe dem entgegenstehen, kann von der Lymphozytentypisierung abgesehen werden. Eine initiale, eine Zwischen- und eine Enddokumentation pro Serie gilt auch für die Tumormarker. Wie bei den natürlich in Gang gesetzten spezifischen Entzündungsreaktionen (targeting) ist auch unter der Therapie von folgenden Veränderungen der Laborparameter auszugehen:

Zunächst kommt es zu einer nur kurz andauernden Leukopenie mit reaktiver Lymphopenie, was wir als Auswanderung der immunkompetenten Zellen in das Tumorgewebe deuten. Sodann tritt eine reaktive Leukozytose ein. Diese ist direkt abhängig einerseits von der Tumormasse und deren Ausbreitung bzw. Metastasenverteilung, andererseits vor allem von der vortherapiebedingten Immun-Restkompetenz des Patienten. Wenn man die Lymphozytentypisierung in kürzeren Abständen durchführt, fällt dabei primär eine deutliche Reduktion der B-Lymphozyten auf, entsprechend der Initialphase einer Immunantwort. Auch die Antikörper produzierenden

Plasmazellen reduzieren sich entsprechend der initialen Immunaktivierung im Gewebe besonders augenfällig.

Ab der dritten Therapiewoche kommt es zum deutlichen Anstieg der NK-Zellen im peripheren Blut, was wir als erstes Zeichen der regenerativen Aktivierung auf Knochenmarksebene deuten. Die Phase der NK-Zellaktivierung wird begleitet von klinisch relevanten Symptomen im Sinne einer entzündlichen Infiltration. Bei Knochenmetastasen beispielsweise wandelt sich der im allgemeinen dumpfe, schwer definierbare Schmerz durch die Behandlung in einen typischen, dem Patienten eher vertrauten Entzündungsschmerz, der jetzt sogar als wohltuend, weil bekannt, verspürt wird. Die Patienten wollen dann oft die Dosis erhöhen, was wir jedoch keinesfalls empfehlen können.

Bei Lebermetastasen empfiehlt sich parallel die Dokumentation der γ GT, der alkalischen Phosphortase (AP) und der Transaminasen (SGOT und SGPT). Therapieinduziert kommt es hier zum Anstieg von AP und γ GT, SGOT und SGPT bleiben weitgehend unverändert.

Nach unseren bisherigen Ergebnissen verhalten sich Tumormarker unter Therapie unterschiedlich. Sie können sowohl ansteigen als auch abfallen. Dies gilt besonders für diejenigen, die labortechnisch mittels Antigen-Antikörper-Reaktion bestimmt werden, wie z. B. PSA, CEA und CA 15-9. Sogar bei Tumorremissionen, die wir mit den bildgebenden Verfahren dokumentieren, haben wir einen deutlichen Anstieg der Tumormarker erlebt.

Bis heute ist nicht klar, auf welchen pathophysiologischen Vorgängen dieses Phänomen beruht. Wahrscheinlich spielt eine Rolle, daß es sich bei diesen Tumormarkern um Tumor*antigene* handelt. Diese haben durch die therapiebedingte Tumordestruktion und die damit verbundene vermehrte Freisetzung von Tumormaterial auch ein entsprechend vermehrtes Substratangebot. Dies würde ihr teilweises Ansteigen bei anfänglichen Laborkontrollen erklären. Mit zunehmender Heilung und über die gesamte Therapie hin gesehen sollten freilich die Tumormarker dann in jedem Fall abfallen.

Wir hoffen, diese Phänomene durch unsere weiteren Studien pathophysiologisch bald verbindlicher erklären zu können. Tierexperimente freilich waren und sind für solche Studien nur bedingt tauglich. Denn zwischen spontan (in vivo) induzierten Tumoren und deren Metastasierungsverhalten einerseits und den experimentell (in vitro/in vivo) induzierten Tumoren andererseits besteht ein erheblicher sensitiver und auch immunologisch definierter Unterschied; insbesondere, was die immunologische Akzeptanz und Immunantwort betrifft, wie z.B. im transgenen Tier.

5.5 Bei der Therapie beobachtete Effekte

Wie bei einer spezifischen Immunreaktion zu erwarten, kommt es ausschließlich am Ort des Tumors und der Metastasen zur entzündlichen Infiltration. Damit wird physiologisch die Spontanheilung eingeleitet. Dies ist bei kutanen Metastasen besonders gut zu beobachten, was bei Patientinnen mit Mammakarzinom gut augenscheinlich wird.

Im Niveau der Haut liegende lentiginöse Metastasen, die, porzellanartig imbibiert, zunächst wenig auffallen, entwickeln beispielsweise nach einer (Mindest-) Therapiedauer von 2-3 Wochen eine gut sichtbare entzündliche Infiltration.

Auch bei einer Lymphangiosis carcinomatosa können therapiebedingt sicht- und tastbare Entzündungsreaktionen im Bereich der Lymphbahnen entstehen.

Bei tiefliegenden Tumorarealen kann man entsprechende Entzündungsphänomene mit bildgebenden Verfahren dokumentieren. Dabei fallen in unmittelbarem Zusammenhang mit der Eigenblutzytokine-Therapie entstandene, mehr oder weniger starke Randzonen auf; mitunter auch mit einer zentralen Nekrosenbildung. Hierfür haben wir computertomographisches, NMR- und auch konventionelles röntgenologisches Bildmaterial vorliegen.

5.6 Auswahl der Patienten

Die Eigenblutzytokine-Therapie wurde bislang vorwiegend bei solchen Patienten durchgeführt, die von den vorbehandelnden Ärzten – auch den Patienten selbst gegenüber – als *„austherapiert"* bezeichnet worden sind. Es handelte sich dementsprechend fast ausschließlich um Krebskranke, die sich bereits einer Chemotherapie und/oder einer Strahlentherapie unterzogen hatten, bei denen jedoch trotz allem eine Tumorprogression zu verzeichnen war. Dabei wurde die Eigenblutzytokine-Therapie entweder allein oder in Kombination mit anderen Therapiemaßnahmen angewandt, unter denen jedoch zuvor ein progressiver Verlauf nicht verhindert werden konnte.

Erste statistisch verwertbare Therapieergebnisse wurden in Vorbereitung einer Studie im Jahre 1998 in Form einer rückschauenden Stichprobenuntersuchung aus unselektierten Patientenunterlagen der Jahrgänge 1996 und 1997 untersucht. Die Ergebnisse eines halben Jahres Therapieverlauf wurden in einer gutachtlichen Stellungnahme zusammengefaßt. Bei den Completern, also denjenigen Patienten, denen mindestens zwei Therapieserien (6 Monate) verabreicht werden konnten, führte die oben beschriebene Anwendung der Eigenblutzytokine in 45% zu „*...einer Abnahme der Tumormasse, ...einer Tumoreinschmelzung* (oder) *...zu einer stabilen Phase*" [34].

5.7 Therapiedauer

Die Therapie sollte solange fortgesetzt werden, bis verbliebene Resttumore oder Metastasen vollends eingeschmolzen sind. Anschließend kann man das Verfahren auch diagnostisch zur jährlichen Kontrolle nutzen: Bei erneutem Auftreten von Mikrometastasen ist in vitro wieder mit einer erhöhten Zytokinanreicherung zu rechnen.

5.8 Diskussion und Ausblick

Neue Therapieverfahren, die von außerhalb der Betriebsstätten pharmazeutischer Großbetriebe oder von außerhalb der Universitäten kommen, gelten zumindest in Europa von vornherein als „*umstritten*".

Auch das von mir vorgestellte Therapieverfahren mit Eigenblutzytokinen führte sowohl bei Befürwortern als auch bei Gegnern in der Fach- und in der Laienpresse nicht selten zu Kontroversen und oft emotionsgeladenen Diskussionen.

Die Bereitschaft, zu solchen Therapieverfahren klinisch wissenschaftliche Studien durchzuführen, ist dementsprechend sehr gering, obwohl öffentliche und halböffentliche Einrichtungen, die gerade für solche Forschungsprojekte erhebliche öffentliche Mittel erhalten, hierzu unvoreingenommen verpflichtet wären (z.B. [35]).

Im Jahre 1997 hat die zuständige Landesbehörde – im Benehmen mit der obersten Bundesbehörde – nach der gesetzlich vorgegebenen Überprüfung die erforderliche arzneimittelrechtliche Herstellungserlaubnis gem. §§ 13, 14 AMG für die Herstellung der Eigenblutzytokine erteilt. Damit sind diese den Blutprodukten aus den Blutspendediensten[1] vergleichbar und können über den Arzt, die Apotheke oder das Krankenhaus abgegeben werden.

Wir beabsichtigen, in den geplanten und jetzt (1999) anlaufenden Studien die bislang kasuistisch belegte Wirksamkeit der Eigenblutzytokine auf das Tumorwachstum und ihren positiven Einfluß auf die Lebensqualität auch statistisch belegen zu können.

Literatur

[1] **Pschyrembel, W., Zink, Ch., Dornblüth, O.:** Klinisches Wörterbuch. de Gruyter & Co, Berlin 1990

[2] **Klehr, N.W.:** Spätmanifestation bei ehemaligen Kampfgasarbeitern unter besonderer Berücksichtigung der cutanen Befunde. Z. Hautkr. 59 (17) 1161-1170 (1984)

[3] **Abel, U.:** Die zytostatische Chemotherapie fortgeschrittener ephithelialer Tumoren. Eine kritische Bestandsaufnahme. 2. Aufl. Hippokrates, Stuttgart 1995

[4] Verstärkung toxischer Wirkungen durch die kombinierte Gabe von 5-Fluorouracil und Salzen der Folinsäure. Arzneimittel-Schnellinformation des Bundesinstitutes für Arzneimittel und Medizinprodukte. Deutsches Ärzteblatt 91, Heft 31/32, August 1994 (39) C-1383-1383

[5] **Gedeon, W.M.:** Erfahrungsheilkunde und Naturheilverfahren – Eine Einführung in die biologische Medizin. 2. Aufl. Karl F. Haug Verlag, Heidelberg 1991

[6] Stand der Eigenblut-Therapie und ihre Perspektiven bei Tumorerkrankungen. 1. Berichtsband, Bad Heilbrunner Therapiegespräche, November 1997, A. Vogl, München

[7] **Vamvakas, E., Moore, S.B.:** Perioperative blood transfusions and colorectal cancer recurrence: Qualitative statistical overview and meta-analysis. Transfusion 1993, Sept. 33 (9): 754-765

[8] **Heiss, M.M., Mempel, W.:** Beneficial effect of autologous blood transfusion on infectious complications after colorectal cancer surgery. Lancet, 1993, November 27, 342: 1328-1333

1 Für diese (z. B. Eigenblut, Erythrozytenkonzentrat, Thrombozytenkonzentrat, Vollblut) sieht der Gesetzgeber einen Wirkungsnachweis *nicht* vor.

[9] **Heiss, M.M., Mempel, W. et al.:** Blood transfusion-modulated tumor recurrence first results of a randomized study of autologous versus allogenic blood transfusion in colorectal cancer surgery. J. Clin. Oncol. 1994, Sept. 12 (9): 1859-1865

[10] **Ibelgaufts, H.:** Lexikon Zytokine. Medikon Verlag, München 1992

[11] **Bergmann, L., Mitrou, P.S.:** Cytokines in Cancer Therapy. Karger, Freiburg 1994

[12] **Rosenberg, S.A.:** The development of new immunotherapies for the treatment of cancer using interleukin 2. Ann. Surg. (1988) 208, 121-135

[13] **Zetkin/M.H. Schaldach:** Lexikon der Medizin. 16., neubearb. Aufl. Ullstein Medical, Wiesbaden 1999

[14] **Bastert, G., Ahlert, T., Schmid, H., Kaufmann, M.:** Ultra-low-dosis Interleukin-2 (Poleukin) und Interferon-α (Roferon-A3) mit und ohne Tumorzellvaccine in Kombination mit Antiimmunsuppresiva bei fortgeschrittenen Malignomen. Onkologisches Labor der Universitätsfrauenklinik Heidelberg, 2. Version, Januar 1992

[15] **Hartung, H.-P., Toyka, K. V., Hohlfeld, R.:** Behandlung der multiplen Sklerose mit IFN-ß. Deutsches Ärzteblatt 91, Heft 14, 8. April 1994 (27) C-643-646

[16] **Mahl, A., Nasiv, W., Nechit, M., Vatou, V., Klehr, N.W.:** Eigenblut-Zytokine, spezifische Signaltransduktion. 9. Informationstagung über Eigenblut-Transfusion, München, 1996

[17] **Mahl, A., Nechit, M., Vatou, V., Klehr, N.W.:** In vitro activation of cytokine-genes. 1st International Dresden Symposium on Immunotherapy of Cancer, Dresden 1996

[18] **Klehr, N.W.:** Die Therapie mit Eigenblut-Zytokinen. IV. Internationale Konferenz für Naturheilkunde in Budapest, 7. bis 9. Juni 1996

[19] **Klehr, N. W.:** Krebstherapie: Eigenblut-Zytokine (ATC), die gesteuerten Selbstheilungskräfte des Körpers. Der Freie Arzt (37) 16-18, Nr. 3 (1996)

[20] **Rauchfuß, E., Mahl, A., Nasif, W., Klehr, N.W.:** Anwendung von Eigenblut-Zytokinen in der Behandlung des fernmetastasierten Pankreaskarzinomes. Klinitschna Chirurgija (Zeitschr. Klinische Chirurgie) 8, 1996, 21-23

[21] **Rauchfuß, E., Mahl, A., Nechit, M., Vatou, V.:** Effectiveness of autologous cytokines (interferon, interleukin, tumor necrosis factor) in

the treatment of pancreatic cancer. 1st International Dresden Symposium on Immunotherapy of Cancer. Dresden 1996

[22] **Grummt, T., Wunderlich, H.-G., Grummt H.-J. (Umwelt Bundes-Amt):** Individuelle Zytokinemuster bei gesunden Personen und Tumorpatienten und die eventuelle Bedeutung für die autologe Transfusion. Posterband anläßlich der 9. Informationstagung über Eigenblut-Transfusion. München 1996

[23] **Pantel, K., Izbicki, J.R., Angstwurm, M., Braun, S., Passlick, B., Karg, O., Thetter, O. and Riethmüller, G.:** Immunocytological Detection of Bone Marrow Micrometastases in Operable Non-Small Cell Lung Cancer. Cancer Research 53, 1027-1031, March 1, (1993)

[24] **Pantel, K., Schlimok, G., Braun, S., Kutter, D., Lindemann, F., Schaller, G., Funke, I., Izbicki, J.R., Riethmüller, G.:** Differential Espression of Proliferations-Associated Molecules in Individual Micrometastatic Carcinoma Cells. J. Natl. Cancer Inst. 85, No. 17,1 (1993)

[25] **Pantel, K., Schlimok, G., Angstwurm, M., Weckermann, D., Schmaus, W., Gath, H., Passlick, B., Izbicki, J.R., Riethmüller, G.:** Methodological Analysis of Immunocytochemical Screening for Disseminated Ephitelial Tumor Cells in Bone Marrow. J. Hematotherapy 3: 165-173 (1994)

[26] **Pantel, K.:** Detection, monitoring and characterization of micrometastatic carcinom cells: Implications for autologous stem cell transplantation. Recent Advances in hematopoeitic stem cell transplantation – clinical progress, new progress, new technologies and gene therapie. University of California, San Diego, School of Medicine, March 10-12, 1994, San Diego, Hilton Beach & Tennis Resort, California

[27] **Osborne, M.P., Rosen, P.P.:** Detection and Management of Bone Marrow Micrometastases in Breast Cancer. Oncology, August 1994

[28] **Hansen, E., Frey, I., Knüchel-Clarke, R., Rüschoff, J., Taeger, K.:** Tumorzellen im Wundblut bei Tumorchirurgie und ihre teilweise Elimination durch Leukozytenfilter. Hämatologie, München, Sympomed, 1994, Vol. 3, pp 116-122

[29] **Potter, J.F., Longenbaugh, G., Chu, E., Dillon, J., Rohmsdahl, M., Malmgren, A.:** The relationship of tumor type and resectability to the incidence of cancer cells in blood. Surg. Gyn. Obstet. 1960, 44:734-738

[30] **Tarin, D., Price, J.E., Kettlewell, M.G.W.:** R.G. of human tumor metastasis studied in patients with peritoneovenous shunts. Cancer Res. 1984, 44: 3584-3592

[31] **Riethmüller, G. (1996):** Genetische und immunologische Therapie des Krebses, Fakten und Mythen. Vortrag Ärztlicher Verein München, Ludwig-Maximilian-Universität, München, 29.02.1996

[32] **Klehr, N.W., Bretz, S., Pott, C.:** Morphologische Untersuchungen in der Leukozyten-Langzeitkultur. 2. Eine neue Nachweismethode für proliferationsaktive Tumorzellen aus dem peripheren Blut. Z. Hautkr. 55 (9) 588-601 (1980)

[33] **Arch, R., Wirth, K., Hofmann, M., Ponta, H., Matzku, S., Herrlich, P., Zöller, M.:** Participation in Normal Immune Responses of a Metastasis-Inducing Splice Variant of CD44. Science, 31. July 1992, Volume 257, pp. 682-685

[34] **Kiesewetter, H:** Gutachterliche Stellungnahme zur Beurteilung der allgemeinen Wirksamkeit des Azneimittels Eigenblutzytokine in der Tumormedizin. Berlin 1999

[35] **Gallmeier, W.M., Kaiser, G., Kappauf, H., Brinkmann, J.:** Arbeitsgruppe biologische Krebstherapie, ein Projekt der Deutschen Krebshilfe. Bonn 1992

6 Eigenblut zur Immuntherapie zwischen alter Erfahrung und moderner Laboranalytik

A. Thaller

6.1 Immuntherapie heute

Den ärztlichen Alltag beherrschen heute immunologische Methoden, die im wesentlichen dem vergangenen Jahrhundert angehören. Dort wurden die entscheidenden Entdeckungen der aktiven und passiven Immunisierung gemacht. Der Großteil heute gebräuchlicher immunologischer Maßnahmen betrifft also weniger die Therapie als die Prophylaxe. In der Therapie dagegen dominieren Methoden, die ohne Unterscheidung die Unterdrükkung des gesamten Abwehrsystems zum Ziel haben und also nur in einem sehr weiten Sinn die Bezeichnung „Immuntherapie" verdienen.

In Wahrheit handelt es sich um eine Kriegserklärung an das Abwehrsystem: das Heer der Aufständischen wird niedergemacht. Da wir mit unseren Immunsuppressiva noch weit weniger als das Immunsystem zwischen „Freund" und „Feind" unterscheiden können, wird die Unterdrückung aller immunkompetenter Zellen in Kauf genommen, um die kleine Gruppe randalierender Zellen in Schach zu halten.

Tabelle 1 zeigt einen Überblick über heute gebräuchliche Immuntherapien. Es handelt sich ausschließlich um solche Therapien, die ich entweder selber ausübe, oder die mir durch meine Patienten als mitbehandelnder Arzt bekanntgeworden sind.

Auf den ersten Blick beeindruckt eine erstaunliche Vielfalt. Bei näherem Hinsehen aber merken wir, daß sich die Vielzahl immunologischer Handlungen heute immer noch auf ganz wenige Maßnahmen konzentriert. Die Mehrzahl der aufgezählten Strategien hat entweder experimentellen Charakter oder ist in das Abseits sog. alternativer Therapieformen verdrängt worden. Es gibt nur ganz wenige Beispiele kausaler Immuntherapien. Bei akuten Infektionen mit langer Inkubationszeit, wie bei der Tollwut, kann die aktive Immunisierung als kausale Therapie aufgefaßt werden. Die Ausheilung sekundärer Arthritiden nach Fokalsanierung ist ein weiteres Beispiel. In der Regel müssen wir uns aber mit der Modulierung eines eigengesetzlichen Krankheitsbildes begnügen. Es fehlt eine einfache, verläßliche Immundiagnostik und eine spezifische Immuntherapie. Die teuren Zytokine haben bis auf wenige Ausnahmen enttäuscht und sind mit gewaltigen Nebenwirkungen belastet. Selbst die harmlose Mistel ist in nicht so seltenen Fällen imstande, das Immunsystem, statt zu stimulieren, zu supprimieren.[1] Vor dem Hintergrund dieses Befundes ist wenig Anlaß, auf ein altbewährtes Verfahren der Immunmodulation, wie die Eigenbluttherapie, zu verzichten. Der immunologische Notstand gebietet vielmehr, ihre vielen Varianten zu sichten, auszuwerten und durch neue Erkenntnisse zu bereichern.

Tabelle 1: Immuntherapie heute

Akute Infektionskrankheiten
- Prophylaxe
  - Aktive Immunisierung: Diphtherie, Tetanus, Polio, Pertussis, Hepatitis, HIB
  - Passive Immunisierung: Tetanus, Hepatitis
- Therapie
  - Aktive Immunisierung: Beispiel Tollwut
  - Passive Immunisierung: Gammaglobulin und Hyperimmunseren bei schweren Infekten

Allergien
- Unspezifische Immunsuppression: die Regel (Steroide)
- Desensibilisierung: schmale Indikation
- Andere umstimmende Therapien
  - Homöopathie, Fieber-, Phyto- (Luffa-), Mikrobiologische Therapie, Organtherapie u.v.a.m.

Autoaggressive Erkrankungen
- Unspezifische Antiphlogistika/Immunsuppressiva: die Regel (NSAR, Steroide, Zytostatika)
- Zytokine (Interferon bei MS und chron. Hepatitis)/Zytokinantagonisten bei PcP
- Monoklonale Antikörper gegen TNF-α
- Antigene zur Desensibilisierung (Myelin-AG bei MS)
- Andere umstimmende Therapien
  - E. coli-Antigene bei PcP, Enzymtherapie, Orthomolekulare Therapie, s. auch Allergien

Anerge/hyperge Erkrankungen
- **Chronische Infekte und Infektanfälligkeit**
  - Aktive Immunisierung gegen häufige Erreger, z.B. E.coli, H. infl.
  - Unspezifische Immunstimulierung
    - s. Allergien und Autoaggressive Erkrankungen
- **Maligne Erkrankungen**
  - Aktive Immunisierung (ASI, Tallberg)
  - Zytokine (Interferone, IL-2)
  - Monoklonale Antikörper
  - Vermehrung und Sensibilisierung immunkompetenter Zellen gegen Tumorantigene (Lymphozyten, Dendritische Zellen)
  - Unspezifische Immunstimulierung, siehe "umstimmende Therapien"

1 Lauk, C, Krieg, H., Schaaf, J.: Die Natürliche Killerzellenaktivität. Individuelle Reaktionen auf marktgängige Immunmodulatoren. *Curriculum oncologicum* 6 (1996) 64-69.

6.2 Gängige Eigenbluttherapien

Wie verbreitet ist eigentlich die Eigenbluttherapie? Zu dieser Frage gibt es eine Erhebung aus dem Jahre 1995.[2] 1275 Ärzte in Praxen, Kliniken und anderen Institutionen der Stadt und des Landkreises Kassel sind angeschrieben worden. 793 haben geantwortet. Das sind 62,3%.

Das Ergebnis hat die kühnsten Erwartungen übertroffen. Nicht weniger als 21% bekannten sich als „tatsächliche Anwender" der Eigenbluttherapie. Hinzu kommen noch 3,2% Ozontherapeuten, so daß sich insgesamt eine Verbreitung von 24,2% Eigenbluttherapeuten unter allen Ärzten ergibt. Bei einer Gesamtzahl von ca. 320.000 Ärzten im Jahre 1995[3] errechnet sich daraus eine Gesamtzahl von 77.440 Eigenbluttherapeuten in Deutschland.[4]

Tabelle 2 gibt eine Aufstellung gebräuchlicher Eigenbluttherapien wieder. Die klinische Wertigkeit wird an späterer Stelle behandelt. Allen gemeinsam ist ein immunologischer Anspruch, oft als „Umstimmung" bezeichnet. Einige haben auch den Anspruch, die arterielle Durchblutung zu bessern und den Stoffwechsel zu stimulieren, erkennbar am Anstieg des ATP. Zu ihnen zählen die Hämatogene Oxidationstherapie und die Ozontherapie. Wiederum habe ich mich mit jenen Formen der Eigenbluttherapie begnügt, von denen ich eine eigene Erfahrung habe, sei es daß ich sie selbst eingesetzt oder Patienten bei der Therapie begleitet habe.

2 Haltenhof, H., Hesse, B., Bühler, K.-E.: Beurteilung und Verbreitung komplementärmedizinischer Verfahren – eine Befragung von 793 Ärzten in Praxis und Klinik. *Gesundh.-Wes.* 57 (1995) 192-195.

3 Geschätzte Zahl. Ende 1996 waren es 343.556 Ärzte.

4 Diese Zahl muß sicher nach unten korrigiert werden. 62,5% der Befragten haben geantwortet. Wer antwortet, dem liegt die Eigenbluttherapie eher „am Herzen". Er hat eine größere Motivation, überhaupt zu antworten, als einer, der dem ganzen gleichgültig gegenübersteht oder es gar als Hokuspokus betrachtet. Wir nähern uns vermutlich der wahren Zahl, wenn wir die errechnete Zahl um ein Drittel reduzieren. Nach dieser geschätzten Kürzung blieben aber immer noch über 50.000 Eigenbluttherapeuten.
Es gibt noch einen Grund, die Zahl nach unten zu korrigieren: Die neuen Bundesländer haben sich in fünf Jahren sicher noch eine eigene Therapietradition erhalten. Andererseits hatten bestimmte Eigenblutmodifikationen, z.B. die UV-Lichtbestrahlung, im Osten eine größere Anerkennung durch Universitätsinstitute und dadurch vermutlich eine größere Verbreitung als im Westen.
Aber auch wenn wir die wahre Zahl auf 50% der errechneten herabsetzen, übertrifft sie noch bei weitem alle Erwartungen!

Tabelle 2: Gängige Eigenbluttherapien

mit **Vollblut**
"unbehandelt", in "Ursubstanz"
die native Eigenbluttherapie
die Eigenblutspende als faktische Eigenbluttherapie
modifizierte Formen
Die potenzierte Eigenbluttherapie nach Imhäuser
Zusätze von Immunmodulatoren
Autosanguis-Stufentherapie nach Reckeweg (Potenzierung und Immunmodulatoren)
Lyse (Osmolyse, Elektrolyse)
Oxidation
O_2 + UV-Licht (HOT)
Ozon
i.v. Reinfusion eines Blut-Ozongemisches
s.c./i.m. Applikation
Wasserstoffperoxid
Lyse und Oxidation (Höveler)
mit **Blutbestandteilen** nach folgenden Modifikationen (und ggf. Verdünnungen zur Reiztherapie bzw. Vermehrungen zur Substitutionstherapie)
Theurer
"Gegensensibilisierung": Denaturierung von Serum mit dem "Serumaktivator" (Aluminiumhydroxid und Kieselsäure) → Allergostop® 1
"Hydrolysat": enzymatische Aufspaltung von Serum → Allergostop® 11
Lyse und Oxidation (Kief, Thaller)
Therapie mit apheretisch gewonnenen Blutbestandteilen
Photopherese nach Edelson (UV-Bestrahlung photosensibilisierter Lymphozyten)
Aktivierung von Lymphozyten und Dendritischen Zellen
durch chemische Reize (Vermehrung und Aktivierung durch Zytokine)
z.B. IL-2 → LAK, TIL (Rosenberg, Kübler)
durch physikalische Reize (dosierte Zentrifugierung und Senkung des osmotischen Drucks) → Autovakzinierung mit zirkulierenden Krebszellen (Klehr)
durch geheime Reize: ISIT

6.2.1 Vollblut

6.2.1.1 Unbehandelt, in „Ursubstanz"

Die native Eigenbluttherapie (s. Kap. 1)

Wir unterscheiden die „einfache" oder „native" Eigenbluttherapie von einer Vielzahl modifizierter Formen. Aus einer Erhebung aus dem Jahre 1997 wissen wir, daß die native Eigenbluttherapie 63% aller Eigenbluttherapien ausmacht.[5] Unter Zugrundelegung der ersten Erhebung errechnet sich daraus eine Gesamtzahl von über 40.000 Ärzten, die in Deutschland nach dieser Methode arbeiten.

Die Eigenblutspende

Die Einreihung einer eindeutigen Substitutionstherapie in den Reigen der Reiztherapien mag manchen verärgern. Aber es ist ein Faktum, daß die Verfremdung, die bei jedem Eingriff in biologisches Material zwangsläufig geschieht, vermutlich auch bei der präoperativ gewonnenen Eigenblut-Konserve eine Rolle spielt. Es ist sicherlich mehr als nur „Ersatz" eines Verlustes, was bei der Reinfusion geschieht. Es ist, auch wenn nicht beabsichtigt, zweifellos auch eine „Reiz- und Umstimmungstherapie", ausgelöst durch die Wirkung konservierter, gealterter Blutelemente auf das Immunsystem. Die erfreulichen „Nebenwirkungen" der Eigenblutspende im Vergleich zum Fremdblut, wie verminderte postoperative Infektanfälligkeit, verkürzte Rekonvaleszenz und längere Rezidivfreiheit[6] decken sich vollkommen mit den postulierten Hauptwirkungen der traditionellen Eigenbluttherapie, auch wenn diese „Blutsverwandtschaft" von den Schulmedizinern nur ungern gesehen wird. Heiss hat die Freiheit, das Kind beim Namen zu nennen, und spricht ganz unverblümt von „Immunmodulation bei Tumorpatienten durch die Bluttransfusion".

5 Bühring, M., Linde, K. und Lorenz, B.: Eigenblutbehandlung in der Praxis. Erste Ergebnisse einer Umfrage. *Z. Allgemeinmed.* 73 (1997) 6. Die Umfrage wurde in der *Zeitschrift für Allgemeinmedizin* (ZfA) und in der *Ärztezeitschrift für Naturheilverfahren* veröffentlicht. 182 Leser der *ZfA* und 80 der *Ärztezeitschrift* haben geantwortet, das sind insgesamt 262 Antworten. 165 (63%) benutzten natives, 95 (36%) potenziertes, 50 (19%) ozonisiertes, 35 (13%) UV-Licht-bestrahltes, 34 (13%) oxygeniertes und 48 (18%) anderweitig vorbehandeltes Eigenblut.

6 Güse, H. G., Jöckel, K. H., Leitz, K. H.: Können präoperative Eigenblutspenden (EBS) postoperative Komplikationsraten in der Herzchirurgie senken? In: Hämatologie. München, Sympomed, 1993, Bd. 2, S. 106-116. Signifikanter Vorteil der EBS: Geringere Intensivbehandlung, weniger Rethorakotomien, Senkung der postoperativen Letalität und postoperativer Infektionen.
Heiss, M. M., Mempel, W., Delanoff, Ch., Mempel, M., Jauch, K. W., Schildberg, F. W.: Multizentrische Studienplanung zur Immunmodulation bei Tumorpatienten durch die Bluttransfusion. In: ibidem S. 119-125. Prospektive, randomisierte Untersuchung an 90 Patienten mit kolorektalem Karzinom, 48 mit Eigenblut, 42 mit Fremdblut. Ergebnis der monozentrischen Pilotphase: Niedrigere postoperative Infektionsrate und signifikante Verbesserung der tumorfreien Überlebenswahrscheinlichkeit durch EBS bei einem Beobachtungszeitraum von 22 Monaten (Spanne 7-18 Monate). Besonders ausgeprägt war der Unterschied in der Gruppe bis zu 2 Blutkonserven.
Busch, O., Hop, W., Hoynck van Papendrecht, M., Marquet, R., Jeekel, J.: Autologous versus Allogeneic Blood Transfusion in Colorectal Cancer Surgery. In: ibidem, S. 117-118. Prospektive, randomisierte, multizentrische Untersuchung an je 59 Patienten bei einem Beobachtungszeitraum von 3 Jahren. Diese Autoren fanden keinen Unterschied zwischen Fremd- und Eigenblut. Wie immer in Forschung und Praxis wiegt ein positives Ergebnis mehr als ein negatives. Der Bericht ist sehr karg. Keine Stadieneinteilung wird präsentiert. Nach 42 Monaten war die reizidivfreie Überlebensrate in beiden Gruppen 55%, also etwa genauso hoch wie in der Fremdblutgruppe von HEISS (60%). Nur lag bei diesem die Eigenblutgruppe bei 70% (alle Patienten) bzw 90% (bis zu 2 Konserven).
Offen ist natürlich bei diesen vergleichenden Untersuchungen, ob der Unterschied durch die Immunstimulation des Eigenbluts oder durch die Immunsuppression des Fremdbluts verursacht wird.

Eine nicht unerhebliche Verfremdung geschieht auch bei der nativen Eigenbluttherapie: Blut wird durch eine enge Kanüle entnommen. Erythrozyten werden zertrümmert, wie wir am Anstieg des Kalium-Wertes ablesen können. Ja schon die Stauung ist ein beträchtlicher Streß. Wie Albers nachweisen konnte, katalysiert hämolysiertes Blut die Bildung von Peroxiden, die für die Langzeitwirkung der Ozontherapie verantwortlich gemacht werden.[7]

Der Unterschied der nun folgenden Weisen der Eigenbluttherapie ist also weniger die *Tatsache* als der *Grad* der Verfremdung und der Grad der Bewußtheit um diesen Vorgang.

6.2.1.2 Modifizierte Formen

Die potenzierte Eigenbluttherapie nach Imhäuser (s. Kap. 1)

Sie ist zum oralen Gebrauch bestimmt. Der Alkohol dient der „Konservierung“, die Verdünnung der genauen „Dosierung“, die Verschüttelung der „Dynamisierung“ (= „Potenzierung“) des Blutes. „Konservierung“, „Dosierung“ und „Dynamisierung“ sind Schritte, die vermutlich wesentlich zur therapeutischen Wirkung beitragen:

Die „Konservierung“ in Alkohol führt zur Denaturierung. Denaturiertes Eiweiß ist immunogener als natives. Bei der Rückführung in den Körper werden wahrscheinlich anti-idiotypische Antikörper gebildet, die zumindest im Falle von Allergien für die therapeutische Wirkung verantwortlich sein könnten.[8]

Die „Dosierung“ ist, wie bei jeder Therapie, die entscheidende Frage und Schnittstelle zwischen „Therapie“ und „Toxikologie“. Daß mit Eigenblut stimuliert *und* supprimiert werden kann, ist eine alte Erfahrung, die durch jüngste Laboranalytik nur bestätigt werden konnte.

7 Albers, H.: Die Haematogene Oxydationstherapie (HOT). Aktivierung der oxydationskatalytischen Eigenschaften des Blutes. *Therapiewoche* 8 (Mai 1953) 358-361, hier S. 360, Abb. 3.

8 Alle Antikörper, die gegen ein spezifisches Antigen gerichtet sind, haben, auch wenn sie verschiedenenen Immunglobulin-Klassen angehören, eine identische antigene Bindungsstelle. Die Summe dieser Antikörper heißt „idiotypische Antikörper“, z.B. gegen Tetanustoxin. Sie haben also, so paradox es klingt, einen identischen *variablen* Teil, können aber durchaus verschiedene *konstante* Teile besitzen. Bei dimeren Antikörpern und gar beim quadrimeren IgM-Molekül ist dies im Vergleich zum IgG-Molekül ganz sicher der Fall.
Diese variablen Teile der Antikörper sind selber antigen und rufen die Bildung von „anti-idiotypischen Antikörpern“ hervor. Dieser Vorgang ist nicht nur ein induzierter oder spontaner Selbstheilungsprozeß, sondern vermutlich ein grundlegendes physiologisches Geschehen zur Begrenzung und damit zur Homöostase jeglicher Antikörperbildung. Für diese Erkenntnis hat Jerne 1984 den Nobelpreis erhalten. Mehr dazu später.

Die „Dynamisierung" ist ein Stein des Anstoßes, weil sie fast einer magischen Handlung gleicht; dies um so mehr, als ihre Wirkungsweise wissenschaftlich nicht einfach zu erklären ist. Wir müssen jedoch erkenntnistheoretisch klar unterscheiden zwischen Fragen der Wirk*samkeit* und Fragen der Wirkungs*weise*. Das einzig Gemeinsame ist die *Wirkung*. Ansonsten haben sie nicht den Hauch einer Gemeinsamkeit.[9] Ob eine Handlung eine magische oder wissenschaftlich methodische ist, entscheidet allein der Kontext. Wenn nun zur Wirkungs*weise* der *„Dynamisierung" auch keine allgemein anerkannte Vorstellung zur Verfügung steht, so besteht doch kein Zweifel mehr an ihrer Wirksamkeit, seit sie in Doppelblindversuchen nachgewiesen worden ist.*[10]

Zusatz von Immunmodulatoren

Gängige Weisen der bewußten Eigenblutmodifikation sind Zusätze von Immunmodulatoren. Die beobachtete Wirkungsverstärkung gegenüber der getrennten Injektion könnte auf der Bildung von Antigenen aus Haptenen beruhen. Zur Dämpfung hypererger Zustände haben sich E.coli-Antigene (z.B. Colibiogen®) bewährt. Zur Immunstimulierung werden gerne Echinacea-Präparate, z.B. Echinacea D 2 oder Pascotox forte®, mit Eigenblut vermischt.

Kombination von Potenzierung und Zusatz von Immunmodulatoren: die „Autosanguis-Stufentherapie nach Reckeweg" (s. Kap. 1)

Im Unterschied zur potenzierten Eigenbluttherapie nach Imhäuser wird nicht Alkohol, sondern physiologische Kochsalzlösung als Verdünnungsmittel verwendet. Dadurch entfällt die Denaturierung, die ja vermutlich einen therapeutischen Beitrag leistet.

9 Thomas Withering hat den Fingerhut vor rund 200 Jahren in die moderne Pharmakotherapie eingeführt. Wegen seiner antiödematösen Wirkung glaubte er, ein Nierenmittel entdeckt zu haben. Es steht außer Zweifel, daß dieser historische Irrtum in bezug auf die Wirkungs*weise keinerlei* Wirkung auf die Frage der Wirk*samkeit* hat. Jene gehört in den Bereich der Vorstellung, diese in den Bereich der Erfahrung.
Medizin ist eine Kunst. Sie ist keine Wissenschaft. Bei bestimmten Fragen *bedient* sie sich der Wissenschaft. Sie hat dann nur einen Sinn, solange sie *dient*. Fragen der Wirk*samkeit* liegen der Medizin *wesensgemäß* näher als Fragen der Wirkungs*weise*. Diese haben keinen unmittelbaren Bezug zur Heilkunst und zu einer konkreten therapeutischen Situation schon gleich gar nicht. Der Kranke hat nur den einen berechtigten Wunsch, geheilt zu werden, gleich welche Theorie die richtige ist. Der Unterschied zwischen den beiden Bereichen kann größer gar nicht gedacht werden. Er begründet den Unterschied zwischen praktischer und theoretischer Medizin und ihre oft beklagte Bezugslosigkeit.

10 Tayler Reilly, D., McSharry, C., Tayler, M.A., Aitchinson, T.: Ist Homöopathie nur ein Plazeboeffekt? Kontrollierte Studie homöopathischer Potenzierung mit Pollen bei Heuschnupfen als Modell. *The Lancet* – Deutsche Ausgabe – Vol. 1, Nr.2, 1987, S. 95-100.

Ein weiterer Unterschied besteht im Zusatz von homöopathischen Komplexmitteln beim letzten Verdünnungsschritt.

Lyse

Die häufigsten Formen bewußter Verfremdung sind „Lyse" und „Oxidation". Es gibt zwei geläufige Formen der Lyse: Osmolyse durch Zugabe destillierten Wassers, z.B. 1 ml zu 2 ml Blut, und Elektrolyse.

Daß die Reizwirkung der Eigenbluttherapie durch Osmolyse verstärkt werden kann, ist im medizinischen Schrifttum seit 1923 bekannt.[11] Windstosser hat das Hämolysat durch Theurers „Serumaktivator" (Aluminiumhydroxid und Kieselsäure) weiter verfremdet, eine Variante, bekannt unter dem Namen „Aktiviertes Autohämolysat".

Oxidation

Die **H**ämatogene **O**xidations-**T**herapie nach Wehrli (HOT)[12] (s. Kap. 3)

Blut wird ungerinnbar gemacht, mit molekularem Sauerstoff aufgeschäumt und anschließend mit UV-Licht bestrahlt. Dann erfolgt die intravenöse Reinfusion.

Bei der Bestrahlung des natürlichen oder künstlich hinzugefügten Sauerstoffs im Blut durch UV-Licht entsteht zweifellos Ozon. Bei einem Gasstrom von 12 l/Std. liegt die erzeugte Ozonkonzentration bei 0,7 bis 1,8 µg/ml, je nach Leistung des Geräts. Die erzeugte Ozonmenge liegt also bei 8,4 bis 21 mg pro Stunde. Während der Bestrahlungszeit von 20 Minuten werden demnach 2,8 bis 7 mg Ozon dem Blut zugeführt. In modernen Ozongeräten wird diese Menge in Sekundenschnelle produziert. Ozontherapeuten haben die HOT darum als primitive Form der Ozontherapie eingestuft.[13]

Eine solche Einstufung aber ist rein spekulativ. Es fehlt jeder klinisch relevante Beleg. Die UV-Licht-Bestrahlung ruft eine Sekundärstrahlung des Blutes hervor, die noch nach Monaten nachweisbar ist.[14] Sie ist v.a. an das Cholesterin gebunden. Bestrahltes Cholesterin sei reaktionsfähiger und

11 Literaturübersicht bei Windstosser, K.: Aktiviertes Autohämolysat zur verbesserten Eigenblutbehandlung. *Physikalisch-diätetische Therapie* 5 (1964) Heft 11.

12 Wehrli, F.: Die Grundlagenforschung der Haematogenen Oxydationstherapie. *Die Zell- und Histotherapie* 1 (1958) Nr. 2-3, S. 1-8.
Schwarz, P.: Die Haematogene Oxydationstherapie. *Medizin heute* 16 (1967), S. 174-177.

13 Wolff, H.: Eine Methode der extrakorporalen Blutbehandlung mit Ozon entsprechend der HOT. *Ozonosan-Hausmitteilungen* Nr. 2, Nov. 1968.

14 Steinbart, H.: Die Grundlagen der extrakorporalen Hämotherapie. Fundament, technische Entwicklung und Indikationen der Sauerstoff-, Ozon- und (oder) UV-Licht-Hämotherapie. Rom 1962, S. 148.

werde leichter mobilisiert und abgebaut. Im Tierversuch läßt sich die Atherogenität des verfütterten Cholesterins durch UV-Licht-Bestrahlung reduzieren.[15] Aus diesem Grund erscheint es mir verfrüht, die HOT als primitive Form der Ozontherapie zu vereinfachen.

Die Ozontherapie (s. Kap. 3)

Die Ozontherapie weist in Haltenhofs Untersuchung eine Verbreitung von 3,2% unter allen Ärzten auf. Daraus errechnet sich eine Gesamtzahl von ca. 8.800 Ärzten allein in Deutschland. Sie stellt also eine recht verbreitete Weise der Eigenbluttherapie dar. Bei der „großen Eigenbluttherapie mit Ozon" werden zwischen 50 und 250 ml Blut in eine Vakuumflasche entnommen, mit Heparin oder Citrat ungerinnbar gemacht und mit einem Sauerstoff-Ozon-Gemisch oxidiert. Das Gemisch wird reinfundiert.

Bei der „kleinen Eigenbluttherapie mit Ozon" werden 2-5 ml Blut entnommen, ungerinnbar gemacht, ozonisiert und subkutan oder intramuskulär injiziert.

Die rektale Applikation wirkt natürlich zunächst auf die Darmschleimhaut, gelangt aber zweifellos auch ins Blut und übt dort profunde Wirkungen auf das Immunsystem aus.[16] Hohe Dosen von etwa 30.000 µg O_3 zweimal pro Woche über fünf Wochen (= zehn Behandlungen) führten ab der 2. Woche zu einer etwa 40%igen Verminderung der Immunglobuline im Serum und 1-2 Monate nach Therapieende zu einer überschießenden Gegenregulation in der gleichen Größenordnung.

Bei der „hyperbaren Ozontherapie" (Kief) wird das ozonisierte Blut unter Überdruck in die Vene zurückgepumpt. Damit soll erreicht werden, daß noch unverbrauchtes Ozon in den Körper gelangt und eine ungleich größere Menge Blut erreicht als nur das entnommene. Andere tun dies unter der Vorstellung, daß aktives Ozon virulente Viren im Blute tötet.

Ozon bindet sich jedoch im Bruchteil einer Sekunde an biologische Strukturen, so daß die Zielsetzung auf einem einfachen Irrtum beruht. Eine komplizierte Apparatur muß zudem verhindern, daß Gas unter Überdruck in die Venen gepumpt wird. Bei Gerätefehlern sind schon Todesfälle vorgekommen. Dadurch ist leider die ganze Ozontherapie in Verruf geraten. Solange den Risiken keine klaren Vorteile gegenüberstehen, ist diese Methodik abzulehnen.

15 Altschul, R.: Arch. f. Physik. Med. Rehab. 394, Juni 1955.
16 Beck, E.G., Viebahn-Hänsler, R.: Ozon-Handbuch. Landsberg a. Lech 1995, VIII – 1.1, S. 10.

Lyse und Oxidation: Die Eigenbluttherapie nach Höveler (s. Kap. 3)

Dieses Verfahren kombiniert „Lyse“ und „Oxidation“. Das native Blut wird durch Zugabe von destilliertem Wasser und elektrolytisch aufgespalten. Außerdem wird es einer zweimaligen Oxidation unterworfen, einmal durch Zugabe einiger Tropfen Wasserstoffperoxid, zum andern durch UV-Licht-Bestrahlung. Ionisierende Strahlen wirken in Anwesenheit von Sauerstoff oxidativ. Das so gewonnene Präparat wird tief intramuskulär injiziert.

6.2.2 Die Eigenbluttherapie mit modifizierten Blutbestandteilen

Hinter diesen Verfahren steht die Beobachtung, daß die verschiedenen Bestandteile des Blutes unterschiedlich auf das Immunsystem wirken. Grob vereinfacht kann man sagen, daß Erythrozyten eher stimulieren, Plasma und Serum dagegen eher dämpfen. „Stimulation“ und „Suppression“ hängen aber von der Dosis und von der augenblicklichen Reaktionslage ab, so daß es im Einzelfall sehr schwierig ist, die Wirkung exakt vorauszusagen.

6.2.2.1 Theurer

Der erste, der mit Serum in größerem Umfang experimentierte, war Theurer. Ein weiteres Merkmal seiner Reiztherapie ist die Arbeit mit verschiedenen Verdünnungsstufen.

Die „Gegensensibilisierung nach Theurer“ (= *„Allergostop I“*) (s. Kap. 2)

Die Denaturierung geschieht bei diesem Verfahren mit dem sog. „Serum-Aktivator“, einer kolloidalen Komplexverbindung aus Aluminiumhydroxid und Kieselsäure.[17] Sie wird meist bei allergischen Erkrankungen eingesetzt.

„Allergostop II“ nach Theurer (*„Hydrolysat“*)

Es handelt sich um ein Serumpräparat, das mit Papain behandelt wird.[18] Dadurch werden Eiweiße und nicht zuletzt Immunglobuline gespalten und dem Immunsystem zur Bildung anti-idiotypischer Antikörper

17 Aus einer Vielzahl von Publikationen seien hier zwei Arbeiten zitiert:
Theurer, K.: Modifikationen der Eigenblutbehandlung – Die Gegensensibilisierung und die Behandlung mit Antikörperfragmenten. *Physikalische Medizin und Rehablilitation* 15 (1974) Heft 12, 266-268.
Theurer, K.: Aktivierung von Selbstheilungsvorgängen – Hygiogenese durch Organo- und Immuntherapie. *Tierärztliche Umschau* 37 (1982) 580-583, hier v.a. S. 582.

18 Theurer, K., a.a.O.

angeboten. Durch Enzyme wie Papain oder Pepsin wird der konstante Teil des Antikörpermoleküls vom variablen abgetrennt. Es folgt also eine *Querspaltung im Gegensatz zur ozoninduzierten Längsspaltung. Hauptindikation sind die rheumatischen Erkrankungen.*

Die Behandlung von Blutfraktionen mit Enzymen ist ein altbewährtes Verfahren. Das Präparat Gamma-Venin® der Firma Centeon Pharma ist nichts anderes als homologes Gammaglobulin, das zur besseren Penetrierung ins Gewebe mit Pepsin vorbehandelt wird. Der konstante Teil wird dabei entfernt, so daß nur der antigenbindende Teil übrigbleibt. Bei der Eigenbluttherapie mit „Allergostop II" sind natürlich beide Fragmente erhalten. Es sollen ja auch Antikörper gegen den konstanten, komplementbindenden Teil induziert werden, um die Aktivität auch dieses unspezifischen Entzündungsweges zu mildern.

So hat die Eigenbluttherapie wichtige Anstöße aus homologen Präparaten erhalten.

6.2.2.2 Die „Autohomologe Immuntherapie" (AHIT) nach Kief

In neuerer Zeit hat sich Kief mit seiner „Autohomologen Immuntherapie" hervorgetan.[19] Er vereinigt in seinem Verfahren die fünf Schritte: Fraktio-

19 Der Name ist irreführend. Natürlich handelt es sich um einen „autologen" und nicht um einen „homologen" Impfstoff. „Homolog" würde ja bedeuten, daß dem Patienten nicht ausschließlich *eigenes* Blut, sondern auch Fremdblut verabreicht wird, ein Verfahren mit abenteuerlichen Risiken der Erregerübertragung. Auch Kiefs Patentschrift nährt dieses Verwirrspiel. „Verfährt man auf die geschilderte Art und Weise, beispielsweise mit dem Blutserum einer bestimmten Patientengruppe, etwa Polyarthritikern, dann erhält man ein Poolserum, das erfolgreich gegen Rheuma einzusetzen ist." (Europäisches Patent 0 265 548, Anm. Nr. 86 115 097.7, Tag der Anmeldung 30.10.86, Tag der Erteilung 12.9.90: S. 5, Sp. 1, Abs. 2). Da die Eigenbluttherapie den Hauch des „Hausgemachten" und „Magischen" doch nicht ganz loswerden kann, wie technisch sie sich auch gebärdet, wies Kief das Ansinnen, seine AHIT sei eine „Eigenbluttherapie", entrüstet von sich: „Mit allem Nachdruck ist zu betonen, daß es hier nicht um die sogenannte Eigenbluttherapie (welche Art?) geht." (Verletzungsklage Az.: 6 U 1564/94, Schriftsatz vom 27.05.94, S. 3). „Mit Nachdruck wendet sich der Kläger gegen den Versuch des Beklagten, auch in der Berufungsinstanz durch Hinweise wie „Eigenbluttherapie" und "Therapie des Arztes" von dem eigentlichen Gegenstand des Klagepatents abzulenken. Es geht nicht darum, daß der Arzt seinen Patienten Blut entnimmt und es alsdann sukzessive seinen Patienten zurückinjiziert ... „Es" gibt es nämlich nach der Durchführung der erfindungsgemäßen Schritte nicht mehr; wie bereits dargelegt, entsteht etwas völlig anderes, nämlich ein Präparat mit bis dahin unbekannter Wirkung." (a.a.O. S. 14).
Aber das sind rein literarischer Ausflüge, um die Patentierbarkeit sicherzustellen, denn therapeutische Verfahren wie die Eigenbluttherapie sind grundsätzlich nicht patentierbar. An anderer Stelle hat sich Kief klar geäußert, daß ausschließlich Eigenblut, d.h. autologes Material Verwendung findet. Der Wortteil „homo" ist falsch: „... obwohl die dabei verwendeten Materialien ausschließlich autolog, also vom Spender herrührend sind" (a.a.O. S. 7).
Dies nennt man Pluralität der Standpunkte

nierung, Osmolyse, Oxidation, enzymatische Spaltung und stufenweise Verdünnung. Theurer ist der Neurer, insofern auch bei der „Gegensensibilisierung" nicht Vollblut, sondern Serum, d.h. eine Blutfraktion verwendet wird und daß bei „Allergostop II" ein Enzym zur gezielten Veränderung der Blutfraktion „Serum" verwendet wird. Auch die Oxidation von Blutfraktionen hat Vorbilder. Eine heterologe Blutfraktion, die durch Persäuren (Perameisen- und Peressigsäure) oxidiert wird, ist das Präparat NeySanguin®.[20] In der Eigenbluttherapie ist die Oxidation von Blutfraktionen gleichfalls nicht neu.[21] Die Osmolyse kommt schon bei Windstosser vor, und die Verdünnung ist Theurers und Imhäusers Verdienst. Neu ist bei Kief allenfalls die Kombination von fünf bekannten Verfahren.

Wie erwähnt, sollen die Antikörper durch Ozon längs- und durch Enzyme quergespalten werden. Diese Bruchstücke sollen die physiologische Induktion anti-idiotypischer Antikörper fördern.[22]

Auf solche eindimensionale Erklärungsmodelle läßt sich die komplexe Eigenbluttherapie natürlich nicht einengen, auch wenn statt des Vollblutes Blutfraktionen verwendet werden. Plasma ist mehr als nur ein Antikörpergemisch. Es ist ein Körperteil, der den ganzen Menschen widerspiegelt.

20 Es enthält Zytoplasma von juvenilen und fetalen Blutzellen, Milz und Knochenmark. Das Präparat Ney-Haemin® ist ein entsprechendes Monopräparat aus Knochenmark.

21 Da ionisierende Strahlung in Anwesenheit von Sauerstoff oxidiert, ist die UV-Licht-Bestrahlung des Blutes zweifellos ein oxidativer Vorgang:
Braun, A.: Über Reinjektion bestrahlten Eigenblutes. *Münchner Medizinische Wochenschrift* 79 (1937) 211-212.
Fervers, C.: Die Behandlung von Anämien mit ultraviolett bestrahltem Eigenblut. *Arch. klin. Med.*, 175 (1933) 226-240.
Repke, H., Scherf, H., Wiesner, S.: Tierexperimentelle Modelluntersuchungen zur Wirkung von ultravioletter Strahlung (UV-C) auf Blut und isolierte Zellpopulationen. *Folia haematol.* 111 (1984) 50-59.
Frick, G., Ebert, B.: Fibel der Ultraviolettbestrahlung des Blutes. Wissenschaftliche Beiträge der Ernst-Moritz-Arndt-Universität, Greifswald 1989
Resümee: „Ich hoffe, Ihnen gezeigt zu haben, daß Sie nicht unbedingt das Patent von Kief gelesen haben müssen, um auf die Idee zu kommen, Schwerkranken mit kleinen Dosen UV-bestrahlten oxidierten Plasmas zu helfen." (Frick, pers. Mitteilung)

22 siehe dazu die Übersichtsarbeit von Ohlenschläger, G.: Ein Grundprinzip der AHIT: Jernes Netzwerk-Theorie anti-idiotypischer Antikörper und ihre Konsequenzen für die moderne Immuntherapie. *Naturheilkunde* 11-12/94, S. 20-32. Diese Huldigung an Kief rückt die AHIT in die Nähe des Nobelpreises.
Es ist ein kunstvoller Aufsatz: Ohne daß etwas Falsches gesagt wird, werden zwei Irrtümer genährt: Erstens, daß der Gedanke einer Regulierung der Antikörperproduktion durch „Induktion von anti-idiotypischen Antikörpern" vom Himmel gefallen ist.
In Wahrheit ist dieser Gedanke hier auf Erden gut vorbereitet worden. Wie ein roter Faden zieht sich durch das Schrifttum zu Theurers „Gegensensibilisierung" der Gedanke, daß dabei „Gegen-Antikörper", „antiallergische, antitoxische, blockierende Antikörper" gegen die „allergischen Antikörper" oder „Reaktine" gebildet werden. (Theurer, K.: Zur Immunotherapie des chronischen Rheumatismus. *Ärztliche Forschung* 11 (1957) 259-263; Detmar, R.: Prophylaxe und Therapie allergischer Krankheiten.

6.2.2.3 Therapie mit apheretisch gewonnenen Blutbestandteilen[23]

Dieser Therapieansatz ist mit erheblichem technischem Aufwand verbunden. Er bringt in die gute alte Eigenbluttherapie einen Hauch von Hightech. Aber das soll uns nicht beirren. Entscheidend ist das Verhältnis zwischen Aufwand und Erfolg. Es soll uns auch nicht beirren, wenn Vertreter dieser Therapierichtung nichts mit der „Eigenbluttherapie" zu tun haben wollen. Aber daran läßt sich halt nicht rütteln: Blut bleibt Blut. Ich würde umgekehrt sagen, daß sich durch die neuen Methoden der Horizont um die „Eigenbluttherapie" geweitet hat: Es ist schier unglaublich, was in dem „Saft" für eine Kraft steckt!

Bei der Apherese werden die Bestandteile des Blutes durch Zentrifugierung getrennt gewonnen: Erythrozyten, Lymphozyten, Stammzellen, Thrombozyten, Plasma. Dies geschieht entweder kontinuierlich über ein Zwei-Arm-System (Blut wird einer Armvene entnommen, in eine Zentrifuge geleitet, die gewünschte Fraktion wird seponiert, verworfen oder behandelt mit dem Rest des Blutes in eine Vene des anderen Armes zurückgege-

Ärztliche Praxis 11 (1959) 110-111; Theurer, K.: Die spezifische Desensibilisierung bei entzündlichen rheumatischen Erkrankungen. *Die Therapiewoche* 13 (1963) 147; Theurer, K.: Spezifische Desensibilisierung mit modifizierter Eigenblutbehandlung. *Medizin heute* 13 (1964) 247-249; Schwarz, P.: Über die Modifikationen der Eigenblutbehandlung nach Theurer: Die Behandlung mit Antikörperfragmenten (immunologisches Enhancement). *Allgemeinarzt* 47 (1971) 1576-1579; u.v.a.m.!)
Wenn man bedenkt, daß Theurer als einziger wachsam, aber leider nicht ausdauernd genug war, eine Entgegenhaltung gegen Kiefs Patent vorzubringen, dann gewinnt dieser Aufsatz den Charakter einer Jubelliteratur.
Jernes Beitrag in der Geschichte des Gedankens, daß die Antikörperbildung durch die Bildung von Anti-Antikörpern reguliert wird, kulminiert nur in der Erkenntnis, daß dieser *therapeutische* Prozeß in Wahrheit ein grundlegender *physiologischer* Vorgang zur Selbstbegrenzung jeglicher Antikörperbildung ist. Er ist so grundlegend, daß er sich auch bei den Anti-Antikörpern, d.h. bei der zweiten Generation von Antikörpern als Antwort auf den antigenen Reiz hin, ereignet, und bei der dritten und immerfort, so daß sich buchstäblich das Bild eines Spiegelsaals mit immer ferneren, kleineren Abbildern ergibt oder das Bild einer Welle, die zu immer neuen, schwächeren Wellen Anstoß gibt. Das ist eine phantastische, realistische Vision!
Das zweite Glatteis, auf das der Leser geführt wird, ist der Glaube, der nirgends ausgesprochen, aber durch das Verschweigen der historischen Dimension nahegelegt wird, nämlich daß die „Induktion antiidiotypischer Antikörper" irgendetwas Spezifisches von Kiefs „Innovation" AHIT ist. Wenn es ein so grundlegender regulativer Vorgang ist, dann liegt ja nahe, daß dies bei jeglicher autologer Therapie geschieht. Wir verstehen, daß Kief den Vergleich mit anderen Eigenblutvarianten scheut. Keine seiner vielen klinischen und experimentellen Untersuchungen wagt den brutalen Vergleich: Ist die AHIT vielleicht nur eine teurere Imhäuser-Therapie?
Ich habe Kief und dem Neurodermitiker-Verband den fairen Vergleich mit meinem Verfahren im Doppelblindversuch angeboten. Als Antwort haben beide – wie aus *einer* Pistole geschossen – das forensische Feuer eröffnet. Mehr dazu später.

23 Kübler, U., Hoffmann, R.: Krebs wird heilbar. München 1996, S. 76ff. Dort Hinweise auf eine Gesellschaft für Apherese in den USA mit entsprechender Zeitschrift und Hersteller von Apherese-Systemen, z.B. Baxter, Cobe, Fresenius, Haemonetics u.a.

ben), oder sie geschieht diskontinuierlich über das Ein-Arm-System. Eine Apherese dauert 2-4 Stunden.

Die neue Dimension dieses Verfahrens besteht darin, daß große Mengen an Zellen gewonnen, kultiviert und verändert werden können. Diese Therapie hat von ihrem Selbstverständnis her nichts mehr mit einer Reiztherapie zu tun, deren Reiz ja gerade darin besteht, mit kleinsten Mengen große Wirkungen zu erzielen.

Aber wie schon bei der Eigenblutspende, ist weniger die Absicht entscheidend als das, was in der Tat geschieht: Über die Substitution hinaus geschieht ein mächtiger Reiz!

Die Photopherese nach Edelson[24]

Hier werden die Lymphozyten abgetrennt und mit UV-Licht bestrahlt, nachdem sie zuvor mit 8-Methoxy-Psoralen (8-MOP) sensibilisiert worden sind. Bestrahltes und nicht bestrahltes Blut werden in die andere Armvene zurückgegeben. Nach vier Stunden ist etwa die Hälfte aller Lymphozyten des peripheren Blutes bestrahlt. 8-MOP bindet sich so an die DNS, daß sich die beiden Stränge nicht teilen können. Darum werden v.a. Zellen mit hoher Teilungsrate geschädigt. Das Verfahren wird v.a. bei Mycosis fungoides, einem kutanen T-Zell-Lymphom, eingesetzt. Gute Erfolge zeigten sich auch bei autoaggressiven Erkrankungen, v.a. der Sklerodermie. Auch Psoriatiker sollen von dieser Therapie profitieren.

Von der Zielsetzung her werden maligne Zellen selektiv durch UV-Licht geschädigt. Über diesen Anspruch hinaus aber rufen die reinfundierten, geschädigten Zellen eine Immunantwort hervor, die womöglich den eigentlichen Heilungsprozeß erst in die Wege leitet.

Die Möglichkeiten, die in dieser Therapie stecken, werden an einem Tierexperiment sichtbar: Wenn Ratten mit basischem Myelinprotein geimpft werden, dann entwickeln sie eine „Experimentelle Autoimmune Enzephalitis" als Reaktion auf das Myelin ihres eigenen Nervensystems. Diese sensibilisierten T-Lymphozyten können gewonnen und kultiviert werden. Wenn sie nativ in ein gesundes Tier injiziert werden, dann entwickelt es ebenfalls eine Enzephalitis. Werden die Zellen dagegen durch Druck oder chemisch zerstört, dann verhindern sie durch die Immunantwort die

24 Edelson, R.: Light-activated Drugs. *Scientific American*, August 1988, 50-57.
Knobler, R., Edelson, R.: Cutaneous T Cell Lymphoma. *Medical Clinics of North America* 70, No. 1, January 1986, 109-138, hier v.a. 127ff.

Erkrankung. Wird ein gesundes Tier also zuerst mit einem Lysat und dann erst mit nativen Myelin-sensiblisierten Lymphozyten geimpft, dann bleibt die Enzephalitis aus.[25]

Eigenbluttherapien durch aktivierte Lymphozyten und Dendritische Zellen

Rosenberg war der erste, der Lymphozyten von Krebskranken aus dem peripheren Blut gewonnen und extrakorporal vermehrt hat.[26] Durch die Zugabe von Interleukin-2 wird zweierlei erreicht: Vermehrung und Aktivierung. Diese „Lymphokin-aktivierten Lymphozyten" (LAK) werden dann dem Patienten reinfundiert.

Vom gedanklichen Ansatz her wird diese Therapie noch effektiver, wenn nur diejenigen Lymphozyten vermehrt werden, die wirklich zur Krebsabwehr fähig sind. Diese „Tumor-infiltrierenden Lymphozyten" (TIL) können aus Operationspräparaten gewonnen werden.

Der Gedanke ist überzeugend. Zwei Dinge stehen der Methode entgegen: Die Zahl der Zellzyklen ist bei der extrakorporalen Vermehrung begrenzt. Nach gängiger Aufassung sind es maximal fünf Teilungsvorgänge. Dann lassen sich die Lymphozyten nicht weiter vermehren. Das ergibt eine 32-fache Vermehrung. Nach tagelanger Odyssee außerhalb des Körpers haben die Lymphozyten trotz Interleukin Zugabe an Aktivität erheblich eingebüßt, wie sich das durch den NK-Zell-Zytotoxizitätstest nachweisen läßt.[27] Ob sie sich in vivo wieder erholen, ist unklar.

Kübler[28] isoliert und kultiviert zirkulierende Krebszellen durch selektive Medien aus dem peripheren Blut. Daraus werden Autovakzine hergestellt. Die Antigenität wird durch Zugabe eines synthetischen oder aus patienteneigenen B-Zellen gewonnenen T-Zell-Aktivierungssignals (HLA B-7) erhöht.

25 Cohen, I.: The Self, the World and Autoimmunity. *Scientific American*, April 1988, zitiert nach Edelson, a.a.O. S. 55.
Edelson hat mit seiner Methode ein ähnliches Experiment durchgeführt: Mäuse können gegen Schaf-Erythrozyten sensibilisiert werden und entwickeln dann eine schmerzhafte Schwellung der Pfoten. Die dafür verantwortlichen T-Lymphozyten sind in der Milz konzentriert. Wenn diese Zellen nach der Edelsonschen Methode in vitro mit 8-MOP und UV-Licht behandelt werden, dann können sie die schmerzhafte Schwellung nach Schaf-Erythrozyten-Injektion verhindern.
Dies zeigt sehr anschaulich die profunden immunologischen Reaktionen, die sich durch die Reinjektion geschädigter Blutbestandteile ergeben. Sie sind für den Therapieerfolg mindestens ebenso wichtig wie die zytotoxische Wirkung ultravioletten Lichts.

26 Rosenberg, S. A.: The Immunotherapy and Gene Therapy of Cancer. *Journal of Clinical Oncology* 10, No. 2, 1992, pp. 180-199.

27 Persönliche Mitteilung vom Labor Lauk & Breitling, Mötzingen.

28 Kübler, U. und Hoffmann, R., a.a.O.

Es handelt sich um einen sehr zukunftsweisenden Therapieansatz. Selbst fortgeschrittene Krebserkrankungen sollen auf diese Weise noch geheilt worden sein. Ich wäre froh, wenn ein unabhängiges Institut Präparate und Therapieerfolge überprüfen würde.

Ein anderer faszinierender Ansatz wird bei der autologen Aktivierung dendritischer Zellen[29] verfolgt. Diese Antigen-präsentierenden Zellen werden aus dem Knochenmark gewonnen, kultiviert und mit kultivierten Krebszellen desselben Spenders zusammengebracht. So lernt die Vorhut des Immunsystems sehr intensiv das Aussehen des Feindes kennen. In Heidelberg wird diese Therapie in einer Studie geprüft.[30]

Die autologe Zytokintherapie nach Klehr und die ISIT (**I**ndividual**s**pezifische **I**mmun**t**herapie)[31]

Beide Therapien erheben den Anspruch, Lymphozyten zu kultivieren und zur Zytokinausschüttung zu stimulieren.

Nach eigener Darstellung soll bei Klehr[32] eine Autoimmunisierung gegen zirkulierende Krebszellen durch genau dosierte Zentrifugierung und

29 Mayordomo, J., Zorina, T., Storkus, W., Zitvogel, L., Garcia-Prats, M., DeLeo, A., Lotze, M.: Bone Marrow-Derived Dendritic Cells Serve as Potent Adjuvants for Peptide-Based Antitumor Vaccines. *Stem Cells* 15, 1997, pp. 94-103.

30 Prof. Mertelsmann/Dr. Mackensen, Innere Medizin.

31 Die Produktbeschreibung der Firma ImbioPharm, die auch die AHIT herstellt, ist so vage, daß die Zusammensetzung im Unklaren bleibt. Klar ist nur, daß es sich um eine Eigenblutvariante handelt, mit dem Anspruch, Zytokine anzureichern. Im Gegensatz zu Klehr erhebt aber der Hersteller gar nicht den Anspruch, daß diese Zytokine mit herkömmlichen Methoden nachweisbar sind, so daß sich die Therapie, zumindest was die Wirkungsweise betrifft, im rein sprachlichen Bereich aufhält.

32 Vortrag und Diskussion auf der Medizinischen Woche Baden-Baden 1998.
Manches an dieser Darstellung ist schwer nachzuvollziehen. Warum soll die Verdünnung der Zellmembran den Immunprozeß begünstigen? Die Tumorzelle marschiert doch nicht durch fremde Zellen wie der Sauerstoff durch die Basalmembran, so daß hier ein Hindernis zu überwinden wäre. Wohl findet bereits zur Antigenpräsentierung eine Phagozytose statt. Es will mir aber nicht einleuchten, daß diese Phagozytose durch eine verdünnte Zellmembran leichter vonstattengeht.
Nicht in jedem Stadium der Krebserkrankung zirkulieren Krebszellen im peripheren Blut. Sie lassen sich durch die Polymerase-Kettenreaktion nachweisen. In der molekularen Onkologie gibt es auch quantifizierbare Parameter, z.B. das Verhältnis einer tumorspezifischen Splicevarianten der MUC-1-mRNA mit 336 Basenpaaren zur natürlich vorkommenden Splicevarianten mit 309 Basenpaaren. Bei einem Quotienten zwischen 0,2 und 0,7 spricht man von „schwacher", darüber von „starker Expression". Eine „starke Expression" kann Ausdruck einer hohen Tumorlast oder einer hohen Stoffwechselaktivität bei mäßiger Tumorlast sein. Aber selbst bei diesen Tücken der Deutung wäre es aufschlußreich, den Grad der Zytokinproduktion mit der Nachweisbarkeit zirkulierender Krebszellen im peripheren Blut sowie dem Expressionsgrad tumorspezifischer mRNA zu korrelieren.
Letztlich hinken aber alle Erklärungsmodelle. Geheilt wird nicht durch kunstvolle Vorstellungen, und falsche Vorstellungen sind auch kein Therapiehindernis. Feststeht, daß es Klehr allein mit physikalischen Methoden gelingt, die Zytokinproduktion zu erhöhen, ob dies nun durch spezifische Immunisierung gegen zirkulierende Krebszellen oder ganz unspezifisch durch kinetischen und osmotischen Streß geschieht.

osmotische Reize begünstigt werden. Durch Zentrifugierung werde ein enger Kontakt zwischen Effektor- und Zielzellen erzwungen. Durch eine hypoosmotische Nährlösung schwelle die Effektorzelle an. Dadurch werde die Plasmamembran verdünnt und die Immunisierung begünstigt. Der Immunprozeß sei am Anstieg der Zytokine (TNF-α und γ-IFN) abzulesen.[33]

33 Klehr ist sehr angefeindet, ja verfemt worden. Bei der geringen Anzahl von Patienten, die ich aus eigener Erfahrung kenne, ist mir ein eigenes Urteil nicht gestattet. Ich kann nur die Argumente beider Seiten vorsichtig gegeneinander abwägen. Vom Deutschen Krebsforschungszentrum (DKFZ) in Heidelberg konnten offenbar keine Zytokine in Klehrs Seren nachgewiesen werden. Das scheint den Hauptanspruch zu widerlegen.
Von Prof. Kiesewetter, Charité, Institut für Transfusionsmedizin der Humboldt-Universität zu Berlin, sind Zytokine (γ-Interferon und TNF-α) schließlich doch nachgewiesen worden: in etwa doppelt physiologischer Konzentration. Da ein positives Ergebnis – in der Wissenschaft wie in der praktischen Medizin – eine ganz andere Wertigkeit besitzt als ein negatives, muß sich das DKFZ die Frage gefallen lassen, was es denn mit den Klehrschen Seren angestellt hat, daß die Zytokine daraus verschwunden sind. Vielleicht hat es die Präparate nicht tiefgefroren erhalten oder gelagert!
Prof. Kiesewetter hat im Rahmen einer Stichprobenuntersuchung 483 Fälle über einen Zeitraum von 1½ Jahren beurteilt. Die meisten befanden sich in der palliativen Phase ihrer Erkrankung. 75% erhielten außer Klehrs Seren auch noch andere Therapien: Chemotherapie, Radiatio, Palliativoperation, Hormontherapie und biologische Therapien. Von der Gesamtgruppe vollendeten 224 (46,4%) einen Behandlungszyklus von 80 Tagen (40 Ampullen, 1 Ampulle jeden zweiten Tag) und befanden sich im zweiten.
259 (53,6%) waren also „Aussteiger". Nur 15% dieser Aussteiger starben. Die meisten brachen die Therapie wegen negativer Berichterstattung in den Medien ab.
Die medizinische Bewertung beschränkt sich also auf 224 Fälle. Der Beobachtungszeitraum war mindestens 80 Tage, im Durchschnitt aber ein halbes Jahr (persönliche Mitteilung von Prof. Kiesewetter). In diesem Zeitraum zeigte sich ein *Mißerfolg* in 55% der Fälle, definiert als „Tumorwachstum" (37%) oder „Tod" (18%).
Bei dieser Aufrechnung bedienen wir uns der brutalsten Kriterien. Das wesentlichere Kriterium der „Lebensqualität", das von biologischer Seite banspruchte und ihr auch zugestanden wird, lassen wir bei dieser „Leibesvisitation" einmal völlig beiseite.
Ein *möglicher Erfolg*, definiert als „stabile Phase, partielle oder komplette Remission", zeigte sich immerhin in 45% der Fälle. Diese 45% gliedern sich auf in 34% stabile Phase, 9% partielle Remission und 2% komplette Remission. „Partielle Remission" wurde als mindestens 25%iger Rückgang definiert.
Wegen des kurzen Beobachtungszeitraums ist natürlich die Beurteilung einer „stabilen Phase" schwierig. Je kürzer der Beobachtungszeitraum, um so eher werden sich spontane stabile Phasen belegen lassen. Für den Patienten und den betreuenden Arzt ist bei einem fortschreitenden Krebsgeschehen aber auch ein halbes Jahr Stillstand beachtlich.
Spontane partielle Remissionen sind statistisch unwahrscheinlich und komplette Remissionen noch viel unwahrscheinlicher, so daß doch vermutlich ein Erfolg eingetreten ist: in rund 10%, wenn wir kleinlich sind, und in 45%, wenn wir großzügig sind. Wenn sich dieser Erfolg in einer unabhängigen, prospektiven, vergleichenden Studie bestätigen ließe, dann wäre dies bei der ungünstigen Ausganglage ein beachtlicher Erfolg und durchaus in der Größenordnung anderer etablierter biologischer und auch schulmedizinischer Therapien.
Da in 75% der Fälle jedoch auch Begleittherapien schulmedizinischer oder biologischer Art durchgeführt wurden, ist unklar, ob dieser Erfolg durch Klehrs Eigenblut, durch schulmedizinische Maßnahmen oder durch ein Zusammenwirken aller Immuntherapien mit der Tumordestruktion zustande kam.
Prof. Beuth, der Präsident der Deutschen Gesellschaft für Onkologie, hat sich angeboten, die Daten biometrisch zu prüfen. Leider hat Klehr dieses Angebot nicht wahrgenommen.

Weitere autologe Reiztherapien

Entsprechende Reizstoffe wie bei der modifizierten Eigenbluttherapie können natürlich aus allen Körpersäften gewonnen werden. Die größte Verbreitung hat die Eigenurintherapie (s. Kap. 7) gewonnen. Ich habe eindrucksvolle klinische Verläufe bei der Behandlung der PcP mit modifiziertem Gelenkexsudat und von Malignomen mit modifizierter Aszitesflüssigkeit gesehen.

6.2.3 Zusammenfassung

Dieser Rundgang durch den Garten der Eigenbluttherapien, die ich aus Nah und Fern in meiner Praxis kennengelernt habe, zeigt eine üppige Vielfalt. Gleichzeitig steht der Therapeut vor der Qual der Wahl: Was ist bei einem konkreten Patienten die passende Spielart in der richtigen Dosis?

Bei jedem Einsatz der großen Ozontherapie stehen folgende Fragen zur Entscheidung: Wieviel Blut: 50-100-200 ml oder gar mehr? Wieviel Ozon: 500 oder 15.000 µg? Wie oft: 1x, 2x/Woche oder gar täglich? Wie viele Behandlungen: 5x, 10x, bis zum Wohlbefinden, bis zur ökonomischen Schmerzgrenze?

Allein bei der Frage der rechten Ozonmenge schwanken die Empfehlungen diesseits und jenseits der Alpen um eine satte Zehnerpotenz: Während Bocci die deutschen Dosen als „Plazebo" belächelt, sind die Deutschen über die „toxischen Dosen" des Italieners entsetzt. Es herrscht die absurde Situation, daß Geräte angeboten werden, die es erlauben, Ozon mit einer Genauigkeit von 10 µg zu dosieren, während der Streit um die passende Menge in die Tausende geht!

6.3 Labordiagnostische Erfolgskontrollen

Tabelle 3 zeigt eine Übersicht gängiger immunologischer Labordiagnostik. Es gibt humorale und zelluläre Parameter. Unter den zellulären Parametern unterscheiden wir solche, die die Zellzahlen und solche, die die Zellfunktionen betreffen.

Der ideale Test hat eine große Sensitivität und Spezifität, hat eine geringe methodische und biologische Streuung und ist außerdem billig. Den gibt es noch nicht.

Tabelle 3: Labordiagnostik

Humorale Entzündungsparamter: BKS, CRP, RF, Immunglobuline, ECP, CIC, Zytokine, Adhäsine, Hitzeschockproteine

Zelluläre Parameter

- *Zellzahlen*
  - Ist-Zustand: Differentialblutbild und Lymphozytensubpopulationen
    - Die sog. Helfer- und Suppressorzellen
    - Die sog. "echten" Suppressorzellen
    - Kritische Würdigung
      - Zahl kontra Funktion
      - Ist-Zustand kontra Teilungsdynamik
      - Das kritische Kompartiment: Blut – Lymphe – Interstitium – Zielorgan
  - Dynamik der Zellteilung
    - Aktivitätsmarker: CD 69, CD 25, HLA-DR
    - PKH 26-Test
- *Funktionstests*
  - Immunologisches Gedächtnis (Multitest Merieux)
  - Lymphozytentransformationstest (LTT)
  - Phagozytosetest der Granulozyten und Makrophagen
  - LPS-/Mitogen-stimulierte Zytokinfreisetzung im Vollblut
  - Zytotoxizität der Natürlichen Killerzellen auf K562
    - Methoden
      - Die ^{51}Cr-Freisetzungsmethode
      - Die kolorimetrische Methode (MTT)
      - Durchflußzytometrie
    - Vergleich der Methoden in bezug auf Sensitivität, Spezifität und Standarddeviation
      - Grundaktivität
      - Stimulierte Aktivität
        - mit Zytokinen
        - mit Immunmodulatoren

6.3.1 Humorale Entzündungsparameter

Unter den humoralen Entzündungsparametern haben wir solche, die weit verbreitet und billig sind, wie die BKS, das C-reaktive Protein, den Rheumafaktor, die Immunglobuline, v.a. das Total-IgE, das ECP sowie die zirkulierenden Immunkomplexe. Für entzündliche Prozesse sind sie ganz gut zu gebrauchen. Immundefizite dagegen werden nur selten durch erniedrigte Immunglobulinspiegel erfaßt. Hier hat der Kliniker keine Hilfe. Zytokine und Hitzeschockproteine, die bei der Therapiekontrolle neoplastischer Erkrankungen vermutlich von Bedeutung sind, sind teuer und werden nur von wenigen kommerziellen Labors angeboten. Bei den Zytokinen kann über den Grundwert hinaus die Erhöhung nach Stimulation des Vollblutes durch Endotoxin oder Mitogene bestimmt werden. Solche Stimulationstests sind besser standardisierbar, weil die präanalytische Phase aller Blutproben gleich ist. Außerdem läßt die Bestimmung der Aktivierbarkeit eine größere Aussage über die augenblickliche Immunitätslage zu als nur die Bestimmung des Grundwerts.[34]

6.3.2 Zelluläre Parameter

6.3.2.1 Zellzahlen

Ist-Zustand: Differentialblutbild und Lymphozytensubpopulationen

Unter den zellulären Parametern dominiert die Erfassung der Zellzahlen. Zur Routinediagnostik gehört das Differentialblutbild. Unter Immuntherapeuten hat sich in den letzten Jahren eine weitere Differenzierung des Differentialblutbildes in Form der „Lymphozytensubpopulationen" als Standarddiagnostik eingebürgert. Mit Hilfe monoklonaler Antikörper, die mit fluoreszierenden Teilchen beladen werden, gelingt es, die morphologisch einheitliche Population der Lymphozyten weiter zu differenzieren. Verschiedenen Subpopulationen sind verschiedene Funktionen zugeordnet worden, wie die sog. „Helfer-" und „Suppressorzellen". Die einen sollen die Immunantwort schärfen, die anderen dämpfen. Der Nebel über der Immunitätslage schien sich etwas gelichtet zu haben.

Die sog. Helfer- und Suppressorzellen

Nachdem ich nun etwa 1000 solcher Untersuchungen in Auftrag gegeben habe, bin ich gezwungen, ein vernichtendes Urteil zu fällen. Von wenigen exzessiven Abweichungen abgesehen, ist die Messung der Subpopulationen außerstande, die klinische Situation auch nur widerzuspiegeln, geschweige denn vorauszusagen und einen Wink zur Therapie zu geben! Die Unterscheidung in „Helfer-" und „Suppressorzellen" entspringt einem klinischen Bedürfnis. Sie ist aber wissenschaftlich nicht haltbar. Die Helferzellen werden schon geraume Zeit in die TH_1- und TH_2-Zellen unterteilt. Die TH_1-Zellen sollen eher aggressiv, die TH_2-Zellen eher suppressiv sein. Auch die T8-Lymphozyten sind nicht einheitlich. Die meisten sind zytotoxische Lymphozyten. Nur ein kleiner Teil hat echte Suppressorfunktion, vermutlich ohne daß dies morphologisch faßbar wäre.

34 Der Test wird z.B. vom Labor Bieger in München angeboten

Die sog. „echten“ Suppressorzellen

Es hat nicht an Versuchen gefehlt, die „echten Suppressorzellen“ von den CD8-zytotoxischen Lymphozyten zu unterscheiden. Die zytotoxischen sollen CD-28-positiv, die Suppressorzellen negativ sein. Als Konsequenz ergibt sich dann ein „korrigierter T4/T8-Quotient“.

Wenn ich gut gestimmt bin, dann kann ich sagen, daß durch diese Korrektur manche klinischen Verläufe abgebildet werden können, wogegen gar kein Zusammenhang zwischen dem alten „Helfer-Suppressorzell-Quotienten“ und der „Klinik“ besteht. Ich habe im Laufe einer Immuntherapie Warzen verschwinden sehen und gleichzeitig ging der Quotient in die Höhe. Ein Morbus Bechterew wurde erscheinungsfrei und gleichzeitig sank der Quotient. Dieser Glücksfall der Übereinstimmung zwischen Klinik und Labordiagnostik ist aber so selten, daß ich wenig Grund sehe, meinen Fluch über die Lymphozytensubpopulationen zurückzunehmen. Ich bleibe bei meinem Urteil: Die Lymphozytensubpopulationen sind das Horoskop des Immunologen, in das er alles hineininterpretieren und herauslesen kann, wie es ihm paßt. Dem Therapeuten dient es als Alibi, daß die „naturverbundene“ Therapie mit höchstem technischem Aufwand überwacht wird, und dem Laborarzt dient es, weil das sein Brot ist: Alle sind zufrieden.[35]

Kritik der Lymphozytensubpopulationen

Die wesentlichen Einwände sind: Es wird eine Zahl erfaßt und nicht die Funktion. Suppressorfunktionen kommen bei allen Zellpopulationen vor, bei „Helfer-“, bei „Suppressorzellen“, ja sogar bei den „Natürlichen Killerzellen“, ohne daß sie morphologisch faßbar wären. Von den Zellzahlen wird auch nur der Ist-Zustand erfaßt und nicht die Zellteilungsdynamik. Schließlich wird im falschen Kompartiment gemessen. Das Blut ist wesentlich ein „Kommunikationsorgan“. Am Zielorgan, im Interstitium aber wird die entscheidende Schlacht geschlagen!

35 Das Labor Bach, Solingen, behauptet, die „echten“, funktionellen Suppressorzellen durch die Oberflächenmarkerkombination CD3+, CD8+, CD28-, CD11-, also durch zusätzliche Bestimmung des Markers CD11, identifizieren zu können. Diese Effektorzellen werden durch eine Subpopulation aus dem CD4+Bereich, also den klassischen „Helferzellen“, induziert. Sie heißen T-Suppressor-Inducer-Zellen. Das Labor Ahlert, Heidelberg, identifiziert seine „Echten“ durch die Markerkombination CD3+, CD8+, CD62L+, CD16-, CD28-, CD56-. Zusammenstellungen mit klinischen Verläufen habe ich bis jetzt nicht zu Gesicht bekommen. Aber das kann ja noch geschehen. Aus der Aufstellung dieser filigranen Oberflächendiagnostik wird jedenfalls klar, daß wirkliche Suppressorzellen, wenn überhaupt, dann nur durch eine äußerst kunstvolle Markerkombination identifizierbar sind.

Die Messung der Lymphozytensubpopulationen wirft Fragen auf, die nicht beantwortbar sind. Was heißt das, wenn im Laufe einer Immuntherapie die NK-Zellen abnehmen: Heißt das, daß weniger gebildet werden? Heißt das, daß sie schneller sterben? Heißt das, daß sie ins Gewebe auswandern, um dort ihre wesensgemäße Aufgabe zu erfüllen? Solange diese Fragen nicht zu beantworten sind, kann ich auf die Messung der Zellzahl ruhig verzichten. Sie ist so sinnlos wie die Feststellung eines erniedrigten Eisenspiegels ohne gleichzeitige Messung der Eisenspeicherkapazität.

Die Dynamik der Zellteilung

Aktivitätsmarker

Aussagekräftiger über den Zustand des Immunsystems ist die *Dynamik* der Zellteilung. Es gibt Aktivitätsmarker auf der Oberfläche der Lymphozyten, die exprimiert werden, sobald sie „aktiviert", d.h. angefordert werden, und aus ihrem Ruhezustand in die Teilungsphase übergehen. Die Marker CD 25, CD 69 und HLA-DR haben größere Verbreitung gefunden.

Leider gilt auch hier die Regel: Je sensitiver ein Test, um so größer die Standardabweichung. Am Beispiel des löslichen Il-2-Rezeptors habe ich die Erfahrung machen müssen, daß die Werte noch während der Fiebertherapie Schwankungen über 100% aufweisen können, ohne daß irgend ein klinischer Zusammenhang erkennbar gewesen wäre.

Der PKH 26-Test[36]

Der PKH 26-Test läßt sogar Aussagen über die Teilungsbereitschaft einzelner Subpopulationen zu.

Letztlich sagen aber auch diese Tests nur etwas über die allgemeine „Aktivierung" des Immunsystems aus, nicht aber über dessen Funktionsfähigkeit. Was nützt eine große Zahl inkompetenter Immunzellen!

6.3.2.2 Funktionstests

Unter den Funktionstests habe ich Erfahrung mit dem Multitest Merieux, dem Lymphozytentransformationstest, dem Phagozytosetest der Granulozyten und Makrophagen und dem Zytotoxizitätstest der Natürlichen Killerzellen.

36 Yamamura, Y., Rodriguez, N., Schwartz, A., Eylar, E., Bagwell, B., Yano, N.: A New Flow Cytometric Method for Quantitative Assessment of Lymphocyte Mitogenic Potentials. *Cellular and Molecular Biology* 41 (1995), Suppl. I, S121-S132.

Der Multitest Merieux[37]

Der Multitest Merieux mißt die Gedächtnisleistung der Lymphozyten. Aus einem schwachen Gedächtnis wird vermutlich zu Recht auf eine schwache Funktion geschlossen. Er gehört zur immunologischen Basisdiagnostik. Er ist billig, aber leider wenig sensitiv und auch wenig spezifisch. Auch kann er höchstens zweimal im Jahr durchgeführt werden, weil sonst der Test selbst das Ergebnis diktiert: Mit jeder Messung geschieht ja eine Sensibilisierung gegen die Antigene Tuberkulin, Tetanus, Diphtherie, Streptokokken, Proteus, Trichophyton und Candida. Es werden idiotypische Antikörper und Immunzellen gegen diese Antigene induziert, ohne daß sich dadurch an der globalen Immunitätslage etwas Wesentliches ändert.

Der Lymphozytentransformationstest

Er ist ein etabliertes Verfahren zum Nachweis von Lymphozyten, die auf bestimmte Antigene sensibilisiert sind. So läßt sich z.B. eine Sensibilisierung gegenüber Amalgam auch dann noch nachweisen, wenn der Hauttest negativ ausfällt.

Die Lymphozyten werden durch Dichtegradienten-Zentrifugierung gewonnen und kultiviert. Durch Einbau radioaktiv markierten Thymidins kann die Zellvermehrung quantitativ erfaßt werden. In Anwesenheit eines bestimmten Antigens kommt es zur Proliferation und Differenzierung der Lymphozyten zu Immunoblasten. Je größer die Teilungsbereitschaft, um so größer ist die Sensibilisierung.

Derselbe Test läßt sich auch zur funktionellen Analyse des Immunsystems verwenden. Es wird die Grundaktivität gemessen und die Antigen-/Mitogen-stimulierte Aktivität. Unter den Antigenen haben sich die klassischen Gedächtnisantigene Tuberkulin, Candida, Tetanus, Diphtherie, Influenza, Streptokokken und Staphylokokken bewährt, unter den Mitogenen Phytohämagglutinin (PHA), Cancanavalin A (ConA), Pokeweed-Mitogen (PWM), der Proteinkinase-Aktivator Polymycristinacetat (PMA), Interleukin-2 (IL-2), das Superantigen SEB (polyklonales T-Zell-Stimulans). Die Staphylokokken sollen vorwiegend die B-Zellen stimulieren, PHA und SEB vorwiegend die T-Zellen. PMA kann als einziges Mitogen auf die Mitarbeit der Makrophagen verzichten. So läßt sich eine gewisse Differentialdiagnostik eines Immundefekts durchführen. Mit diesem Testsystem läßt sich die

37 Ein intrakutaner Sensibilisierungstest, der heute unter dem Namen Immignost im Handel ist.

Wirkung einer Eigenblutfraktion auf die basale und stimulierte Aktivität der Lymphozyten messen.[38]

Während die Mitogene artifizielle Stimulanzien mit fragwürdiger Bedeutung für die Klinik sind, widerspiegeln die gängigen Antigene doch recht realistisch eine alltägliche klinische Situation. Über die Dynamik der Zellteilung hinaus werden wichtige Funktionen der Immunaktivierung erfaßt: die Phagozytosefähigkeit der Makrophagen, die Aufspaltung der Antigene und ihre Präsentierung für den T-Zell-Rezeptor und schließlich die intrazelluläre Aktivierungskaskade in den Lymphozyten. Dieser Test ist die Invitro-Entsprechung zum Multitest Merieux. Sein Vorteil ist, daß er eine differenzierte Aussage über Immundefekte zuläßt und nicht zur Sensibilisierung führt, also beliebig oft wiederholbar ist.

Phagozytosetest

Hier wird die Fähigkeit der Granulozyten und Makrophagen gemessen, E.coli-Bakterien zu phagozytieren. Der Test zeigt leider allzu oft Normalwerte bei Personen mit schweren immunologischen Erkrankungen, d.h. er ist wenig sensitiv.

Der NK-Zell-Zytotoxizitätstest

Große Hoffnungen verbinde ich mit dem Zytotoxizitätstest der Natürlichen Killerzellen. Es handelt sich schon vom Ansatz her um einen Test, der eine klinische Situation recht lebensnah widerspiegelt: Durch Dichtegradienten-Zentrifugierung in Ficoll oder einem anderem Medium entsprechender Dichte werden die Lymphozyten von den übrigen zellulären Bestandteilen getrennt. Diese Lymphozyten werden dann mit dem Labortumorzellstamm K 562, einer leukämischen Zellinie aus der „Roten Reihe“, zusammengebracht, die keine MHC-Moleküle an ihrer Oberfläche hat und deshalb nur von den NK-Zellen erkannt werden kann. Nach einer definierten Inkubationszeit wird der Prozentsatz getöteter Tumorzellen gemessen. Dazu gibt es drei Meßverfahren:

Die Chrom-Freisetzungsmethode

Standard ist die ^{51}Cr-Methode. Die Tumorzellen werden mit radioaktivem Chrom beladen. Getötete Tumorzellen setzen Radioaktivität frei. Die γ-Strahlung wird mit einem Geigerzähler gemessen. Wegen der nötigen Vor-

38 Dieser Test wird unter dem Namen ImmuCheck® vom Labor Bieger, München, angeboten.

sichtsmaßnahmen im Umgang mit radioaktivem Material sind zwei Ersatzmethoden entwickelt worden, eine kolorimetrische Methode und eine durchflußzytometrische Methode.

Die kolorimetrische Methode[39]

Die kolorimetrische Methode basiert auf der Farbumwandlung eines Tetrazoliumsalzes (MTT) durch mitochondriale Dehydrogenasen aller lebendigen Zellen. Der Tetrazoliumring des gelblichen Salzes wird gespalten und zu einer blauen Verbindung reduziert. Dieser Farbumschlag wird in drei Ansätzen gemessen: in den Effektorzellen (Lymphozyten), in den Zielzellen (K 562) und in einem Gemisch beider Zellen nach einer bestimmten Inkubationszeit. Je geringer die Farbintensität des Gemisches aus Ziel- und Effektorzellen im Vergleich zur Summe der getrennten Ansätze, um so größer war die Zytotoxizität.

Durchflußzytometrie[40]

Bei der durchflußzytometrischen Methode werden alle Tumorzellen mit einem grün fluoreszierenden Membranfarbstoff (PKH-26) an ihrer Oberfläche markiert. Die lebende Plasmamembran ist undurchlässig für die meisten Farbstoffe. Darum werden nur die getöteten Tumorzellen mit dem roten, jodhaltigen Kernfarbstoff gefärbt. Aus dem Verhältnis roter und grüner Lichtsignale läßt sich so der Anteil getöteter Tumorzellen berechnen.

Der Zytotoxizitätstest läßt sich auch als Medikamententest verwenden: Immunstimulanzien können schon vor ihrer Anwendung in vitro getestet werden, ob sie imstande sind, die Zytotoxizität der NK-Zellen zu steigern. Die Steigerung wird dann in Prozent der Grundaktivität angegeben. Da auch die Grundaktivität eine Prozentzahl ist, ist das Ergebnis eine Prozentzahl einer Prozentzahl. Zum besseren Verständnis hat sich hier der Begriff Relativprozent eingebürgert. Schwankungen über 10 Relativprozent gelten als signifikant. Wenn die Grundaktivität allerdings sehr niedrig ist, z.B. 10%,

39 Hussain, R., Nouri, A., Oliver, R.: A new approach for measurement of cytotoxicity using colormetric assay. *Journal of Immunological Methods* 160 (1993) 89-96.
Schaaf, J., Krieg, H. und Lauk, C.: Die Natürliche Killerzellenaktivität als wichtiger Parameter bei Immuntherapien mit Biomodulatoren. *Zeitschrift für Onkologie* 28, 3 (1996) 82-86.

40 Hatam, L., Schuval, S., Bonagura, V.: Flow Cytometric Analysis of Natural Killer Cell Function as a Clinical Assay. *Cytometry* 16 (1994) 59-68.
Lötzerich, H., Hirt, W.: Durchflußzytometrische nichtradioaktive Methode zur Bestimmung der zytotoxischen Aktivität von natürlichen Killerzellen: Vergleich mit dem klassischen ^{51}Cr-Release-Assay. *J. Lab. Med.* 21 (1) (1997) 13-20.

dann muß doch von einer größeren methodischen Streuung als 10 Relativprozent ausgegangen werden.

6.4 Stand der Forschung

6.4.1 Ozontherapie

Die einzige Dosisfindungsstudie ist ein In-vitro-Versuch.[41] Gewaschene Leukozyten und Vollblut wurden mit steigenden Ozondosen behandelt. Bei den gewaschenen Leukozyten war das Maximum der Immunstimulierung bei 10 µg O_3/ml Suspension erreicht. Bei Vollblut lag das Optimum bei 50 µg O_3/ml Blut. Die antioxidative Kapazität des natürlichen Milieus „Blut" führte zu einer erhöhten Toleranz gegenüber dem oxidativen Streß des medizinischen Ozons.

6.4.2 Modifizierte Eigenbluttherapie

6.4.2.1 Der Lymphozytenproliferationstest

Donnerstag, Ohlenschläger und Träger haben ein Hämolysat der AHIT an isolierten Lymphozyten getestet.[42] Sie bedienten sich dabei des Lymphozytenproliferationstests. Das Ergebnis war eine 50-80%ige Steigerung der Zellproliferation am 3. oder 4. Tag gegenüber der Kontrollinkubation ohne Hämolysat. Die Wachstumssteigerung war ausgeprägter als mit dem Standard Phytohämagglutinin (PHA 5µg/ml). Getestet wurde das „Hämolysat 01". Die Konzentration betrug 1%, d.h. die Verdünnung entsprach einer D2. Bei Verwendung einer D3 nahm die Wirkung rasch ab. Insgesamt wurde eine verringerte Stimulierbarkeit der Lymphozyten von Neurodermitispatienten im Vergleich zu gesunden Probanden beobachtet und zwar sowohl mit PHA als auch mit dem verwendeten Hämolysat.

Zur Würdigung dieser Studie kann gesagt werden, daß es der erste geglückte laborchemische Objektivierungsversuch einer Eigenblutzubereitung in vitro ist.

41 Bocci, V., Paulesu, L.: Studies on the Biological Effects of Ozone. 1. Induction of Interferon on Human Leucocytes. *Haematologica* 75 (1990) 510-515.

42 Donnerstag, B., Ohlenschläger, G., Träger, L.: Autohomologe Immuntherapie zur Behandlung von Neurodermitis. In-vitro-Bewertung der Hämolysat-Aktivität. *Therapiewoche (TW) Dermatologie* 21 (1991) 351-357.

Allerdings krankt die Studie an gravierenden Mängeln. Die AHI-Therapie umfaßt 6 Hämolysate. Diese werden noch zusätzlich verschiedenen Verarbeitungsprozessen unterworfen.

Es wurde ein einziges Hämolysat, nämlich Plasma D1[43], aus einer Vielzahl von Zubereitungen ausgewählt. Mit welcher Begründung? In der Zusammenfassung S. 353 wurde der Effekt dieses einen Hämolysats zauberhaft auf „die Hämolysate" ausgedehnt.

Der Leser fragt sich natürlich, welche Meßergebnisse die anderen „Hämolysate" zeigten: Hatten sie keine Wirkung? Hatten sie immunsuppressive Wirkung? Auch das gehört gesagt! Es widerspricht wissenschaftlicher Redlichkeit, negative Ergebnisse zu verschweigen.

Im Laufe der Therapie werden Verdünnungen zwischen D 3 und D 9 verwendet[44]. D 3 hatte in vitro bereits keine Wirkung mehr. Wenn der In-vitro-Test irgendeine klinische Relevanz für sich beansprucht, dann müßte daraus gefolgert werden, daß die ganze Therapie wirkungslos ist.

Dem Praktiker aber brennen noch andere Fragen unter den Nägeln: Die AHIT ist relativ teuer. Die potenzierte Eigenblutherapie nach Imhäuser läßt sich in einer D 2 dieses Preises produzieren. Warum ist kein Vergleich mit Nativblut gemacht worden?

Alle praktisch relevanten Fragen sind auf der Strecke geblieben .

6.4.2.2 Der Einfluß verschiedener Ozondosen auf die Blutzellmorphologie

In einer weiteren Arbeit wurde der Einfluß verschiedener Ozonkonzentrationen auf die Morphologie von Granulozyten, Lymphozyten und Thrombozyten untersucht.[45] Vom Anspruch her ist auch dies eine bedeutsame Arbeit. „Verwendet wurden die O_3-Konzentrationen 44, 56, 65, 80, 90 und 110 mg/ml Ozon-Sauerstoff". 15 ml dieses Gasgemisches wurden auf 5 ml Blut gegeben, also 132, 168, 195, 240, 270 und 330 mg O_3/ml Blut.

Das sind unglaublich hohe Konzentrationen: mehr als drei Zehnerpotenzen höher als bei Boccis Versuchen. In einer zauberhaften Rechenakro-

43 Kief, H.: Behandlung der Neurodermitis mit autologer Immuntherapie (AHIT). *Erfahrungsheilkunde* 1/1989, 9-18.
44 Kief, *EHK* 1/89
45 Kief, H., Greenberg J.: Elektronenmikroskopische Untersuchungen zur Autohomologen Immuntherapie. *Erfahrungsheilkunde* 3a/1993, 190-194.

batik wurden diese gigantischen Konzentrationen auf 150 ml Blut umgerechnet, um einen Anschluß an die Praxis zu gewinnen. Das müßten nach einfacher Küchenmathematik 19,8 – 25,2 – 29,25 – 36,0 – 40,5 und 49,5 *Gramm* O_3/150 ml Blut ergeben.

Kief und Greenberg kommen zu denselben Zahlen, aber in der Benennung zu Mikrogramm! Leser und Schreiber differieren also um sechs satte Zehnerpotenzen! Eine Seite weiter wird in den Legenden unter den elektronenmikroskopischen Bildern von 44 µg O_3 gesprochen. Heißt das, daß in den Konzentrationsangaben des Textes gleich zweimal „mg" mit „µg" verwechselt worden ist? Aber auch hier vermisse ich die schlichte Angabe der verwendeten Ozonmenge pro Blutvolumen. Es ist zwar immer von „Konzentration" die Rede. Aber nach gängiger Vorstellung ist eine Konzentration immer auf ein Volumen bezogen. Die Angabe „O_2-O_3-Gemisch in einer Konzentration von 80 µg, Gas-Blut-Verhältnis 3:1 (hyperbar und normobar)" ist für mich nicht nachzuvollziehen.

Wenn es sich bei den angegebenen „Konzentrationen" von „44, 56 und 65 *mg*" in Wirklichkeit um 44, 56 bzw. 65 O_3 *µg/ml Blut* handelt, dann wären die beobachteten Veränderungen durchaus mit Boccis Ergebnissen vereinbar. Erst bei 80 µg O_3/ml Blut hätten dann Kief und Greenberg toxische Veränderungen an Granulozyten, Lymphozyten und Thrombozyten wahrnehmen können.

Morphologisch können natürlich in erster Linie toxische Effekte beobachtet werden. Eine Stimulation ist morphologisch nur schwer erfaßbar; sicher nicht elektronenmikroskopisch, weil die Zellen bei der Präparation getötet werden. Die Lebendmikroskopie wäre hier ein lohnender Ansatz.

Quantitativ unterscheiden sich Boccis und Kiefs Dosisfindungsversuch, insofern Bocci bei 100 µg O_3/ml Blut immerhin noch eine γ-Interferon-Produktion von 20 IU/ml, also über 1/3 der maximalen Stimulation erreicht hat. Bei dieser Konzentration haben Kiefs Zellen längst den Geist aufgegeben. Es waren nur noch Zell-Gespenster erkennbar.[46] Diese Überlegungen bleiben natürlich reine Spekulationen, bis Kief und Greenberg die tatsächlichen Konzentrationen mit der nötigen Präzision offenbaren.

46 Kief/Greenberg, a.a.O. Abb. 11

6.5 Eigene Ergebnisse

6.5.1 Ozontherapie

6.5.1.1 Die Dosis-Wirkungsbeziehung zwischen verschiedenen *in vitro* applizierten Ozondosen und der Zytotoxizität Natürlicher Killerzellen

Als erstes galt es, an die In-vitro-Ergebnisse meiner Vorgänger anzuknüpfen. Diese Voruntersuchung umfaßte 15 Patienten. Die genaue Beschreibung des Krankenguts und der Methodik ist einer eigenen Veröffentlichung vorbehalten.[47] Bei 8 dieser 15 Patienten ließ sich ein Optimum ermitteln (Abb. 1). Die übrigen 7 zeigten entweder bereits bei geringster Gabe eine progressive Immunsuppression oder eine nicht signifikante Stimulation, d.h. bei diesen Patienten wären ganz andere Ozondosen erforderlich gewesen, um ihre persönliche Charakteristik zu erfassen. Sie konnten also nicht verwertet werden.

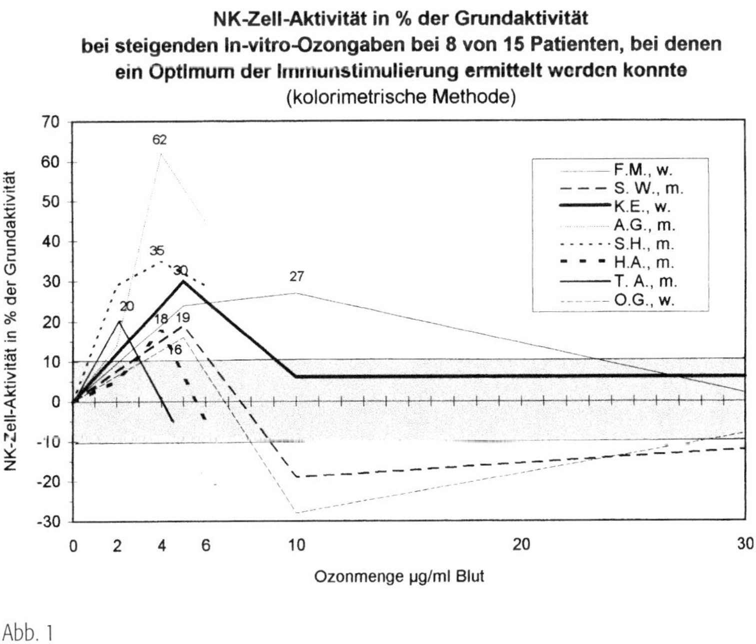

Abb. 1

47 *Erfahrungsheilkunde*, in Vorbereitung

Die Ozondosis, bei der eine maximale Immunstimulierung erreicht wurde, lag im Durchschnitt bei knapp 500 µg O_3/100 ml Blut. Die Streuung war beträchtlich. Sie bewegte sich zwischen 250 und 1000 µg. Der Grad der NK-Zell-Zytotoxizitätssteigerung betrug am Maximum im Mittelwert 28%, mit einer Streuung von 16% bis 62% der Grundaktivität.

Im Testsystem der NK-Zell-Zytotoxizität liegt demnach das Optimum der Immunstimulation *in vitro* bei 500 µg O_3/100 ml, also um eine ganze Zehnerpotenz tiefer als im Testsystem der γ-Interferon-Produktion. Dies zeigt die Gefahr, eine umfassende Aussage über das Immunsystem auf einen einzigen Parameter zu gründen.

Ebenso gefährlich ist es, aus In-vitro-Erkenntnissen Empfehlungen für die Praxis abzuleiten.

6.5.1.2 Die Dosis-Wirkungsbeziehung zwischen verschiedenen *in vivo* applizierten Ozondosen und der Zytotoxizität Natürlicher Killerzellen. Das Redoxpotential als prädiktiver Test zur Ermittlung der optimalen Ozondosis

Studienziel

Folgende Fragen sollten beantwortet werden:

1. Bei welcher Ozondosis verläuft die Grenze zwischen Stimulation und Suppression der NK-Zell-Zytotoxizität?
2. Wie lange hält die Wirkung einer Einzeldosis an?
3. Läßt sich der Verlauf der NK-Zell-Zytotoxizität durch Longitudinalmessung des Redoxpotentials *abbilden*?
4. Läßt sich dieser Verlauf durch die initiale Redoxmessung vielleicht gar vorhersagen, so daß sie auf die Dosiswahl Einfluß nehmen könnte?
5. Welche weiteren Meßgrößen haben Einfluß auf die Ozon-induzierte Immunmodulation?

Probanden

Zur Belastung mit 2.000 µg O_3/100 ml Blut konnten 7 und zur Belastung mit 5000 µg O_3/100 ml Blut konnten 5 gesunde Probanden gewonnen werden. Alter und Geschlechtsverteilung gehen aus den Abb. 2 und 3 hervor.

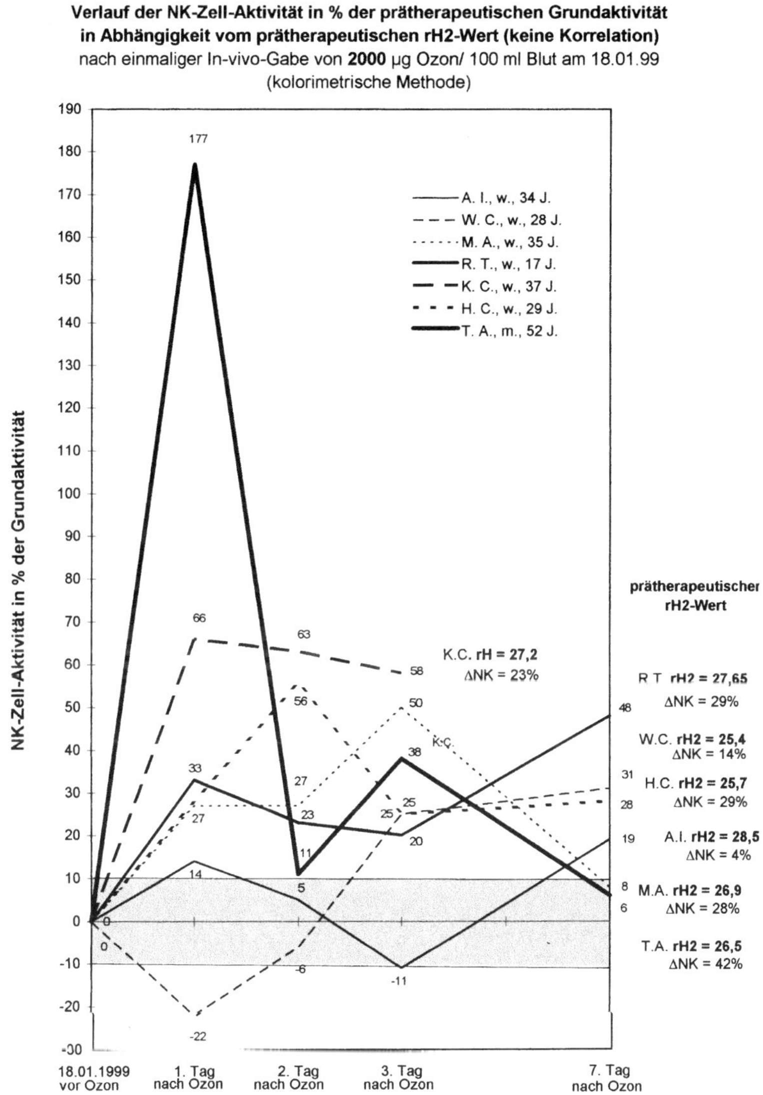
Verlauf der NK-Zell-Aktivität in % der prätherapeutischen Grundaktivität
in Abhängigkeit vom prätherapeutischen rH2-Wert (keine Korrelation)
nach einmaliger In-vivo-Gabe von 2000 µg Ozon/ 100 ml Blut am 18.01.99
(kolorimetrische Methode)
NK-Zell-Aktivität in % der Grundaktivität
A. I., w., 34 J.
W. C., w., 28 J.
M. A., w., 35 J.
R. T., w., 17 J.
K. C., w., 37 J.
H. C., w., 29 J.
T. A., m., 52 J.
K.C. rH = 27,2
ΔNK = 23%
prätherapeutischer rH2-Wert
R T rH2 = 27,65
ΔNK = 29%
W.C. rH2 = 25,4
ΔNK = 14%
H.C. rH2 = 25,7
ΔNK = 29%
A.I. rH2 = 28,5
ΔNK = 4%
M.A. rH2 = 26,9
ΔNK = 28%
T.A. rH2 = 26,5
ΔNK = 42%
18.01.1999
vor Ozon
1. Tag
nach Ozon
2. Tag
nach Ozon
3. Tag
nach Ozon
7. Tag
nach Ozon

Abb. 2

Verlauf der NK-Zell-Aktivität in % der prätherapeutischen Grundaktivität in Abhängigkeit vom prätherapeutischen rH2-Wert (keine Korrelation)
nach einmaliger In-vivo-Gabe von **5000** µg Ozon/ 100 ml Blut am 25.01.99
(kolorimetrische Methode)

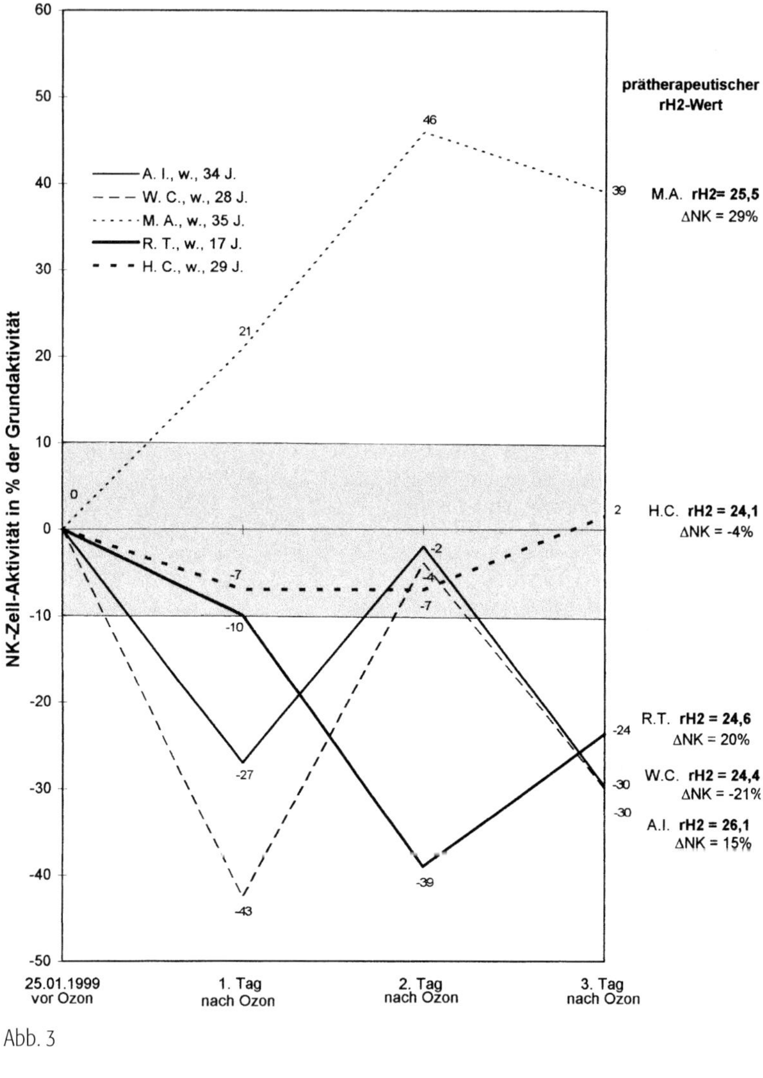

Abb. 3

Methode

Zur Bestimmung der NK-Zell-Zytotoxizität wurde die kolorimetrische Methode gewählt. Jede Messung wurde durch 6 Ansätze mit Angabe des Mittelwertes und der Streuung gesichert. Sie bewegte sich meist unter 7 und nur selten bei 9% des Mittelwertes.[48] Zunächst wurde der Longitudinalverlauf der Grundaktivitäten in Form einer Kurve aufgezeichnet. Dabei ergaben sich Stimulationskurven, Suppressionskurven oder zyklische, d.h. biphasische oder triphasische Verläufe. Die Fläche unter der Kurve wurde als „Prozenttage" berechnet und durch die Anzahl der Meßtage geteilt. Auf diese Weise konnte der Mittelwert der Immunantwort in eine Prozentzahl gefaßt werden.

Außerdem wurden an jedem Tag auch noch die Stimulationswerte nach In-vitro-Gabe von Interleukin-2 und α-Interferon gemessen und in Beziehung zur prätherapeutischen Grundaktivität gesetzt, um eine Aussage über die Wirkung von Ozon auf die Stimulierbarkeit der NK-Zellen zu erhalten.

Die große Streubreite der optimalen Ozondosis in vitro war Anlaß zu der Hypothese, den Grund in der individuellen Pufferkapazität der Redox-Homöostase zu suchen. Wenn schon mit einem oxidativen Reiz gearbeitet wird, liegt es nahe, zumindest das Redoxpotential zu messen.[49] Es wird durch die dimensionslose Größe des rH2-Wertes wiedergegeben. Der Normwert des Blutes liegt bei 22-24. Darüberliegende Werte sprechen für eine oxidative Belastung bzw. für eine mangelnde antioxidative Entgiftungskapazität. Der Verlauf des Redoxpotentials wurde analog der NK-Zell-Zytotoxizität als „Fläche unter der Kurve", dividiert durch die Anzahl der Tage im Meßzeitraum, erfaßt. So ergab sich ein Mittelwert der Redoxbewegung, der zum Zahlenwert der Immunantwort in Beziehung gesetzt werden konnte.

48 Ich danke Prof. Steffens vom Labor Stein, Mönchengladbach, für seine Mitarbeit.
49 Verwendet wurde das neueste Gerät der Firma Med-Tronik, Friesenheim. Da in nativem Blut ohne Zusatz von Heparin oder Zitrat gemessen wurde, ließen sich in der kurzen Zeit bis zur Koagulation keine Mehrfachmessungen zur Minimierung der methodischen Streuung durchführen. Die Begründung war, daß jedes Antikoagulans das Redoxpotential verändere.
Ringversuche an Lebensmitteln, durchgeführt von der EQC GmbH, Elektrochemisches QualitätsConsulting, unter der Leitung von Dipl.-Phys. Staller und der wissenschaftlichen Beratung von Prof. Hoffmann, Triesdorf, haben phantastische Standardabweichungen bei verschiedenen Geräteherstellern zutage gefördert. Die Absolutwerte sind also mit Vorsicht zu betrachten. Da aber die Verlaufswerte, bezogen auf den prätherapeutischen Wert, biologisch sehr einleuchtend waren, ist davon auszugehen, daß die Meßfehler konstant geblieben sind. In einer neuen Serie wird mit heparinisiertem Blut und einem Gerät der EQC GmbH gearbeitet, das verspricht, auch reproduzierbare Absolutwerte zu liefern.

Ergebnisse

1. Welche Einzeldosis ruft welche Stimulation hervor?

Eine Dosis von 2.000 µg O_3/100 ml Blut produzierte bei 6 von 7 Probanden eine signifikante Stimulation der NK-Zell-Zytotoxizität, bezogen auf die prätherapeutische Grundaktivität (Abb. 2). Der Mittelwert dieser 6 Probanden über 7 Tage war 27,5%, Streuung 14-42%. Dieser Wert übertraf den prätherapeutischen In-vitro-Stimulationswert von Interleukin-2: Mittelwert 19,7%, Streuung 6-53%. Er lag aber unter dem prätherapeutischen In-vitro-Stimulationswert von α-Interferon: Mittelwert 48,3%, Streuung 17-96%. Beim 7. Probanden lag die Ozon-Stimulation mit 4% unterhalb der Signifikanzgrenze von 10%. Hier war auch in vitro keine Stimulation mit Il-2 zu erreichen (0%!), und der α-Interferon-Wert war mit 8% gering. Der triphasische Verlauf legt nahe, daß das Optimum der Immunstimulation mit 2.000 µg O_3 bereits überschritten war.

2. Bei welcher Einzeldosis geschieht der Umschlag in die Suppression?

Eine Dosis von 5.000 µg O_3/100 ml Blut produzierte nur bei 1 von 5 Probanden in einem Beobachtungszeitraum von 3 Tagen (Montag bis Donnerstag) im Mittelwert eine Stimulation von 29%, bezogen auf die prätherapeutische Grundaktivität. Hier war der prätherapeutische Il-2-Wert 21% und der α-Interferon-Wert ebenfalls 29%. Bei 3 Probanden rief diese Dosis eine durchschnittliche Suppression von 18,7%, Streuung 15-21%, hervor. Bei 1 Probanden zeigte sich keine signifikante Wirkung (-4%). (Abb. 3)

3. Wie lange hält die Wirkung einer Einzeldosis an?

Nach der Gabe von 2.000 µg O_3/100 ml Blut war nach einer Woche bei 2 von 7 und nach 5.000 µg O_3/100 ml Blut war nach 3 Tagen bei 1 von 5 Probanden der prätherapeutische Wert wieder erreicht. Bei der Ermittlung der optimalen Einzeldosis ist also eine Wartezeit von 1 Woche zu gering.

4. Läßt sich der Verlauf der NK-Zell-Zytotoxizität durch Longitudinalmessung des Redoxpotentials *abbilden?*

Alle 7 Probanden, die 2.000 µg O_3/100 ml Blut erhielten, reagierten mit einer Reduktion des Redoxpotentials, gemittelt über 7 Tage, d.h. die oxidative Belastung führte zu einer Mobilisierung von antioxidativen Entgiftungskapazitäten. Der Proband mit der geringsten Immunstimulierung (4%) war durch das höchste prätherapeutische Redoxpotential diskriminierbar (rH2-Wert 28,5, Mittelwert aller 7 Probanden 26,84, Streuung 25,4-28,5) (Abb. 4)

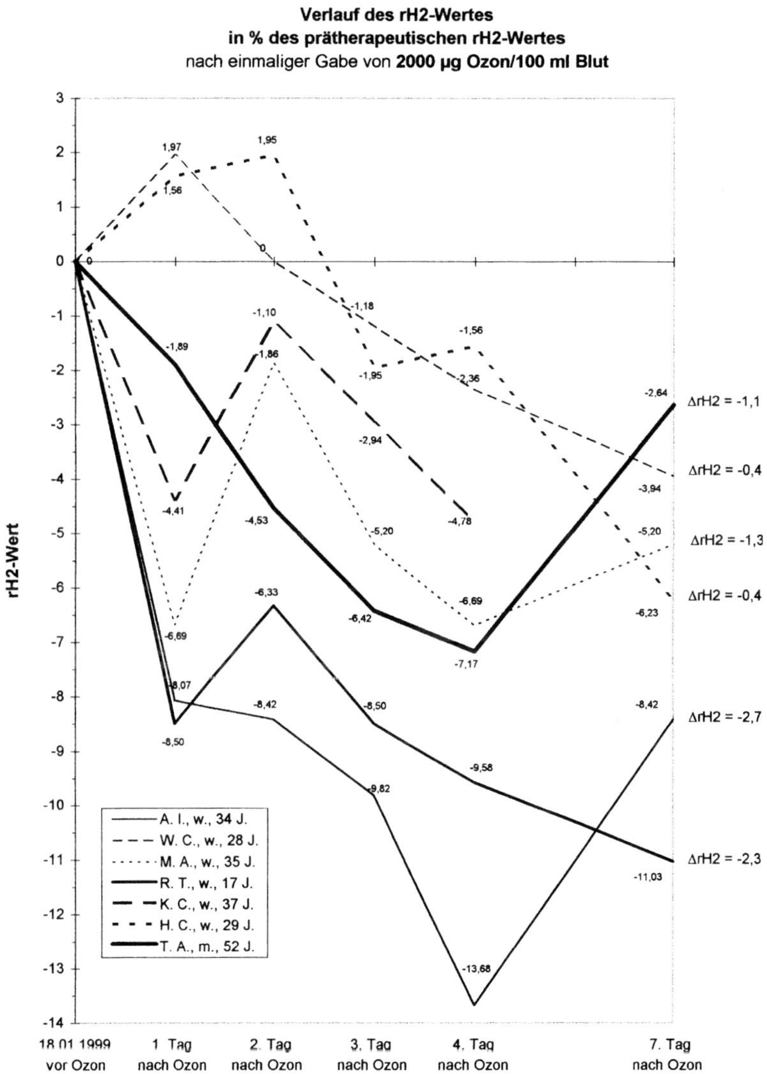
Verlauf des rH2-Wertes
in % des prätherapeutischen rH2-Wertes
nach einmaliger Gabe von 2000 µg Ozon/100 ml Blut
rH2-Wert
3
2
1
0
-1
-2
-3
-4
-5
-6
-7
-8
-9
-10
-11
-12
-13
-14
18.01.1999 vor Ozon
1. Tag nach Ozon
2. Tag nach Ozon
3. Tag nach Ozon
4. Tag nach Ozon
7. Tag nach Ozon
A. I., w., 34 J.
W. C., w., 28 J.
M. A., w., 35 J.
R. T., w., 17 J.
K. C., w., 37 J.
H. C., w., 29 J.
T. A., m., 52 J.
ΔrH2 = -1,1
ΔrH2 = -0,4
ΔrH2 = -1,3
ΔrH2 = -0,4
ΔrH2 = -2,7
ΔrH2 = -2,3

Abb. 4

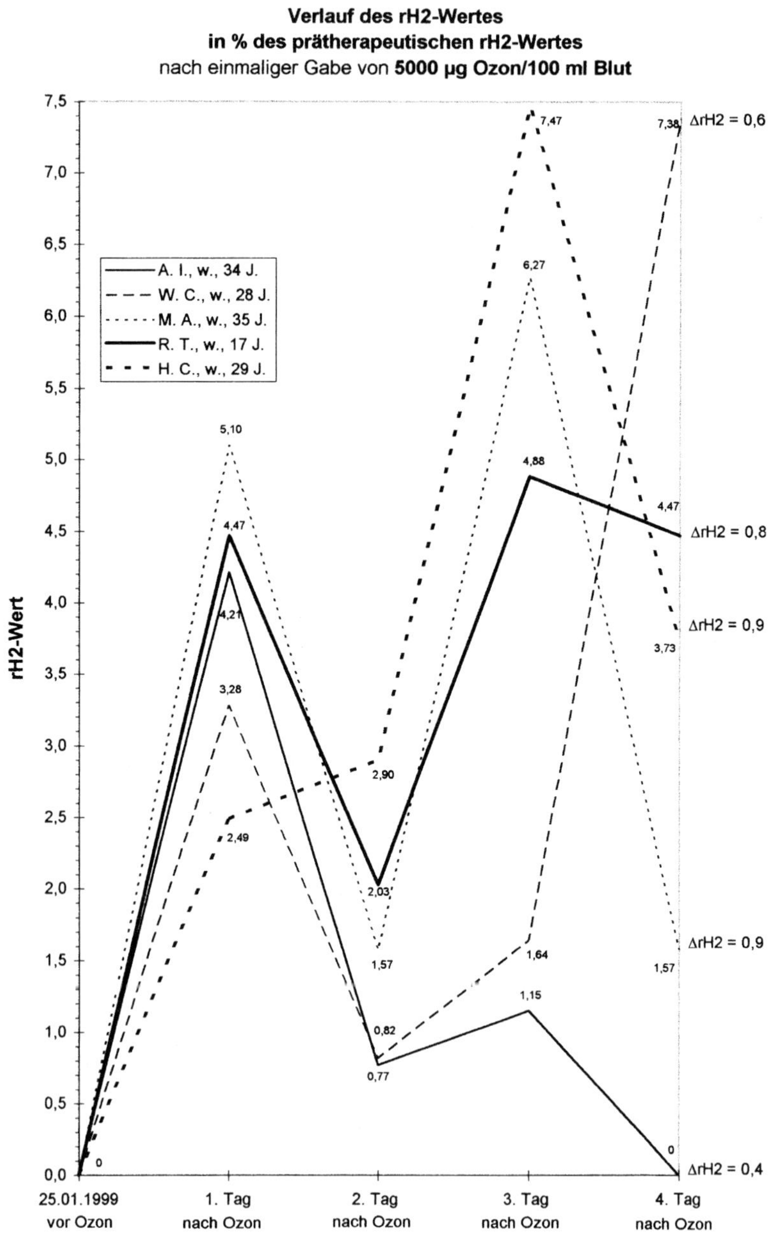

Verlauf des rH2-Wertes
in % des prätherapeutischen rH2-Wertes
nach einmaliger Gabe von 5000 µg Ozon/100 ml Blut
A. I., w., 34 J.
W. C., w., 28 J.
M. A., w., 35 J.
R. T., w., 17 J.
H. C., w., 29 J.
rH2-Wert
7,5
7,0
6,5
6,0
5,5
5,0
4,5
4,0
3,5
3,0
2,5
2,0
1,5
1,0
0,5
0,0
25.01.1999 vor Ozon
1. Tag nach Ozon
2. Tag nach Ozon
3. Tag nach Ozon
4. Tag nach Ozon
0
5,10
4,47
4,21
3,28
2,49
2,90
2,03
1,57
0,82
0,77
7,47
6,27
4,88
1,64
1,15
7,38
4,47
3,73
1,57
0
ΔrH2 = 0,6
ΔrH2 = 0,8
ΔrH2 = 0,9
ΔrH2 = 0,9
ΔrH2 = 0,4

Abb. 5

Alle 5 Probanden, die 5.000 µg O_3/100 ml Blut erhielten, reagierten mit einer durchschnittlichen Erhöhung ihres Redoxpotentials über einen Zeitraum von 4 Tagen. Diese Belastung war für das Redox-Gleichgewicht offenbar zu groß. Es kam zur oxidativen „Entgleisung“ (Abb. 5).

In beiden Versuchsserien war ein hochsignifikanter Zusammenhang zwischen „Stimulation und Reduktion“ und „Suppression und Oxidation“ zu beobachten. Mit einer Ausnahme lagen alle Meßpunkte in zwei Quadranten. Diese Ausnahme zeichnete sich durch die niedrigste prätherapeutische Grundaktivität aus (Abb. 6).

Korrelation von Δ NK zu Δ rH über 7 bzw. 3 Tage

nach einmaliger In-vivo-Gabe von 2000 µg bzw. 5000 µg Ozon/100 ml Blut

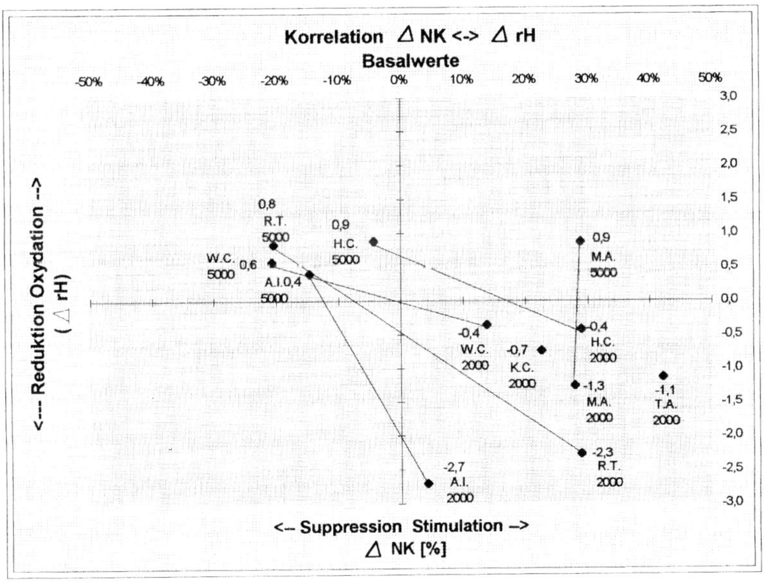

2000 µg Ozon/100 ml Blut		
Patient	Δ NK	Δ rH
A.I.	4%	-2,7
H.C.	29%	-0,4
K.C.	23%	-0,7
M.A.	28%	-1,3
R.T.	29%	-2,3
T.A.	42%	-1,1
W.C.	14%	-0,4

5000 µg Ozon/100 ml Blut		
Patient	Δ NK	Δ rH
A.I.	-15%	0,4
H.C.	-4%	0,9
M.A.	29%	0,9
R.T.	-20%	0,8
W.C.	-21%	0,6

Abb. 6

Der *Grad* der Stimulation/Suppression stand allerdings in keinem linearen Verhältnis zum *Grad* der Reduktion/Oxidation. Die drei Untergruppen der Hochdosis-Ozontherapie – 1x Stimulation, 3x Suppression, 1x geringe Wirkung – konnten durch den Verlauf des Redoxpotentials nicht diskriminiert werden.

5. Läßt sich der Verlauf der Immunmodulation durch die initiale Messung des Redoxpotentials vielleicht gar *vorhersagen*, so daß sie auf die Dosiswahl Einfluß nehmen könnte?

Das Redoxpotential des Blutes war *nicht* imstande, das immunologische Geschehen *vorauszusagen*. Eine einfache prätherapeutische Messung des Redoxpotentials im Blut ist keine Hilfe zur Dosiswahl.

6. Welche weiteren Meßgrößen haben Einfluß auf die Ozon-induzierte Immunmodulation?

Der Verlauf der Ozon-induzierten Immunmodulation zeigt zur prätherapeutischen Grundaktivität eine noch höhere Abhängigkeit als zur Entwicklung des Redoxpotentials: Bei hyperger und normerger Ausgangslage führte die Ozontherapie zu einer Stimulation, bei hypererger Ausgangslage zu einer Suppression, unabhängig von der verabreichten Dosis. Dies ist eine experimentelle Bestätigung der Erfahrungsregel, daß Reiztherapien auf den Normwert hin regulieren (Abb. 7).

Zusammenfassung

Folgende Studienziele konnten erreicht werden:

1. Es konnte ein therapeutischer von einem grenzwertig toxischen Bereich unterschieden werden.
2. Stimulation und Suppression sind eine Funktion der Dosis und der immunologischen Ausgangslage. Hyperge und normerge Reaktionslagen wurden durch Ozon in den getesteten Dosisbereichen stimuliert, unabhängig davon, welche Dosis verwendet wurde, hyperge wurden supprimiert. Welche Bedeutung dies in klinischen Situationen hat, wo eine Hochregulation des Immunsystems wünschenswert ist, wie bei malignen Erkrankungen, bedarf der Klärung.
3. Der Grad der Immunstimulation bewegte sich in der Größenordnung der Zytokine, die *in vitro* verwendet werden, um über die Grundaktivität hinaus Aufschluß über die Stimulierbarkeit der NK-Zellen zu erhalten. Diese Beobachtung legt die Vermutung nahe, daß

Der Einfluß der immunologischen Ausgangslage (hyperg,normerg,hypererg) auf die modulierende Wirkung von Ozon

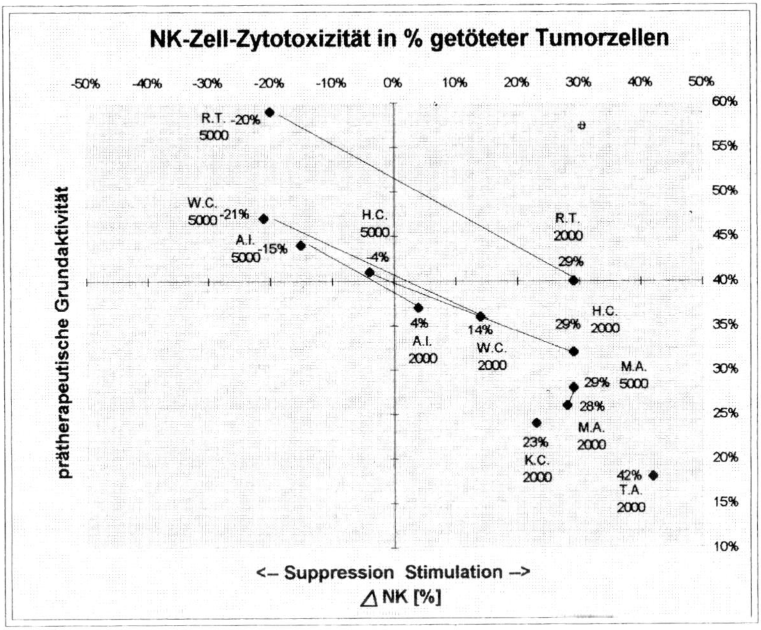

Mittelwert der NK-Zell-Zytotoxizität in % der prätherapeutischen Grundaktivität		
Patient	prätherapeutische Grundaktivität	Mittelwert der ozoninduzierten Immunmodulation
A.I.2000	37%	4%
A.I.5000	44%	-15%
H.C.2000	32%	29%
H.C.5000	41%	-4%
K.C.2000	24%	23%
M.A.2000	26%	28%
M.A.5000	28%	29%
R.T.2000	40%	29%
R.T.5000	59%	-20%
T.A.2000	18%	42%
W.C.2000	36%	14%
W.C.5000	47%	-21%

Abb. 7

Ozon zu den potentesten Immunstimulanzien gehört. Da aber die therapeutische Breite gering ist, ist eine Therapie ohne Wissen um die Dosis-Wirkungsbeziehung ein abenteuerliches Unterfangen.

4. Das Redoxpotential des Blutes ist meistens imstande, das immunologische Geschehen *abzubilden*.

Ein wichtiges Studienziel konnte *nicht* erreicht werden:

Die Hoffnung, durch eine einfache prätherapeutische Messung des Redoxpotentials im Blut die optimale Ozondosis *voraussagen* zu können, hat sich nicht erfüllt. Damit sind die Möglichkeiten dieser Meßmethode aber noch nicht erschöpft. Die Hypothese wird formuliert, daß ein prätherapeutischer Ozon-*Belastungs*test *in vitro* imstande ist, die antioxidativen Reservekapazitäten zu erfassen, um den Verlauf der Immunmodulation nach verschiedenen Ozongaben voraussagen zu können.

Dies soll nun in einer weiteren Studie untersucht werden. In drei Vakuumflaschen werden drei verschiedene Ozondosen zu 100 ml Blut gegeben und das Redoxpotential zum Zeitpunkt 0, 30, 60 und 90 min gemessen. Die so erhaltenen Kurven werden dann zum Verlauf der basalen und Zytokin-stimulierten NK-Zell-Zytotoxizität, der basalen und der Antigen- und Mitogen-stimulierten Lymphozytentransformation und der basalen und der LPS- und Mitogen-stimulierten Zytokin-Freisetzung im Vollblut in Beziehung gesetzt. Durch diese umfangreichen immunologischen Funktionstests soll der prädiktive Wert des Ozon-Belastungstests evaluiert werden. Aufgrund der Vorversuche sollen 1.000, 2.000 und 3.000 µg O_3/100 ml Blut *in vivo* getestet werden. Diese Studie wird in Zusammenarbeit mit dem Labor Bieger, München, durchgeführt.

6.5.2 Modifizierte Eigenbluttherapie

Jede Statistik beginnt mit einer Kasuistik: mit einem gut dokumentierten Einzelfall. Die Stärke der Kasuistik ist ihre Realität: daß sie dem ärztlichen Alltag viel eher gerecht wird als die Schreibtischtat der Statistik. Im folgenden wird eine Methode beschrieben, die verspricht, eine Hilfe zur Optimierung der Eigenbluttherapie leisten zu können: bei der Herstellung und bei der Anwendung. Wenn wir Eigenblutbestandteile modifizieren, dann ist bei jedem Schritt die Frage nach der Art der Modifikation und ggf. nach der Dosis. Da hier tausend Details entschieden werden müssen, die in ihrer Einzelheit nie klinisch überprüft werden können, ruht ein Großteil der Herstellung auf einem Gedankengerüst. Durch die Medikamententestung soll die Eigenbluttherapie aus dem Bereich der Vorstellung auf eine experimentelle Grundlage gestellt werden und in schwierigen Fällen, wo die „Erfahrung" versagt, die Entscheidung erleichtern.

Ziel der Untersuchung

Es soll ein experimentelles Korrelat zu folgenden klinischen Erfahrungen gefunden werden:

1. Verschiedene Blutfraktionen haben auf das Immunsystem oft ganz gegensätzliche Wirkungen.
2. Selbst benachbarte Potenzierungsschritte können konträre Wirkungen ausüben.
3. Lassen sich die Laborergebnisse klinisch verifizieren?

Krankengut

An zwei Fällen soll die Methode gezeigt werden. Es handelt sich um ein fünfjähriges Kind mit Diabetes mellitus und Insulin-Antikörpern und um eine 31jährige Frau mit Neuroblastom. Die klinische Beschreibung folgt unter dem Abschnitt „Ergebnisse".

Methode

Eigenblutzubereitung

Plasma, Leukozytensaum und Erythrozyten werden getrennt. Durch Dichtegradientenzentrifugierung können die Lymphozyten für sich gewonnen werden (Pat. W.C.). Hinzu kommt als weitere Fraktion Harn. Durch Zugabe von destilliertem Wasser wird Osmolyse der zellulären Bestandteile erreicht. Alle Fraktionen werden durch Ozon (zwischen 4, 20 oder 100 µg O_3 /ml Lösung bzw. Suspension) und Enzyme (Wobe-Mugos E®) aufgespalten und in der Weise potenzierter Eigenblutpräparate verdünnt und verschüttelt.

Testmethode

Die Eigenblutpräparate des Kindes mit Diabetes wurden mit dem NK-Zell-Zytotoxizitätstest nach der kolorimetrischen Methode, die der Neuroblastom-Patientin mit jenem nach der durchflußzytometrischen Methode und dem Lymphozytentransformationstest untersucht.

Ergebnisse

1. F.S., 5 J., w., Diabetes mellitus seit 2/98, nach Cotrimoxazolbehandlung einer hämorrhagischen Zystitis. Bei Behandlungsbeginn 3/98 Huminsulin Basal® (NPH) 40 (6-6½ I.E.) – 0 – (2-2½ I.E.), dabei Blutzuckerwerte von (100-140mg%) – (160-200mg%) – (200-400mg%). Harnzucker neg. – ≤0,5g/l – (2-3g/l), jeweils Morgen-, Mittag- und Abendwerte. Insulin-Antikörper 11 E/ml (NW≤5).

Auf klinischer Basis hatte Harn D6 eine glättende Wirkung auf das Blutzuckerprofil. Erythrozyten D7 rief 2 Wochen lang eine deutliche Verschlimmerungsphase mit großen Blutzuckerschwankungen und schlechtem Allgemeinzustand hervor. Dann glättete sich das Profil und die vorher stetig steigende Kurve der Insulin-Antikörper zeigte zum erstenmal „fallende Tendenz" (Abb. 8). Außer Insulin und den autologen Präparaten wurden noch Thymo-Glanduretten 3x1 Tbl. gegeben

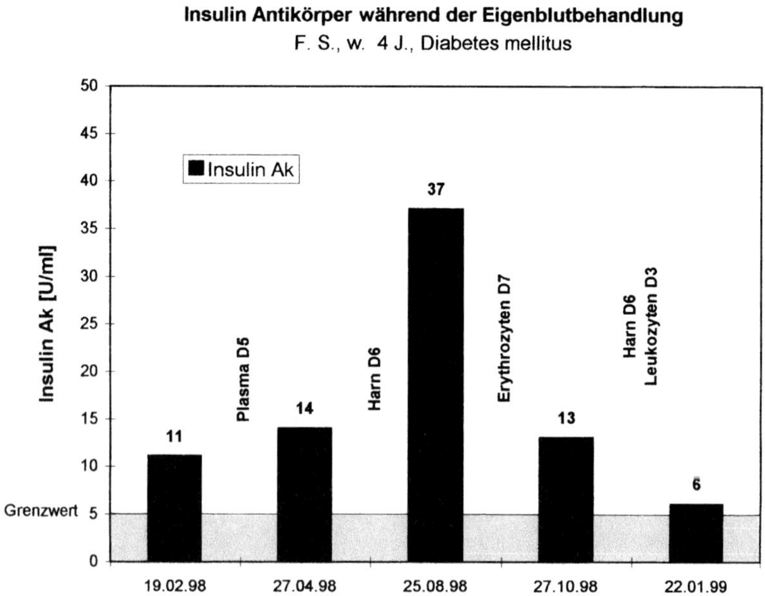

Abb. 8

Da bei Wiedereinsetzen von Harn D6 extreme Spitzen bis zu 530 mg% und Tiefstwerte bis zu 58 mg% auftraten, der alte Erfolg sich also nicht wiederholen ließ, wurden einige autologe Präparate zusammen mit Nativblut an das Labor geschickt. Erythrozyten, Plasma und Leukozyten wurden im kolorimetrischen NK-Zell-Zytotoxizitätstest in den Potenzierungen D3 und D4 untersucht.[50]

Die Grundaktivität war mit 48% im oberen Normbereich. Die Aktivität ließ sich mit IL-2 nicht stimulieren, in einer höheren Konzentration sogar supprimieren. Von den getesteten Präparaten konnten nur Leukozyten in der D3 die Zytotoxizität signifikant beeinflussen und zwar im Sinne einer Suppression in Höhe von 13% der Grundaktivität. (Abb. 9)

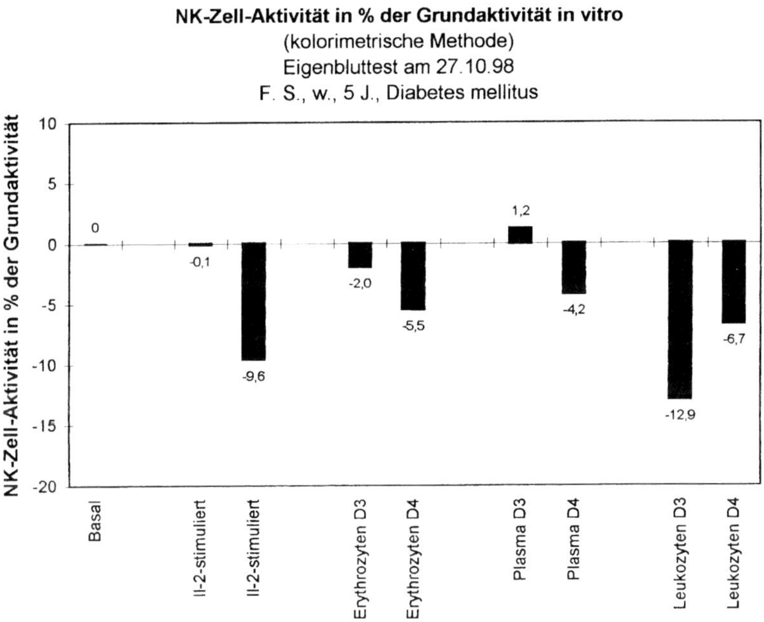

Abb. 9

Erfreulicherweise war dieses Präparat in der Dosierung 3x1 Trpf. tgl. in der Lage, nach einer Verschlimmerungsphase von 5 bis 6 Tagen die Stoffwechsellage zu bessern. Der Nüchternwert sank auf 80-110 (vorher meist 120-150 mit Extremwerten zwischen 68 und 260), der Mittagswert war meist unter 100, mit Extremwerten von 120 bis 180 (vorher meist 150-200 mit

50 Da bei dem Kind nur perorale Präparate in 30%iger alkoholischer Lösung vorhanden waren, konnten keine niedrigeren Potenzierungen untersucht werden. Die D 2 enthielt also immer noch 3% Alkohol, die D 3 noch 3‰! Diese Präparate wurden 1:500 verdünnt. 10 µl davon wurden dem NK-Zell-Ansatz von 110 µl hinzugesetzt, so daß die Präparate schließlich in der Verdünnung von 1:5000 im Testansatz vorlagen. Daraus errechnet sich eine Alkoholkonzentration von 0,015‰ bei der D 2 und von 0,0015‰ bei der D 3. Die NK-Zellen waren also „nach menschlichem Ermessen" bei der Testung durchaus „fahrtüchtig".

Extremwerten zwischen 80 und 280). Auch die Abendwerte besserten sich, ließen aber mit Werten zwischen 200 und 250 noch zu wünschen übrig (vorher 250-380 mg%). Die Insulin-Antikörper nahmen weiter ab und befinden sich nun mit 6 IE knapp über dem Normbereich (5 IE). Insulin konnte auf 4½ – 0 – 3 reduziert werden.

2. W.C., 31 J., w., Ganglionneuroblastom der Cervix uteri. 7/91 Tumorexstirpation. 12/93 Bauchspiegelung ohne Tumornachweis. 12/95 Rezidiv beide Leisten und linker Ureter; inkomplette Entfernung. 1/96 Exstirpation des periureteralen Rezidivs, nicht im Gesunden. 8/96 Sigmateilresektion (14 cm), Hysterektomie und Lymphknotenexstirpation (2 von 6 befallen). 11/96 fragliche Tumorformation re Hauptbronchus und linker Unterlappen. 11/96 – 2/97: 4 Chemotherapiezyklen nach dem Neuroblastomprotokoll (Block 1 und 3: Cisplatin, Vepesid und Vindesin; Block 2 und 4: Vinblastin, Dacarbazin, Ifosfamid und Adriamycin). 3/98 PCR-Nachweis zirkulierender Krebszellen mit Metastasierungspotenz. Klinisch ist die Patientin tumorfrei. Die fraglichen Verdichtungsherde der Lunge sind seit 11/96 stationär.

Die NK-Zell-Zytotoxizität wurde durchflußzytometrisch bestimmt. Grundaktivität 16%, nach Il-2-Stimulierung 25% (+56%). Stimulierend wirkten Leukozyten nach einer Vorbehandlung mit 20 µg O_3/ml in der Potenzierung D 2 (38%) sowie Erythrozyten nach einer Vorbehandlung mit 4 µg O_3/ml D 3 (31%). Vollblut als Vergleich zur Imhäusermethode hatte eine etwas geringere Wirkung von 19%. Supprimierend wirkten Leukozyten nach einer Vorbehandlung mit 20 µg O_3/ml in der Potenzierung D 1, und zwar mit 25% (Abb. 10)

An folgenden Präparaten wurde der Lymphozytentransformationstest[51] durchgeführt: Erythrozyten (4 µg O_3/ml) D1 und D2 (Präparate A1 und A2), Plasma (4 µg O_3/ml) D1 und D2 (Präparate C1 und C2), sowie Vollblut D1 und D2 (analog Imhäuser, allerdings in physiologischer Kochsalzlösung als Verdünnungsmittel, Präparate B1 und B2) (Abb. 11).

Die basale Aktivität war auf einem niedrigen Niveau (122 cpm) verglichen mit der Kontrollperson (507 cpm), die B-Zell-abhängige Stimulation mit Staphylotoxin lag auf einem sehr niedrigen Niveau (2.738 cpm) verglichen mit der Kontrollperson (26.893), wogegen die T-Zell-Stimulation mit Phytohämagglutinin nicht beeinträchtigt war (62.352 vs. 72.185 cpm).

51 Medizinische Laboratorien Dr. Bieger, München.

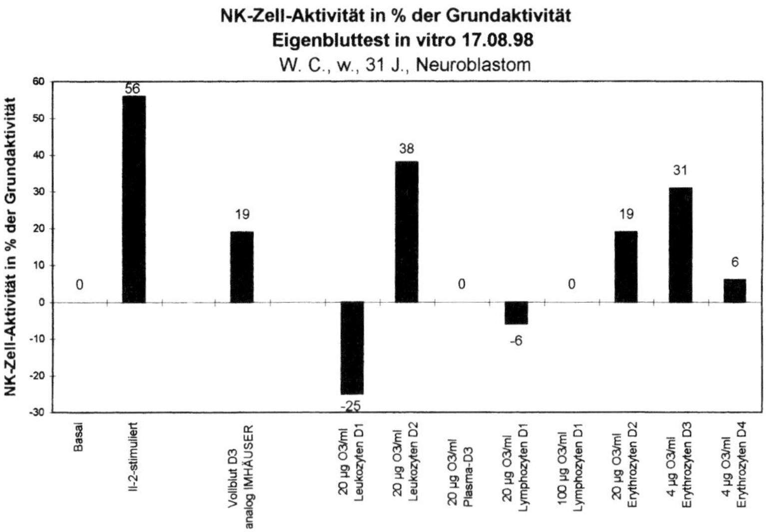

Abb. 10

Die basale Aktivität konnte durch Erythrozyten D 1 auf das 2,5fache gesteigert werden. Dies entspricht etwa der Wirkung, die von einem Mistelpräparat erwartet wird. Die Stimulation durch T-Zell-Mitogen wurde durch Vollblut D1 bei der Patientin wie bei der Kontrollperson auf etwa die Hälfte supprimiert. Auf die B-Zell-abhängige Stimulation dagegen hatte Plasma D2 eine deutliche Wirkung. Es erhöhte die Aktivität bei der Kontrollperson fast auf das Doppelte (von 26.893 auf 48.013 cpm) und bei der Patientin auf das Vierfache (von 2.738 auf 11.557 cpm). Eine tendenzielle Steigerung erzielten bei der B-Zell-stimulierten Aktivität der Patientin Erythrozyten D2 sowie Vollblut D1 und D2, wogegen Erythrozyten D1 den ohnehin sehr niedrigen Stimulationswert noch weiter reduzierte (von 2.738 auf 1.433cpm). Bei der Kontrollperson wurde die B-Zell-stimulierte Aktivität durch Erythrozyten D1 und D2, durch Vollblut D2 sowie durch Plasma D2 deutlich stimuliert.

Nach beiden Testsystemen (NK-Test und LTT) wurden nur Erythrozyten D2 getestet. Hier bestand Übereinstimmung: Es steigerte die B-Zell-Stimulation fast auf den dreifachen Wert (von 2.738 auf 7.277 Entladungen) und die NK-Zell-Zytotoxizität um fast 20% bezogen auf die Grundaktivität. Die Kapazität des Labors ließ leider nur Stichproben zu.

TESTBERICHT IMMUNMODULATION

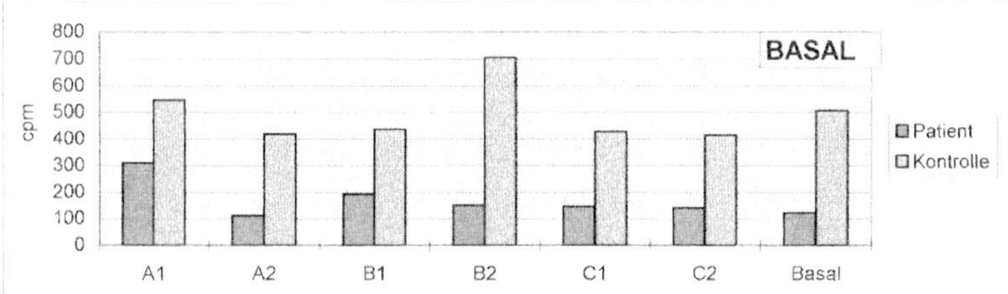

	A1	A2	B1	B2	C1	C2	Basal
Patient	310	112	192	151	146	141	122
Kontrolle	546	419	437	705	428	413	507

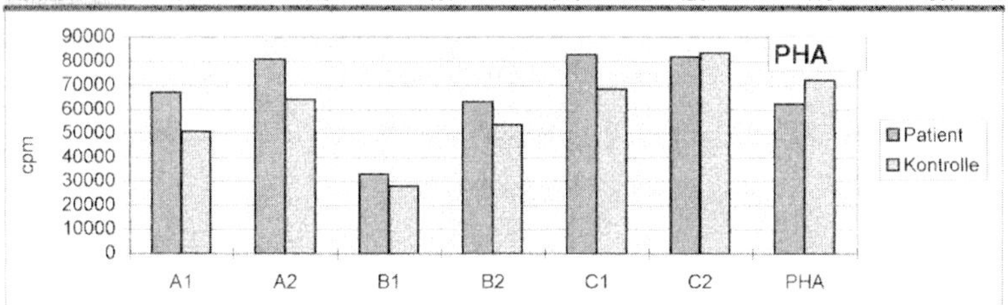

	A1	A2	B1	B2	C1	C2	PHA
Patient	67159	80869	33044	63285	82759	81868	62352
Kontrolle	50765	64286	28057	53622	68606	83397	72185

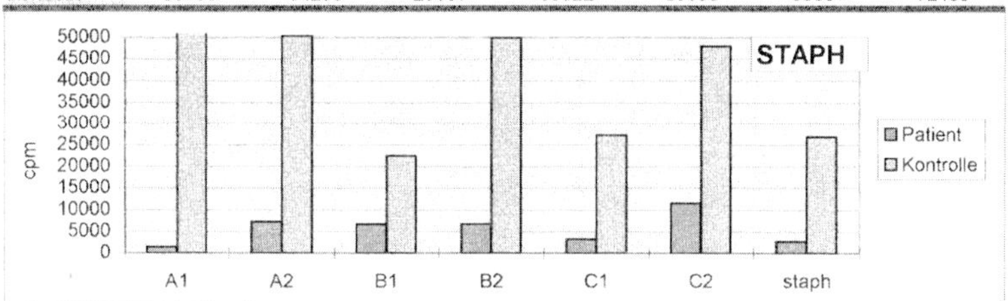

	A1	A2	B1	B2	C1	C2	staph
Patient	1433	7277	6734	6730	3251	11557	2738
Kontrolle	77511	50464	22460	50043	27333	48013	26893

Abb. 11: Lymphozytentransformation durch verschiedene Eigenblutpräparate
A = Erythrozyten; B = Vollblut (analog Imhäuser); C = Plasma

Zusammenfassung

Nicht nur verschiedene Fraktionen, auch benachbarte Verdünnungsschritte hatten eine sehr unterschiedliche Wirkung auf die Mitogen-/Antigen-stimulierte Lymphozytentransformation und auf die NK-Zell-Zytotoxizität.

Zur klinischen Verifikation: Nur im 1. Fall folgte die klinische Anwendung. Die Mutter des Mädchens, selbst Diabetikerin und darum geübt in der klinischen Beurteilung der Stoffwechsellage, ist der festen Überzeugung, daß das getestete Präparat einen günstigen Einfluß auf die Blutzuckerregulierung hatte.

Es sind dies die ersten tastenden Versuche, die Wirkung der Eigenblutbehandlung zu objektivieren und ein Werkzeug zu entwickeln, das dem Kliniker bei der Dosisfindung und bei der Auswahl der Präparate vielleicht eines Tages behilflich sein könnte. Dazu muß die Methode noch verläßlicher werden. Mehrfachmessungen müssen zur Routine gehören, und interne Kontrollen mit tiefgefrorenen, standardisierten NK-Zellen müssen zur täglichen Übung werden. Zusammen mit anderen immunologischen Parametern wie Lymphozytentransformationstest und LPS-/Mitogen-stimulierte Zytokinfreisetzung im Vollblut wird sich hoffentlich der Nebel über der Hexenküche „Eigenbluttherapie" lichten.

6.6 Ärztlicher Alltag

6.6.1 Allergien

6.6.1.1 Kinder

Das Mittel der Wahl ist die potenzierte Eigenbluttherapie nach Imhäuser. Ich teste die Präparate mit Hilfe des Nogier-Reflexes aus. Aber auch ohne diese Hilfe kann ich sagen, daß eine mittlere Potenzierung in der Gegend C 4, C 5 in der Regel richtig liegt. Ich beginne mit einem Tropfen. Dann folgt eine Beobachtungszeit von einer Woche. Wenn sich keine auffällige Reaktion über die gewohnte Schwankungsbreite der Symptome hinaus ergibt, wird in der zweiten Woche 3x pro Woche ein Tropfen verabreicht. Bleibt auch diese Dosierung ohne Reaktion, wird in der 3. Woche 1x täglich ein Tropfen verabreicht. Im Falle der „kybernetischen Starre", d.h. der Reaktionslosigkeit, wird in der 4. Woche auf 3x tägl. 1 Tropfen gesteigert. In der Regel besteht die Reaktion in einer Verschlimmerung der Symptome. Im Falle der Neurodermitis heißt dies, daß sich der Ausschlag ausbreitet, vielleicht in eine exsudative Form übergeht und daß der Juckreiz zunimmt. In dieser Phase ist es auch gestattet, daß der Ausschlag von unten nach oben „aufsteigt". In seltenen Fällen fehlt die Verschlimmerung und es tritt sofort eine Besserung ein. Sobald eine Wirkung eingetreten ist, werden die Tropfen abgesetzt und es wird abgewartet, bis die Reaktion zum Stillstand gekommen ist. Bei einer Erstverschlimmerung werden Grad und Dauer der Verschlimmerungsphase notiert und Grad und Dauer der anschließenden Besserung. Diese Besserung muß über den Zustand vor der Behandlung hinausgehen, sonst ist es die falsche Potenz oder die Therapie paßt gar nicht. Die genaue Beobachtung der Erstreaktion ist entscheidend für alle weitere Dosierungswahl. Beispiel: Die Potenz C4 führt bei täglicher Gabe nach 1 Woche zu einer deutlichen Verschlechterung, die 3 Tage lang anhält und dann zu einer fortschreitenden Besserung führt, die zwei Wochen lang anhält. Nach zwei Wochen zeigt sich ein stabiler Zustand, der besser ist als vor Therapie. Dann wird die Therapie wieder aufgenommen. Wenn die Reaktion gewaltig war, dann würde ich eine Frequenz von 3x pro Woche wählen. War die Reaktion von bescheidenem Ausmaß, dann darf das Eigenblut ruhig wieder täglich verabreicht werden, bis es zur nächsten Reaktion kommt. So läßt sich der Heilungsprozeß immer wieder anstoßen.

Bei akutem Asthma bronchiale hat sich mir folgendes Vorgehen bewährt. Ich wähle ein homöopathisches Mittel aus, nicht selten Cuprum arsenicosum D 6, D 12 oder D 15, Cuprum sulfuricum oder Phosphor D 15 in Kombination mit Ipecacuanha in Tiefpotenz, z.B. D 4. Dann fertige ich die Eigenblutpräparate nach Imhäuser an. Eine eher höhere Potenzierung (C 5-C 7) wird in sehr häufigem Wechsel mit dem homöopathischen Mittel verabreicht, oft in einer „Stammlösung“: 5 Tropfen Cuprum arsenicosum werden in ein Glas Wasser gegeben, 5 Tropfen des Eigenblutpräparates in ein anderes. Beide Lösungen werden mit einem nichtmetallischen Löffel umgerührt und aus jedem Glas trinkt das Kind einen Schluck, beläßt ihn einige Sekunden im Mund, spült ihn durch die Zähne wie beim Zähneputzen und schluckt ihn dann hinunter. Die Häufigkeit hängt vom Grad der Beschwerden ab. In sehr akuten Fällen kann es sich lohnen, alle 5 Minuten zu therapieren. Dieses Verfahren hilft so zuverlässig, daß selbst in dramatischen Fällen eine Krankenhauseinweisung noch immer verhindert werden konnte. Dabei bin ich nicht restriktiv mit Einweisungen. Die Mutter bekommt in diesen Fällen die Einweisung mit den Medikamenten in die Hand. Beide Medikamente werden notfallmäßig hergestellt und dem Patienten mitgegeben. Die Therapie beginnt noch in der Praxis und wird auf dem Nachhauseweg fortgesetzt. Die Mutter, die den Zustand ihres Kindes mit Sicherheit besser beurteilen kann als der Arzt, wird gebeten, bei den geringsten Anzeichen einer Verschlimmerung unverzüglich das Krankenhaus aufzusuchen, desgleichen, wenn sich der Zustand nicht nach wenigen Stunden dramatisch bessern sollte. Wunderbarerweise hat dieses Verfahren bislang in meiner Praxis noch immer geholfen.

Bei besonders schweren Formen kindlicher Allergie – ich erinnere mich eines kleinen Patienten mit Neurodermitis, der rot und naß von oben bis unten war und nur noch mit Äpfeln und Kartoffeln ernährt wurde – wähle ich gleich von Anfang an eine Modifikation der Eigenblutbehandlung. Es ist ein Faktum, daß die verschiedenen Bestandteile des Blutes ganz unterschiedlich auf das Immunsystem wirken. Nicht umsonst hat Theurer „Serum" als Ausgangssubstanz seiner „Gegensensibilisierung" gewählt. Durch die Aufteilung in Plasma, Erythrozyten und Leukozyten und die Hinzunahme von Harn läßt sich das therapeutische Spektrum der Eigenbluttherapie gewaltig erweitern. Bei Scheitern diätetischer und homöopathischer Behandlung und der potenzierten Eigenbluttherapie nach Imhäuser wähle ich diese Therapieform. Gerne beginne ich mit Plasma, oft gefolgt von Leukozyten. Erythrozyten wirken oft ganz unberechenbar: bald mit sofortigen Besserungen, bald aber auch mit profunden Verschlimmerungsphasen.

Auch auf die Seele haben die Blutfraktionen einen differenzierten Einfluß. Während die eine Fraktion bis in leicht manische Höhen stimulieren kann, kann eine andere Fraktion den Patienten k.o. schlagen. Bei einem Menschen, der immer auf Hochtouren läuft, kann dieser k.o.-Schlag heilsam sein. Kurz: Wer mit Blutfraktionen arbeitet, kann wieder staunen lernen vor den unglaublichen Möglichkeiten, die in einem Bruchteil des „besonderen Saftes Blut" stecken.

Diese Therapiefreiheit dürfen wir uns von Rechtspositivisten *ende allum them unholdum the hire genotas sind*[52], nicht nehmen lassen.

Echte Heilungen sind aber auch unter diätetischer, homöopathischer und Eigenbluttherapie nicht gerade die Regel. Die meisten Statistiken greifen deshalb zu dem Trick, daß sie „Heilungen" und „sehr gute Besserungen" in *eine* Kohorte fassen. Darum bleibt auch nach diesen Maßnahmen immer noch ein ordentliches Stück Arbeit. Ein ganz entscheidender Trumpf ist in dieser Situation die Luffa-Therapie, die eigentlich in keiner naturheilkundlich orientierten Praxis fehlen sollte.[53] Als Alternative oder als nachste Stufe mache ich eine Fiebertherapie.

52 Altsächsisches Taufgelöbnis: („ich schwöre ab) ... von allen Unholden, die hier genannt sind."

53 Die Luffa-Kur wird bei abnehmendem Mond durchgeführt. Sie dauert von Montag bis Freitag. In der Mitte der Kur stehen die Einträufelungen. Ein Absud aus dem Luffa-Schwämmchen wird in regelmäßigen Abständen in die Nase geträufelt. Dies löst eine enorme Reinigungsreaktion aus. 200-400 Taschentücher pro Woche sind ein ganz durchschnittlicher Verbrauch. Die Luffa-Kur bedient sich dabei des grundlegenden Regulationsprozesses, nämlich durch reichliche Ausscheidung Erreger loszuwerden. Gleichzeitig aber wird das Immunsystem aktiviert und gezielt auf den Nebenhöhlenherd gerichtet. Die Folge ist ein durch eigene Erreger hervorgerufenes grippeähnliches Beschwerdebild.

6.6.1.2 Erwachsene

Auch bei Erwachsenen setze ich manchmal als Ergänzung der homöopathischen und diätetischen Therapie die potenzierte Eigenbluttherapie nach Imhäuser ein. Häufiger jedoch wähle ich die einfache Eigenbluttherapie, meist mit dem Zusatz von Colibiogen®, einem Stoffwechselprodukt von E. coli-Bakterien, das eine gute dämpfende Wirkung auf das Abwehrsystem hat. Eine Ampulle Colibiogen® wird in einer 2-ml-Spritze aufgezogen. Die Hälfte wird i.v. verabreicht. Die gleiche Menge Blut wird im Gegenzug aufgezogen und das Gemisch subkutan injiziert. Häufigkeit: 1x pro Woche bis 1x

Zur Milderung der Reinigungsreaktion werden die Patienten täglich akupunktiert. Zur Immunstimulierung erhalten sie eine große Eigenblutbehandlung mit Ozon. Am Ende einer Ozonbehandlung werden 7,5 g Vitamin C infundiert.
Da bei Kindern das Immunsystem durch die homöopathische Begleittherapie ausreichend stimuliert wird, entfällt bei ihnen die Ozonbehandlung. Statt der Nadelakupunktur wird die Lichtpunktur angewandt. Zur zusätzlichen Reizung werden kleine Kantharidenpflaster auf die Akupunkturpunkte geklebt und solange belassen, bis sich eine deutliche Hautreizung zeigt (1-3 Tage).
Wegen der Reflexbeziehung der Nebenhöhlen und des lymphatischen Gewebes zur Wirbelsäule wird am 4. und evtl. noch am 5. Tag die Wirbelsäule mobilisiert. Das Lymphödem wird durch eine dreimalige Lymphmassage behandelt.
Da die chronische Nebenhöhlenentzündung mit einer Prävalenz bis zu 90%, je nach Sensivitivität der Methode, zu den wichtigsten Herderkrankungen in unserem Kulturkreis gehört, ist die Luffa-Kur bei allen Störungen des Abwehrsystems angezeigt: bei allergischen, rheumatischen und bösartigen Erkrankungen. Herderkrankungen sind bei jeder chronischen Erkrankung von größter Wichtigkeit. Müdigkeit, Migräne, diffuser Haarausfall, chronische Schmerzzustände, Arthrosen: alle zeigen eine Beziehung zu verborgenen oder offenbaren Herden. Nicht von ungefähr liegen die häufigsten Arthrosen am Verlauf jener Energiebahnen, die für die Nebenhöhlen verantwortlich sind (Magen-Milz und Lunge-Dickdarm): Hüfte, Knie und Sprunggelenk; Schulter, Ellbogen, Handgelenk und das Daumensattelgelenk.
Die räumliche Nähe der Keilbeinhöhle zur Hirnanhangsdrüse (Hypophyse) ist vielleicht der Grund, warum hypophysäre Störungen wie Regelstörungen, Unfruchtbarkeit oder hormonell bedingte Wasseransammlungen (Ödeme) oft überraschend gut auf die Luffa-Kur ansprechen. Auch für das seltsame Faktum, daß sich nicht selten Prostatabeschwerden und Gleichgültigkeit dem schönen Geschlecht gegenüber nach einer Luffa-Kur bessern, habe ich keine andere Erklärung als eine günstige Wirkung auf Hypophyse und Hypothalamus, dem übergeordneten Hirnzentrum.
So ist es nicht verwunderlich, daß die Luffa-Kur bei meinem Luffa-Lehrer nach einem Vierteljahrhundert Erfahrung nahezu die Stellung eines „Allheilmittels" innehat. Auch in meinem Behandlungskonzept ist es der Luffa-Kur gelungen, nicht den obersten, aber einen sehr ehrenvollen Platz in meinem therapeutischen Arsenal einzunehmen.
Ich erinnere mich eines fünfjährigen Buben mit Neurodermitis am gesamten Hautkostüm. Außerdem lag eine Entwicklungsverzögerung vor. Auf die Aufforderung, ein Männchen zu malen, machte er nur drei Striche. In seiner Grundstimmung war er mißmutig, „sauer". Was die Mutter auch vorschlug, nichts paßte. Auch der Urin war konstant sauer.
Die Luffa-Kur führte nicht nur zu einer Reinigung der Haut. Die Stimmung hellte sich auf. Was die Mutter nun sagte, wurde meist freudig begrüßt: „Es ist, wie wenn eine Last von dem Kind genommen worden wäre!" Es malte Männchen und ganze Landschaften mit wahrer Begeisterung. In wenigen Wochen hat es den Entwicklungsrückstand aufgeholt. Parallel dazu wurde der Urin alkalisch. Er blieb ein halbes Jahr alkalisch, dann sank der pH-Wert wieder langsam ab. Haut und Geist waren immer noch gut. Aus Sorge vor einem Rückfall in die dunkle alte Zeit entschied die Mutter, wieder eine Luffa-Kur zu machen. Diesmal hielt die Alkalisierung ein Dreivierteljahr an. Dann war es wieder Zeit für eine Luffa-Kur.

täglich. Durch diese einfache Maßnahme habe ich schwerste Fälle von Neurodermitis in wenigen Monaten zur Erscheinungsfreiheit gebracht.

Bei Scheitern dieser Behandlung ist eine modifizierte Form der Eigenbluttherapie mit Blutfraktionen indiziert. Theurers Gegensensibilisierung gebührt aus ökonomischen Gründen der Vorzug, solange es keine vergleichende Untersuchung zwischen Theurer, Thaller und Kief gibt.

6.6.2 Autoaggressive Erkrankungen

Sie sind eine Domäne modifizierter Formen. Nur selten habe ich mit schlichten Eigenblutvarianten eine Wirkung gesehen. Dagegen kann ich Fälle dokumentieren, wo z.B. mit modifiziertem Gelenkexsudat das Erscheinungsbild – für Arzt und Patient über jeden Zweifel erhaben – bis zur Schmerzfreiheit gedämpft werden konnte. Nicht selten zeigte sich die typische Abfolge von „Reaktionsphase“ und „Besserungsphase“, welche die meisten Reiztherapien auszeichnet. Da sich bei schmerzhaften Erkrankungen der Erfolg einer immuntherapeutischen Behandlung sofort zeigt, sind aufwendigere Laboranalysen entbehrlich.

Anders ist es bei einer so heimtückischen Erkrankung wie der Multiplen Sklerose. Hier kann man eine echte Verschlimmerung kaum riskieren. Darum bietet sich hier eine prätherapeutische Medikamententestung, wie oben beschrieben, an.

6.6.3 Anergien – Hypergien

6.6.3.1 Akute Infekte

Akute banale Infekte wie Tonsillitiden, Sinusitiden, Bronchitiden, Otitiden und Gastroenteritiden behandle ich vorwiegend homöopathisch. Wenn ultimative Termine drohen, der Patient also lieber gestern als morgen gesund sein *muß*, greife ich gerne als Ergänzung zur Akupunktur, verstärkt durch Injektion zytoplasmatischer Präparate in die Akupunkturpunkte, sowie zur Ozontherapie mit einer Konzentration von 2.000-3.000 µg O_3/100 ml Blut, gefolgt von 3x 7,5 g = 22,5 g Ascorbinsäure i.v. Das Antioxidans erhöht nach ersten Messungen das Ozonoptimum. Mit dieser massiven immunstimulierenden und antioxidativen Behandlung lassen sich frühe Phasen eines akuten Infekts oft in kürzester Zeit ganz lautlos beseitigen. Der Patient wacht am nächsten Morgen nicht selten etwas „zerschlagen" auf und fragt sich, ob das ganze ein Spuk war. Echte Versager sind selten.

Schwere Infekte, wie Pneumonien, bedürfen der täglichen Entscheidung, wann eine Antibiose zur Pflicht wird. Dies hängt nicht nur von der Ausbreitung des Infektes, sondern auch von der Vitalität des Patienten ab. Hier gilt: in dubio pro antibiotico. Die Ziele müssen sehr hochgesteckt sein. Schon am nächsten Tag müssen sich Befinden und Befund dramatisch gebessert haben. Einen besonders anschaulichen Fall möchte ich hier referieren: Ein 46jähriger männlicher Patient leidet seit 19 Jahren an einer chronischen Bronchitis mit einem Beschwerdebild, das an Bronchiektasien erinnert, allerdings ohne entsprechenden radiologischen Befund: er ist ständig verschleimt ohne angemessenen Hustenreiz. Er muß seine Schleimmengen willentlich abhusten. Dann fördert er meist klares, oft auch gelbliches Sputum zutage. Dreimal hat sich in der Vergangenheit die chronische Bronchitis zu einer handfesten Pneumonie ausgeweitet. Dreimal seien verschiedene Antibiotika wie Penicillin, Cephalosporine und andere Breitspektrum-Antibiotika versucht worden: ohne nennenswerten klinischen Erfolg. Diese Pneumonien seien dann unter homöopathischer Behandlung langsam abgeklungen. Die Präparate wisse er nicht mehr genau, er glaube, Lycopodium sei dabeigewesen.

Der Patient stellte sich nun wieder unter dem Bilde eines grippalen Infektes vor. Auskultatorisch waren keine Pneumonie-typischen Rasselgeräusche wahrnehmbar. Da der Patient aber die Zeichen wiedererkannte, wurde ein Röntgenbild angefertigt, das eine ausgedehnte Pneumonie im linken Lappen nachwies. Die BKS war 99/140. Eine Antibiose wurde angeboten, aber abgelehnt. Ich akupunktierte den Patienten und spritzte in die Akupunkturpunkte intra- und subkutan das zytoplasmatische Präparate NeyTumorin®, gemischt mit einem Lokalanästhetikum. Byronia wurde in der Potenz D10 verabreicht. Aber der Erfolg blieb aus. So entschieden wir uns für eine sehr intensive Form der modifizierten Eigenbluttherapie. Erythrozyten D5, nach Vorbehandlung der Ursubstanz mit 2000 µg O_3/100 ml Blut und einer Ampulle Wobe-Mugos®, wurden stündlich subkutan injiziert und auf die Zunge getropft.

Diese Weise der Eigenbluttherapie führte zu einer dramatischen Verbesserung. Im Laufe von 10 Tagen war der Patient klinisch gesund. Bei Wiedervorstellung zwei Monate später war auch die Senkung normalisiert (Tabelle 4).

Tabelle 4

Datum	20.02.95	23.02.95	27.02.95	02.03.95	06.03.95	09.03.95	04.05.95
BKS	99/140	98/143	90/140	93/142	40/82	50/95	10/25

6.6.3.2 Chronische Infekte und Infektanfälligkeit

Diese Krankheitsgruppe bildet eine der Hauptindikationen für die Eigenbluttherapie. Meine Erfahrung begrenzt sich dabei auf Luftwegsinfekte: rezidivierende Tonsillitiden, Sinusitiden, Otitiden und Bronchitiden. Sie bilden das größte Krankengut in einer deutschen Allgemeinarztpraxis.

Nicht selten steckt hinter der Infektanfälligkeit eine Allergie und umgekehrt. Es ist kein Einzelfall, daß mir Mütter spontan berichten, wie eine endlose Kette wiederkehrender Infekte aufhört, sobald alle Molkereiprodukte aus dem Speiseplan des Kindes verschwinden. Daraus habe ich gelernt, in jedem Fall gehäufter Infekte einen Seponierungsversuch von mindestens sechs Wochen durchzuführen.

Ich beginne mit einem homöopathischen Einzelmittel. Die Eigenbluttherapie ist Mittel der zweiten Wahl, zu der ich aber sehr bereitwillig greife, sobald sich bei der zweiten oder dritten Vorstellung (in der Regel in monatlichen Abständen) die geringsten Anzeichen einer Unzufriedenheit meinerseits oder auf Seiten des Patienten zeigen. Weil ich in den verschiedenen Modifikationen ein so reiches Arsenal „adjuvanter" Therapie habe, kann ich es mir leisten, das Ziel sehr hoch zu stecken.

Die Arten der Eigenbluttherapie und ihre Reihenfolge ähneln dem Vorgehen bei Allergien. Bei Kindern ist die potenzierte Eigenbluttherapie nach Imhäuser das Mittel der Wahl. Bei Erwachsenen hat sich mir die native Eigenbluttherapie, kombiniert mit einem Echinacea-haltigen Präparat, bewährt: eine halbe Ampulle Echinacea D 2 oder Pascotox forte® wird i.v. gegeben. Das gleiche Volumen Blut wird in die Spritze aufgezogen, mit dem verbliebenen Rest des Präparates vermischt und subkutan verabreicht. Frequenz: 1-2x pro Woche. Gesamtzahl: 10 oder mehr. Der Vorteil dieser Behandlung liegt darin, daß sie ohne jeglichen apparativen Aufwand auch am Wohnort durchgeführt werden kann.

Möglicherweise wirksamer sind modifizierte Formen, z.B. die kleine Eigenbluttherapie mit Ozon. Ein befreundeter Arzt hat Patienten von mir erfolgreich mit der Eigenbluttherapie nach Höveler behandelt. Die eindrucksvollsten Besserungen mit nahezu voraussagbarem Erfolg habe ich jedoch bei der Luffa-Kur gesehen. Die wenigen Fälle, die auf Luffa nicht befriedigend ansprechen, stimuliere ich mit Fieberstößen. Diese Strategie hat selbst die härtesten Nüsse geknackt.

6.6.3.3 Neoplasien

Bei diesen Erkrankungen ist die Steuerung der Therapie allein am Leitfaden der Befindlichkeit zu riskant. Sollte es sich bei künftigen Untersuchungen bestätigen, daß verschiedene Verdünnungsschritte derselben Blutfraktion bald stimulieren, bald supprimieren können, dann wäre eine vorherige Austestung obligat.

Der geplante Ozon-Belastungstest wird hoffentlich imstande sein, die optimale Ozondosis vorauszusagen. Bis dahin empfiehlt es sich, geringe Dosen in großen Intervallen zu geben, höchstens 1200-1500 µg O_3/100 ml Blut 1x alle 1-2 Wochen. Wenn ausreichend Meßdaten vorliegen, wird sich zeigen, ob die Dosis-Wirkungsbeziehung zwischen Ozon und Immunsystem verallgemeinert werden kann oder bei jedem Patienten neu bestimmt werden muß. Das gleiche gilt für alle anderen Eigenblutmodifikationen. Das macht diese vom Ansatz her so einfache Immuntherapie womöglich sehr aufwendig, aber erst dadurch berechenbar wirksam, so daß sie über anekdotische „Wunderheilungen" hinaus zu einem verläßlichen Instrument des Alltags wird.

6.7 Rechtliche Tücken

6.7.1 Patentrecht

Patentgesetze sind dazu da, Erfindungen durch ökonomischen Anreiz zu fördern. In der Medizin aber könnten Patentierungen dazu führen, daß den Patienten eine notwendige Therapie vorenthalten bleibt. Viel Sorge hat der Gesetzgeber darauf verwendet, daß die Therapiefreiheit nicht durch Patentgesetze eingeschränkt wird. So sind Therapien grundsätzlich nicht patentierbar. Patentierbar sind nur Produkte, nicht aber ihre Anwendung. Ein Produkt ist nur dann patentierbar, wenn zu seiner Herstellung nicht eine spezifisch ärztliche Tätigkeit notwendig ist, z.B. die Blutentnahme. Selbst wenn ein Produkt alle diese Forderungen erfüllt und patentiert ist, gilt das Patent nicht für eine konkrete therapeutische Situation. Ein Apotheker darf ohne Rücksicht auf irgendwelche Patentansprüche jedes Heilmittel im Auftrag eines Arztes für einen konkreten Patienten herstellen.

Dieser klar erkennbare Wille des Gesetzgebers, das Arzt-Patienten-Verhältnis vor ökonomischen Interessen zu schützen, half mir nichts. Es ist eingetreten, was ich nicht für möglich gehalten habe: Ich bin von einem Kollegen angeklagt worden, sein Patent verletzt zu haben, weil ich nicht Vollblut, sondern Blutbestandteile oxidiert habe.[54] Die Freiheit, die der Apotheker hat, gilt nach dem Willen des Patentgerichtes München nicht für den Arzt, in dessen Auftrag er arbeitet. Für den gesunden Menschenverstand ist ja völlig offenbar, daß der Apotheker nur um des Patienten willen vom Patentgesetz freigestellt ist und daß der Arzt, für den er arbeitet, erst recht in den Genuß dieser Freiheit kommen muß, wenn der Patient vor dem Profitdenken geschützt werden soll.

Gesunder „Menschenverstand" aber gilt in der Rechtsprechung soviel wie ein Hausmittel in der Intensivmedizin. Das Apothekerprivileg wurde mir versagt. Daß die Eigenblutpräparate nur als Teil einer Therapie ihren Sinn haben, wurde freundlich ignoriert. Die Ansprüche „Blutentnahme" und „Reinjektion" sind schon bei der Patentanmeldung aus den Patentansprüchen gestrichen, aber alle übrigen Ansprüche anerkannt worden, auch wenn sie ohne diese spezifisch ärztlichen Leistungen sinnlos in der Luft hängen. Somit war ich zum Abschuß freigegeben. Das Patentgericht München betrachtete es als selbstverständliche Pflicht, daß sich jeder Arzt fortlaufend über den neuesten Stand der Patentanmeldungen unterrichtet, bevor er zur Behandlung schreitet.

Das stellt zweifellos eine Bereicherung des Arztberufes dar. Zum Medizinstudium soll sich nach dem Willen dieser Richter das Studium der Patentgesetze gesellen. Per Internet soll er sich nicht nur über die neuesten therapeutischen Trends, sondern auch noch über die neuesten Patentanmeldungen auf dem laufenden halten. Für jeden Fall der Verletzung verlangte der Kollege eine Lizenzgebühr von 1.500,- DM, ganz unabhängig von meinem eigenen Erlös, der weit unter diesem Betrag lag. Er behielt mit diesem Ansinnen vor Gericht – recht! Da mich dieser Angriff ruiniert hätte, war ich gezwungen, das bedrohliche Patent zu „vernichten". Der Mann vom Lande fragt sich, was das für ein „Patent" ist, das sich u.U. von selber

54 Urteil des Landgerichtes München, verkündet am 19.11.93 „Im Namen des Volkes" durch Dr. Ernst-Moll, Vorsitzender Richter am Landgericht, Rhein, Richterin, und Dr. Hacker, Richter am Landgericht (Geschäftsnummer 21 O 7813/93).

erfüllt! Das ozonisierte Vollblut braucht ja nur ein wenig zu stehen, so daß die Zellen zu Boden sinken. Plasma, für sich verabreicht, genügt für die maßlose Lizenzforderung!

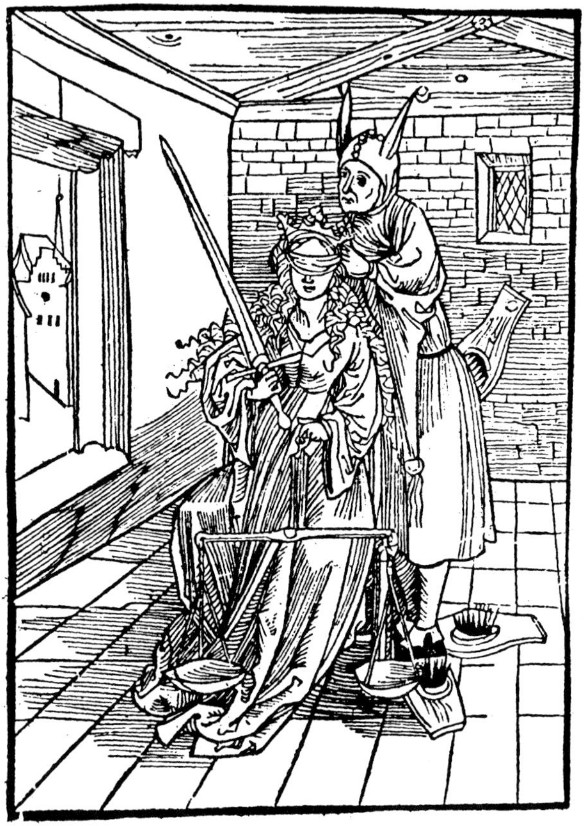

Abb. 12

Das deutsche Patentgesetz aber bietet einen großzügigen Schutz für ein einmal erteiltes Patent. Es duldet dem Inhaber die Umformulierung seines Patents, wenn die neuen Ansprüche irgendwie aus der allgemeinen Beschreibung ableitbar sind. Die Krönung und Knechtung des Rechts aber besteht darin, daß der Prozeß auf Kosten des Angreifers geht, auch wenn sich der Inhaber sein Patent durch Unterschlagung einer Literaturstelle erschlichen hat und er sein Patent unter der Last der Fakten umformulieren muß! Kurzum: Bei einem Stand von rund DM 100.000,- Prozeßkosten auf jeder Seite war es offenbar für beide Seiten ein Gewinn, den Streit friedlich zu beenden: ein Reifungsprozeß, der weit über jede Schmerzgrenze ging.

Durch den Vergleich in der Nichtigkeitsklage ist das Urteil aus der Verletzungsklage nie rechtskräftig geworden. Die grundsätzliche juristische Problematik ist also völlig ungelöst. Das Ärgernis bleibt: Es gibt ein Patent, das die Therapiefreiheit einengt. Und es gibt Richter, die bei der Abwägung zwischen Patenten und Patienten mit einer größeren Blindheit begabt sind, als dem Geschäft der Justitia gut tut.[55] (Siehe Abb. 12)

6.7.2 Strafrecht

6.7.2.1 Ist Eigenblut „Therapie" oder „Medikament"?

Die Eigenbluttherapie ist, wie der Name sagt, eine Therapie. Werkzeug der Therapie ist der „besondere Saft" oder Stoff „Blut". Er wird entnommen, verändert und dem Spender wieder einverleibt.

Im Arzneimittelgesetz kommt der Begriff „Eigenblut" nicht vor. Jede Rechtsprechung in Sachen Eigenbluttherapie hat also schöpferischen Charakter. Andererseits ist der Begriff des „Arzneimittels" *so* weit gefaßt, daß alles zum Arzneimittel wird, was zu therapeutischen Zwecken in den Patienten gelangt. Wenn ein Imker seinem Nachbarn ein Stück Propolis mit dem Hinweis in die Hand drückt, das sei gut gegen Erkältung, dann droht ihm eine Strafe. Er hat nämlich ohne Herstellungserlaubnis und ohne Zulassung ein Arzneimittel in den Verkehr gebracht. Kurz: Nicht im Bewußtsein der Ärzte, aber vor dem Auge des Gesetzes ist das Eigenblut ein Arzneimittel mit allen Folgen, die das AMG vorsieht.

6.7.2.2 Ist eine Eigenblutnosode eine „Blutzubereitung" i.S.v. § 4 Abs. 2 AMG?

„Blutzubereitungen sind Arzneimittel, die aus Blut gewonnene Blut-, Plasma- oder Serumkonserven, Blutbestandteile oder Zubereitungen aus Blutbestandteilen sind oder enthalten." Von der Frage, ob „Eigenblutnosoden" unter die Begriffsdefiniton „Blutzubereitung" fallen, hängt ab, ob sie in der

55 Zur Ambivalenz der Augenbinde s. Lexikon der christlichen Ikonographie, hsg. v. Kirschbaum et al., Freiburg 1970, Bd. 2, Sp. 468 s.v. Justitia: „Die Augenbinde ist zuerst Ende des 15. Jahrhunderts und zwar als Spottbild für die Blindheit der Justitia überliefert" (Sebastian Brant, Das Narrenschiff, Basel 1494, s. Abb. 12, S. 232). Der Verfasser mußte es wissen: Er war Jurist! Kein geringerer als Dürer hat ihm die Illustration geliefert, s. Kommentar zur Neuauflage, hsg. v. Manfred Lemmer, Tübingen 1986, S. XXIX.

Apothekenrezeptur hergestellt werden dürfen. Wird sie bejaht, dann ist sie an eine besondere Herstellungserlaubnis gebunden, die eine mindestens dreijährige Tätigkeit auf dem Gebiet der medizinischen Serologie oder medizinischen Mikrobiologie sowie zusätzlich ein Jahr Erfahrung in der Transfusionsmedizin voraussetzt.

Mit dieser Frage hat sich 1991 ein länderübergreifender Ausschuß der Gesundheitsbehörden befaßt und kam zu dem Ergebnis: „Der Ausschuß hält mehrheitlich für die Herstellung von Eigenblutnosoden eine Herstellungserlaubnis nach § 13 Abs. 2 Nr. 1 AMG für erforderlich. Eine Änderung der Rechtslage im Sinne einer Erleichterung für die Herstellung homöopathischer Verdünnungen von Blutzubereitungen durch Apotheken wird mehrheitlich nicht für erforderlich gehalten."[56] Diese Stellungnahme ist noch heute Grundlage für das „Bayerische Staatsministerium für Arbeit und Sozialordnung, Familie, Frauen und Gesundheit", den Apotheken seines Landes die Herstellung von Eigenblutnosoden zu verbieten.

Es ist gottlob nicht die einzige Stellungnahme. Auf Anfrage des „Ministeriums für Arbeit, Gesundheit und Sozialordnung Baden-Württemberg" im Januar 1995, welchen Sinn es habe, einen Menschen vor der Einnahme einer starken Verdünnung seines eigenen Blutes zu schützen, erklärte sich das Paul-Ehrlich-Institut (PEI) als die gemäß § 77 Abs. 2 AMG für „Blutzubereitungen" zuständige Behörde für nicht fachlich kompetent für die Beurteilung homöopathischer Arzneimittel und verwies auf die Zuständigkeit des „Bundesinstituts für Arzneimittel und Medizinprodukte" (BfArM).

Diese Ablehnung der Zuständigkeit ist mehr als eine bloße Stellungnahme, wie der Buchstabe des Gesetzes auszulegen sei. Hier wird *de facto* administrativ eine Abgrenzung der „Eigenblutnosoden" von den „Blutzubereitungen" i.S.d. AMG vollzogen.

Diese Unterscheidung wurde vom Bundesministerium für Gesundheit bestätigt: „Von der Zuständigkeit des Paul-Ehrlich-Instituts nach § 77 Abs. 2 des Arzneimittelgesetzes ausgenommen sind homöopathische Arzneimittel, die aus Blut gewonnene Blutbestandteile oder Zubereitungen aus Blutbestandteilen sind oder enthalten."[57]

56 Ergebnisniederschrift der Sitzung 2/1991 des Ausschusses für Arzneimittel-, Apotheken- und Gefahrstoffwesen am 05./06.06.1991. TOP B 10, zitiert nach Schmidt, M., Eigenblutnosoden, in: *Deutsche Apotheker Zeitung (DAZ)* 137. Jahrgang, Nr. 26 vom 26.6.97, S. 2262-2265.

57 Verordnung zur Änderung der Zuständigkeit des Paul-Ehrlich-Instituts vom 25.09.1996 (BGBl. 1 S. 1487).

Hiermit ist durch die oberste deutsche Gesundheitsbehörde in Wort und Tat die „Eigenblutnosode" aus der Begriffsbestimmung der „Blutzubereitung" i.S.d. AMG herausgelöst worden.

Das nun für die Eigenblutnosoden zuständige BfArM hat sich noch klarer als das PEI geäußert, daß die Eigenblutnosoden mit „Blutzubereitungen" i.S.d.AMG nichts zu tun haben: „Das BfArM hat in der Vergangenheit wiederholt die Auffassung vertreten, daß der arzneimittelrechtliche Begriff der Blutzubereitungen nicht auf Eigenblutnosoden und andere homöopathische und anthroposophische Arzneimittel ausgedehnt werden sollte." Als Gründe nennt es, daß weder der AMG-Kommentar von Cloesel/Cyran und Sander noch internationale Standards von WHO, Europarat und EG einen Hinweis auf homöopathische und anthroposophische Arzneimittel enthalten und daß viele Bestimmungen, die an die Herstellungserlaubnis von Blutzubereitungen geknüpft sind, bei homöopathischen und anthroposophischen Arzneimitteln „wenig sinnvoll" seien „und bisher in praxi auch nicht auf diese ausgedehnt" wurden.[58]

Damit ist die rechtliche Grundlage geschaffen, daß Apotheker Eigenblutnosoden auf Verordnung eines Arztes ohne besondere Erlaubnis herstellen dürfen.

Da das BfArM aber keine Weisungs-, sondern nur eine Beratungsfunktion gegenüber den Landesgesundheitsministerien hat, herrscht in bezug auf die Eigenbluttherapie die Pluralität deutscher Fürstentümer: Cuius terra, eius therapia. So kommt es, daß den Apotheken die Herstellung der Eigenblutnosoden in Bayern verboten, in Baden-Württemberg, Nordrhein-Westfalen und Niedersachsen aber erlaubt ist.

Ärzte und Heilpraktiker dürfen Eigenblutnosoden natürlich im Zuge der Therapiefreiheit auch herstellen, aber nur zur Anwendung in der eigenen Praxis. Durch eine kunstvolle Gesetzesauslegung ist die Aushändigung an den Patienten eine „Abgabe an andere" und damit ein „In-den-Verkehr-bringen". In diesem Fall ist eine Herstellungserlaubnis des Arzneimittels „Eigenblut" erforderlich. Die Stationen dieses autistischen Denkens wurden in den vielen Verfahren gegen Klehr herausgearbeitet:

1. Eigentümer des Eigenbluts ist nicht etwa der Patient, der es „durch Mark und Bein" produziert, sondern der Arzt. Sonst könnte es nicht zur „Abgabe" kommen und das AMG könnte nicht greifen. 2. Der Patient gilt

58 Brief an das Ministerium für Arbeit, Gesundheit und Sozialordnung Baden-Württemberg vom 2.11.95.

nicht als verlängerter Arm des Arztes, d.h. als ausführendes Organ der ärztlichen Verordnung, wenn er zu Hause die Tropfen nimmt. Er gilt vielmehr als einer, der die souveräne Verfügungsgewalt über die Tropfen erhalten hat. Damit aber ist der Tatbestand der „Abgabe an andere" erfüllt und eine Herstellungserlaubnis mit allen hochgeschraubten Bedingungen erforderlich.

Bei einem Heilmittel ohne Nebenwirkung hat bei dieser Auslegung das Gesetz den Charakter einer Schikane. Hier müßten Richter den Mut zu der Entscheidung haben, daß kein öffentliches Interesse berührt ist, wenn kein Mensch in Gefahr ist. Sie aber sehen höchste Gefahr, wenn Paragraph und Buchstab in Gefahr sind! Dieses Rechtsverständnis *secundum litteram* war im Mittelalter, das wir gerne das dunkle Zeitalter nennen, den *parvuli* vorbehalten.[59] In deutscher Rechtsprechung der Gegenwart aber hat ausdrücklich das wörtliche *vor dem sinngemäßen Verständnis den Vorrang! Die Geschichte wird zeigen, wer hier im Loch hockt!*

6.7.2.3 Die „Notfallregelung"

„Rechtfertigender Notstand: Wer in einer gegenwärtigen, nicht anders abwendbaren Gefahr für Leben, Leib, Freiheit, Ehre, Eigentum oder ein anderes Rechtsgut eine Tat begeht, um die Gefahr von sich oder einem anderen abzuwenden, handelt nicht rechtswidrig, wenn bei Abwägung der widerstreitenden Interessen, namentlich der Rechtsgüter und des Grades der ihnen drohenden Gefahren, das geschützte Interesse das beeinträchtigte wesentlich überwiegt. Dies gilt jedoch nur, soweit die Tat ein angemessenes Mittel ist, die Gefahr abzuwenden." (§ 34 StGB)

Es geht also um die Abwägung des „beeinträchtigten Interesses", nämlich des AMG, gegenüber dem „geschützten Interesse", nämlich dem Recht auf Gesundheit mit risikofreien Methoden.

Dank dem Gutachten von Kollegen Sauer ist gerichtlich aktenkundig und unangezweifelt, daß die Eigenbluttherapie frei von Nebenwirkungen ist. Vor der Eigenbluttherapie muß demnach niemand geschützt werden. Bei dieser Sachlage schrumpft das „beeinträchtigte Interesse" auf nahezu null.

59 Zur Einübung in dieses grundlegende europäische Gedankengut des vierfachen Schriftsinns eignet sich die gewitzte Dissertation: Šebková-Thaller, Z.: *Sünde und Versöhnung in Jan van Eycks Hochzeitsbild. Die allegorische und anagogische Ebene des „vierfachen Bildsinns".* Markt Berolzheim 1992.

Dagegen steht unzweifelhaft fest, daß bei Asthma und auch bei einer Neurodermitis Notlagen entstehen können, die ein sofortiges Eingreifen erfordern. Eigenblut kann hier in wenigen Stunden eine dramatische Wende vollbringen. Da die Nebenwirkungen null sind, steigt das Nutzen-Risiko-Verhältnis sehr hoch, zumindest höher als bei vielen anderen Allergie-Medikamenten. Die Eigenbluttherapie besitzt zudem eine „Binnenanerkennung", „angemessen" bei diesen Erkrankungen zu sein.

Einen wohlwollenden Richter vorausgesetzt, darf ein Arzt also im „Notfall", wenn kein Apotheker erreichbar oder – wie hier in Bayern – willens ist, die Eigenblutpräparate mit nach Hause geben. Er verletzt zwar das Gesetz, setzt sich auch der Gefahr der Strafverfolgung aus, hat aber keine schlechten Karten, wenn er die Notlage dokumentieren kann.

6.7.2.4 Zusammenfassung

Ärzte leben gefährlich. Wie heißt Heideggers Lieblingssatz? „Wo aber Gefahr ist, wächst/ Das Rettende auch."[60] Wir müßten schon boese zagen[61] sein, wenn wir auf die guten Eigenbluttropfen verzichten wollten, nur weil uns ein Staatsanwalt in einer Art Zwangshandlung auf den Nerv gehen könnte. Es ist doch noch keiner von uns erschossen worden!

Danksagung

Diese Arbeit ist von mir gedacht, von meiner Praxis aber vollbracht worden. Ihr gebührt mein ganzer Dank. Christine hat die Regie über die „blutige Arbeit" geführt, Ingrid hat meine Stimme zu Papier gebracht und die Daten in kunstvolle Kurven verwandelt. Mein Freund und Geheimrat in Sachen Datenverarbeitung, Günther Hild, hat die Flächen unter den Kurven berechnet und manch guten Gedanken zu ihrer Auswertung beigetragen.

60 Hölderlin, Patmos
61 „erbärmliche Feiglinge", Siegfried zu Hagen, als er die Spitze des Speeres verspürte. Nibelungenlied, 989, 1, hrsg. v. de Boor, Wiesbaden 1965.

7 Eigenharnbehandlung als autologe Therapie

J. Abele

7.1 Vorbemerkung

Die Behandlung mit eigenem (und auch fremdem) Harn wurde und wird in allen Völkern der Erde praktiziert und kann als eine der ältesten therapeutischen Selbsthilfemaßnahmen gelten. Schriftliche Aufzeichnungen findet man in altägyptischen Papyri ebenso wie in deutschen mittelalterlichen und späteren Texten bis ins 18. Jahrhundert. In Deutschland wie in anderen Ländern hat sich die Therapie im ländlichen Bereich als Selbsthilfemaßnahme überraschend ausgeprägt erhalten, vor allem in Zeiten, in denen es für Medikamente kein Geld gab (die beiden Weltkriege).

Ungebrochen besteht eine schriftliche ärztliche Tradition der Anwendung in Indien (*Ayurveda*) seit ca. 100 n. Chr. Im *Damar Tantra* wird die Harntherapie in 107 Einzelrezepten (*Shivambu Kalpa Vidi*) beschrieben. Heute wird die Eigenharntherapie in Indien in großem Umfange von Laien und Ärzten praktiziert und auch in bestimmten Krankenhäusern angewendet, in denen Ärzte arbeiten, welche in westlicher Medizin ausgebildet worden sind. Im Jahre 1996 fand in Indien der erste internationale Kongreß über Eigenharntherapie statt, an dem sich Ärzte aus vielen Ländern der Erde beteiligten.

1931 begann der deutsche Arzt Kurt Herz seine Erfahrungen mit der Injektion von kleinen Mengen Harn zu veröffentlichen, und bis zum Zweiten Weltkrieg forschten Ärzte in ganz Europa über die Wirksamkeit. Seit ca. 1975 stellen drei Firmen in Deutschland Arzneimittel aus modifiziertem Eigenharn her[1] zum Zwecke der Therapie autoallergischer Krankheiten und chronisch rezidivierender Infekte. 1999 wurde in Deutschland der zweite internationale Kongreß für Harntherapie veranstaltet.

Diese Tatsachen allein sollten jedem Arzt zu denken geben, der sich zunächst aus psychosozialen Prägungsgründen mit Schaudern von dem bloßen Gedanken an eine solche „*Schmutz- und Dreckbehandlung*" abwendet und sie bestenfalls als eine „*besonders unappetitliche Psychotherapie*" gelten läßt. Überall auf

1 Firma Vitorgan, Ostfildern (Urostop)
Firma Servamed, Heidesheim (CUX Therapie)
Firma Imbiopharm Kief, Ludwigshafen (AHIT)

der Welt forschen heute Ärzte in der Praxis und an Instituten über die Wirksamkeit von Stoffen, wie sie auch im Harn zu finden sind.

7.2 Verbreitung der Methode

In Indien ist die Methode heute – wie je – am weitesten verbreitet. Harn wird ausschließlich oral und als externe Applikation angewendet. Viele Laien, darunter bedeutende Politiker, propagieren sie und wenden sie selbst an. Viele Ärzte praktizieren sie, und in bestimmten Krankenhäusern wird sie systematisch erforscht. Erfolge werden bei den unterschiedlichsten leichten und teils auch sehr schweren Krankheiten gesehen. Es kursieren in Indien viele Broschüren über diese „preiswerte Behandlungsmethode", z.T. auch in englischer Sprache. Da Indien ein sehr armes Land ist, in dem kaum Geld für Medikamente ausgegeben werden kann, stellen die Behandlungserfolge mit Eigenharn einen wichtigen kasuistischen Beweis für die Wirkung der Therapie dar.

In Brasilien und Argentinien wird die Therapie ebenfalls in Behandlungszentren angeboten und ihre preisgünstige, erfolgreiche Wirkung beschrieben.

In Deutschland gibt es die weltweit gesehen drittgrößte Gruppe der Anwender. Das Institut für Harntherapie zählte 1998 weit über 200 Therapeuten (Ärzte und Heilpraktiker) sowie über 10 Selbsthilfegruppen[2]. Viele Laien befassen sich mit der oralen Therapie[3]. Der Umfang der Erfahrungsliteratur und der Eigenberichte ist beachtlich. In deutscher Sprache sind seit 1993 nahezu 20 Bücher erschienen, die von Ärzten und Heilpraktikern zum Thema verfaßt worden sind.

In England existiert eine Laienbewegung, die ursprünglich von dem Laienheiler John Armstrong 1944 (mit seinem Buch „Wasser des Lebens") gegründet worden ist und sich mit der oralen Form befaßt.

In den USA beschäftigen sich einige Ärzte, eine Forschergruppe um Burdsinski sowie Selbsthilfegruppen (AIDS-Szene) mit der oralen Therapie.

In Japan und China gibt es ein ärztlich geleitetes Forschungszentrum über Therapie mit Harn und Harninhaltsstoffen.

2 Therapeutenlisten über Institut für Harntherapie, Ingeborg Almann, Mittelbiberach
3 Bücher von Carmen Thomas im VGS Verlag, Köln

Auf dem ersten Weltkongreß in Indien waren Ärzte aus Finnland, Schweden, Australien, den Emiraten, Italien, Österreich, der Schweiz, den Philippinen und den oben genannten Ländern anwesend. Zum zweiten Weltkongreß in Deutschland kamen darüber hinaus Teilnehmer aus Rußland, Georgien, Polen, Taiwan, Rumänien, Mexiko, Madagaskar, Kuba, Niederlande, Nicaragua, Spanien, Israel und Frankreich.

7.3 Harn und Inhaltsstoffe

Harn wird allgemein als ein Körperabfallprodukt angesehen und die Niere als Entgiftungsorgan. Harnstoff und der sich daraus bildende Ammoniak gelten sogar als Blutgifte. Wissenschaftlich gesehen gibt es für solche Aussagen keine Begründung. Auch für die beiden genannten Stoffe gilt der bekannte Satz, daß die Dosis den Stoff zum Gift macht oder zum Heilmittel.

Im Harn sind ca. 2.000 Inhaltsstoffe nachgewiesen (man schätzt die reale Menge auf das Doppelte), welche alle als Stoffwechselbestandteile im Blut und in den Geweben eine wichtige Rolle spielen.

Harn ist ein steriles Blutfiltrat. Er enthält stets bestimmte Mengen an

- allen im Körper vorkommenden Mineralstoffen,
- Vitaminen und Vitaminmetaboliten,
- stickstoffhaltigen Substanzen wie Kreatinin, Harnstoff etc.,
- freien Aminosäuren, deren Bruchstücken sowie an Glucoproteinen,
- verschiedensten Zuckern,
- Nucleoproteinen,
- Enzymen,
- unterschiedlichsten Fettsäuren und
- unterschiedlichsten Hormonen aller Hormondrüsen.

Bei Krankheiten, besonders bei solchen, welche sich auf die Durchlässigkeit der Kapillaren auswirken, treten all diese Substanzen vermehrt und in größeren Molekülverbänden auf. Der Harn stellt also praktisch ein Puzzle aller im Körper vorkommenden Substanzen dar, wobei wir über deren räumliche Stellung zueinander, also deren Struktur, nichts wissen. Das wäre jedoch von Bedeutung, wenn wir ihn als *Informationstherapeutikum* ansehen müßten, ähnlich wie das bei der Eigenbluttherapie schon diskutiert wird.

Die Niere stellt aus dem Blut also ein Filtrat her und dickt dies im Sinne eines Ionenaustauschers ein. Ihre wichtigste Funktion hierbei ist die Überwachung des pH-Wertes des Körpermilieus sowie die Standardisierung der

Harnstoffmenge. Warum dabei die genannten Wirkstoffe und Lebensbausteine in relativ großer Menge „verworfen" und durch neue Nahrungsaufnahme ersetzt werden, wissen wir nicht. Es lohnt sich jedoch, die Theorien des Forschers Karl Pirlet[4] zu lesen.

Alle Forscher, welche sich mit Substanzen befassen, die „auch" im Harn zu finden sind, arbeiten in ihren Versuchsreihen im Reagenzglas sowie an Tier und Mensch mit weitaus größeren Mengen, als sie der Harn aufweist. So sind alle in der Sekundärliteratur (Laien- und Anwenderbücher) zu findenden Wirkungsbegründungen bisher hypothetischer Natur. Eine Ausnahme macht hierbei die Wirkung des Harnstoffes[5], der in der Tat in reichlicher, sofort wirkender Menge zur Verfügung steht.

Die oftmals rasch eintretenden Wirkungen einer Eigenharnbehandlung und ihre Eigenart lassen freilich recht plausible Schlüsse zu. Tabelle 1 stellt diejenigen Theorien dar, die es am ehesten zu untersuchen gälte.

Tabelle 1: Theorien der Wirksamkeit[6] von Eigenharn (zum Teil auch von Fremdharn)

Substanzen	mögliche Wirkungsweise	o	p
Salze	Basenzufuhr, entzündungslindernd, membranstabilisierend	X	x
pH	Eiweiß spaltend, -koagulierend, -auflösend, -mazerierend, membranstabilisierend, Beeinflussung der Mikrozirkulation, bakterienhemmend	X	X
Harnstoff	Antibakteriell, membranstabilisierend, membran- und gewebehydrierend, antimykotisch, proteinolytisch, Vehikelfunktion	X	0
Immuneiweiße	Immunmodulierend, IgA-Induktion, hyposensibilisierend, Bildung von Anti-Antikörpern, antiinflammatorisch, spasmolytisch, Beeinflussung der Zytokinkaskaden, Zufuhr von passagerem IgA	X	X
Hormonreste	Beeinflussung von Zytokinkaskaden	X	?
Bakterien und Pilzteile, deren Reste und Toxine	Anstoß der Zytokinkaskaden, Impfwirkung	X	X
Fermente	Anstoß der Zytokinkaskaden	X	X
Vitamine	Unbekannt		
Organische Säuren	Eiweißmazeration (auch von Harneiweißen), Stabilisierung arteigener Bakterienflora, Hemmung von Fremdbakterien	X	0
erhöhte Flüssigkeitszufuhr	verbesserte Hydratation aller Gewebe, Verbesserung der Fluidität in allen Flüssigkeitsräumen	X	0
Spuren aller Körpermoleküle	unbekannte Informationswirkung, Anstoß von Zytokinkaskaden	?	?

o = orale Applikation, p = parenterale Anwendung

4 Karl Pirlet: Erhaltung des Lebens durch protein-molekulare Auslese. Erfahrungsheilkunde 5/92
5 Horch/Wolf: Harnstoff. Eine Übersicht. Die Pharmazie 10/1985, 40
6 Johann Abele: Die Eigenharnbehandlung. 10. Aufl. Haug Verlag, Heidelberg 1995

7.4 Beschreibung der Methodik

Es gibt folgende Therapiemöglichkeiten, die man untereinander kombinieren sollte.

7.4.1 Extern

- als Körpereinreibung (Trockenmassage)
- als Wickel
- als Auflage
- als Spülung (Vagina, Wunden, Nasennebenhöhlen, äußeres Ohr)
- als Einreibung mit gealtertem (mindestens 6 Tage altem) Harn

Im allgemeinen wird frisch gelassener Harn (höchstens 12 Stunden alt) verwendet. Wenn man ihn dann gut einreibt, bis die Haut trocken ist, riecht man die Applikation kaum. Bei Auflagen und Wickel wird durch die Oberflächenvergrößerung rasch Ammoniak mit seinem typisch stechenden Geruch frei. Hier muß das Bett sorgfältig abgedeckt werden.

In Indien und Brasilien wird für externe Maßnahmen häufig gealterter Harn verwendet. Man postuliert, daß seine Wirkung besser sei. Für seine Zubereitung verwendet man dunkle (grüne, braune, blaue) Flaschen, die man mit dem Datum der Füllung versieht. In den ersten sechs Tagen läßt man den Deckel lose aufliegen. Danach kann man die Flaschen gut verschließen. Wegen der Ammoniakbildung riecht dieser Harn stechend, bleibt jedoch im allgemeinen steril (es sei denn, daß er aus stark infiziertem Harn gewonnen worden ist). Gealterter Harn wird für kleinere Wunden, bei Psoriasis als Einreibung und Auflage und als Beimischung zu Salben und Pasten verwendet. Als „Hausapotheke" sollte man in mückengefährdeten Gebieten stets ein kleines Fläschchen bei sich führen. Er wirkt prompt bei allerlei Insektenstichen, ebenso bei Herpesbläschen und bei stumpfen Traumen.

Die Haut stellt nicht nur ein Behältnis für die Eingeweide dar, sondern ist in sich ein ungeheuer vernetztes Reflexsystem, von dem aus unzählige weitere Reflexbahnen zu allen inneren Organen verlaufen. Außerdem ist sie das Membransystem zum Kosmos und somit Antenne und Sender unserer leiblichen Gesamtheit. Als Grenzmembran hat sie wichtige Überwachungsfunktionen zu erfüllen und kann mit den verschiedensten Reizen sensibilisiert werden. Vor allem hat sie eine umfangreiche Funktion im immunologischen Bereich (Langhans-Zellen) und produziert sogar Thymuspeptide. Diese Immunzellen werden durch die Einreibungen mit Harn in vielfacher Weise „informiert" (Kontaktaufnahme von Blutbestandteilen extravasal). Die Gesamtmembran wird durch Harnstoff hydriert, leitfähiger und durch die eingebrachten Mineralstoffe basenreicher gemacht (Verlangsamung des Alterungsprozesses). Das kommt allen Reflexabläufen zugute.

Die Wirkung externer Behandlungen kann überraschend eintreten, z.B. bei kleineren Wunden und Ekzemen, kann aber auch erst nach Erstverschlimmerungen innerhalb von Wochen erscheinen.

7.4.2 Intern

- als Trinkverfahren (Morgentrunk, Trinkkur, Fastenkur)
- Einläufe (Bleibeklistier)
- Spülungen von Körperhöhlen (Vagina, Rachen, Nasennebenhöhlen)

Verwendet wird der frische, höchstens 12 Stunden alte Harn. Man kann ihn mit Wasser oder frischen Säften versetzen. Der sogenannte Morgentrunk wird als der wirksamste des Tages bezeichnet. Er birgt den höchsten Tagesgehalt an Melatonin (Hauptproduktion aus der Zirbeldrüse zwischen 2 und 3 Uhr nachts). In gewissen Kreisen wird deshalb auch Kinderurin (Fremdharn) zur Therapie verwendet, weil er höhere Melatoninanteile enthält.

Bei allergischen Krankheiten bzw. Anfällen wird der Harn verwendet, der am Höhepunkt des Anfalles gelassen werden kann.

Nach jeder getrunkenen Menge sollte reines Wasser nachgespült und mit einer nachfolgenden Mahlzeit 15 Minuten gewartet werden. Da der zugeführte Harnstoff eine beachtliche Diuresesteigerung bewirkt, werden beim Harntrinken vermehrt die Flüssigkeitsräume des Körpers umgesetzt, dadurch das ungeformte Bindegewebe drainiert und „gereinigt" und vor allem entsäuert. Die Diurese wird therapeutisch mit einer vermehrten Flüssigkeitsaufnahme (reines Wasser) beantwortet. Allein diese Maßnahme bewirkt eine erhebliche Verbesserung des Stoffwechsels[7].

Bei Fastenkuren mit Eigenharn verwendet man möglichst sechs Becher (1,5 Liter) Harn. Es kann auch mehr getrunken werden. Harnfastende Pati-

7 Batmanghelidj, F.: Wasser, die gesunde Lösung. VAK, Freiburg 1996

enten berichten, daß sie erstaunlich wenig an Gewicht verlieren würden. Allerdings sind leichte Gastritiden zu Beginn üblich.

Die Wirkung der internen Therapie kann rasch eintreten (z.B. bei Infekten, besonders des HNO-Traktes), kann sich aber auch – z.B. bei der Darmcandidosis oder bei Kolitiden – erst nach drei Wochen (oder später) völlig einstellen.

Bei salzabhängigem Bluthochdruck rate ich von der Harntrinkkur ab.

Wer das Harntrinken versucht, sollte grundsätzlich vegetarisch leben. Bei Obstkuren duftet der getrunkene Harn nach dem Geruch des zuletzt verzehrten Obstes. Ansonsten schmeckt er wie eine dünne Gemüsebrühe. Zu Beginn der Therapie kann er sehr salzig und sauer schmecken und daher anwidern. Ich empfehle daher grundsätzlich, die Harntrinkkur mit einer Entsäuerungstherapie zu kombinieren. Dies ist schon deshalb notwendig, um die erhöhte Ausfuhr von sauren Stoffwechselschlacken aus dem Bindegewebe zu ermöglichen.

7.4.3 Parenteral (intrakutan, subkutan, intramuskulär)

- streng sterilisiert
- zum Teil gemischt mit Phytopharmaka, Homöopathika oder Ozon/Sauerstoff. Die Wirkung tritt oftmals überraschend schnell ein. Sie beruht auf grundsätzlich anderen Effekten als denjenigen der oralen Therapie. Wahrscheinlich werden ausschließlich immunologisch wirksame Reize gesetzt.

Verwendet wird grundsätzlich der frischeste Harn. Besonders bei allen allergischen und spastischen Krankheiten sollte der „Anfallsharn" verwendet werden. Das gilt z.B. für Heuschnupfen und Heufieber, Pertussis und Urtikaria sowie für bestimmte asthmatische Anfälle bzw. spastische Bronchitiden. Üblicherweise beginnt man mit einer Menge von 0,5 ml und steigert je nach Erfolg stündlich bis 5,0 ml. Bei 50% meiner Heuschnupfen-Patienten genügt eine Therapiesitzung pro Jahr, also eine einzige Injektion.

Schmerzhafte Gelenke werden im Sinne einer Quaddeltherapie umspritzt (ein- bis zweimal wöchentlich). Bei manchen Patienten genügt eine wöchentliche intramuskuläre Injektion von 2 ml, die bis zum Erfolg fortgesetzt wird.

Zum Sterilisieren kann der Harn aufgekocht oder durch einen handelsüblichen Bakterienfilter (kleine Mengen) gepreßt werden. Allerdings verändern sich in beiden Fällen dadurch seine Struktur und seine Inhaltsstoffe. Bei der Therapie chronischer therapierefraktärer Infekte empfehle ich das Abkochen. Bei der Therapie von Allergien kann man den Bakterienfilter verwenden oder abkochen.

7.4.4 Verdünnungen und Potenzierungen

Hierüber gibt es nur wenige Aussagen. Die Wirksamkeit der Therapie wird sehr stark von der richtig gewählten Höhe der Potenz bestimmt. Manche Therapeuten verwenden grundsätzlich die Potenz D1, andere bestimmen mittels Testmethoden die passende Potenzstufe. Es werden auch spagyrische Zubereitungen verwendet.

7.4.5 Einschwingungen mittels elektronischer Geräte (Bicom, Mora etc.)

Verwendet wird der frische Harn als Direkteinschwingung oder als Inversschwingung.

7.4.6 Firmenpräparate aus Eigenharn

Die Firma vitOrgan (Ostfildern) stellt aus eingesandtem Patientenharn ein Präparat her, welches man bei chronisch rezidivierenden Harnwegsinfekten verwenden kann: Urostop®.

Die Firmen Seramed in Heidesheim (Diagnostisches Labor Stephanie Dreyer) sowie Oliver Schalles in Bocholt stellen ein durch Fermentation gewonnenes Präparat nach Angaben des Abderhalden-Schülers H. Klement her. Es wird zur Therapie aller unten angegebenen Krankheiten eingesetzt (Cux-Therapie).

Der Arzt Horst Kief in Ludwigshafen stellt durch ein spezielles Crackingverfahren aus eingesandtem Harn und Blut Präparate her (AHIT), die eine nachgewiesene Wirkung (ca. 35% Primärheilung nach eigenen Angaben und Studienergebnissen) bei der Therapie von einigen autoaggressiven Krankheiten aufweisen (Neurodermitis, Asthma bronchiale u.a.). Es wird jeweils ein Jahresbedarf hergestellt.

7.5 Indikationen

Die Indikationen der Therapie sind ungeheuer vielfältig. Liest man die Erfahrungsberichte von Patienten und von Therapeuten aus aller Herren Länder, so kann man nur den Schluß ziehen, daß „die Eigenharntherapie jede Krankheit zu heilen vermag, aber nicht bei jedem Kranken wirkt".

Kasuistiken über die Therapie werden zum Teil sehr sorgfältig erstellt. Der Biologe Uwe Hobohm versucht derzeit, die ihm zurückgesandten standardisierten Berichte in Form einer Statistik auszuwerten, und berichtet über signifikante Ergebnisse. Besonders interessant sind spontane Patientenschreiben, die jeder Therapeut zu Dutzenden vorweisen kann. In ihnen wird von Heilungsergebnissen bei jahrelang frustran mit allen Mitteln der offiziellen Medizin behandelten – oftmals sehr schweren, therapiewidrigen und „unheilbaren" – Krankheiten berichtet. Daß es sich hierbei nicht um den einfachen „spontanen Rückgang" des Leidens handeln kann, zeigt die häufige Unmittelbarkeit des Wirkungseintrittes.

Bei der Injektionsapplikation kann jeder Therapeut im Bereich mancher allergischer Krankheiten das Nachlassen der Symptome innerhalb einer Stunde selbst beobachten.

Da die Indikationen so vielfältig sind, lohnt es sich, die gesamte verfügbare Literatur durchzuarbeiten und eigene Erfahrungen zu sammeln. Bei der Erforschung der Literatur muß man die Neigung der Autoren zum Verallgemeinern in Betracht ziehen. Mißerfolge werden meist nie genannt. Andererseits darf man bei ersten eigenen Mißerfolgen nicht resignieren. Was beobachtet und niedergeschrieben wurde, sind in der Regel Tatsachen. Nur die daraus gezogenen Schlußfolgerungen bedürfen oft der sachlichen Kritik.

7.5.1 Eine Indikationsauswahl

Allergien aller Art	Einzelinjektionen oder Injektionsserien, Spülungen
Arthrosen	Wickel, Auflagen, Einreibungen und lokale Injektionen, Harnfasten, Trinkkuren
Asthma bronchiale	(die stoffwechsel- und die allergisch bedingten Formen)
	Harntrinken (große und kleine Kuren),

	Harnfasten, Harninhalationen, Eigenharnspritzen
Banalinfekte	(Harntrinken, Spülungen, Injektionen z.B. bei Pertussis)
Darmcandidosis	(Harntrinkkur neben Diät)
Darmkrankheiten	Trinkkuren
Dysmenorrhoe	Injektionen
Fuß-Nagelverpilzung	(heiße Bäder neben anderen Lokaltherapieformen)
Gastritis	Morgentrunk
Gestose	Injektionen
Hypercholesterinämie	interne Terapie
Kleinere Wunden	(externe Therapie)
Hautverpilzung	(Morgendlicher Trank, externe Therapie)
Harnwegsinfekte	(Injektionsserien), bes. bei Chronizität Injektionen, Trinkkuren, Einreibungen, AHIT
Krampfaderbeschwerden	externe Therapie
Hormonelle Störungen	Trinkkuren
Neurodermitis	alle Therapieformen als Kombination neben Diät, AHIT
Psoriasis vulgaris	dito
Leichte psychische Störungen (besonders im Klimakterium)	Harntrinken (große und kleine Kuren), Harnfasten, Eigenharnspritzen
Sinusitis	Spülungen
Verbrennungen	externe Therapie
Verrenkungen	Harnmassage, Wickel
Viele andere Indikationen	

Wie bei jeder Naturheiltherapie sollte man auch bei der Eigenharnbehandlung beachten, daß der Organismus erst regulationsfähig gemacht werden sollte. Man kann sich mancherlei Mißerfolge ersparen, wenn man zunächst sogenannte Therapieblockaden beseitigt. Ebenso muß man dem Patienten meist eine vernünftige Ernährungsform beibringen oder zur Eigenharnbehandlung die Symbioselenkung hinzufügen. Aber – wie Tausende von Berichten und eigene Erfahrungen zeigen – Heilungen treten auch ohne solche Präliminarien auf.

7.5.2 Kontraindikationen

Kontraindiziert sind alle Krankheiten, bei denen eine Selbstregulation des Körpers nicht mehr gewährleistet erscheint, also alle lebensbedrohlichen Krankheiten. In der Literatur werden zwar Heilungen bei Typhus, Paratyphus, schwerer Hepatitis, Malaria, Schwarzwasserfieber, Diphtherie, Lepra und sogar bei Krebs beschrieben. Die heute möglichen modernen Therapieverfahren sollten jedoch aus forensischen Gründen vorgezogen werden.

Absolute Gegenindikationen sind

- Niereninsuffizienz
- salzabhängiger Bluthochdruck
- Herzversagen
- Leberversagen
- akute Psychosen
- angeborene Organfehler

7.5.3 Erstverschlimmerungen

Mancher Therapeut und Patient scheitert an Nebenwirkungen. Es können auftreten: Kreislaufanfälle, Herzklopfen, paroxysmale Tachykardien, Durchfälle und Darmkrämpfe, Übelkeit und Gewichtsverlust, Kopfweh, Müdigkeit, Schlafstörungen, Schwindel, Ohrensausen, Hautausschläge und erhebliche Erstverschlechterungen von Ekzemen und Banalinfektionen. Sie zwingen manchmal zum zeitweiligen Reduzieren der Therapie oder zu Therapieintervallen, manchmal zum Abbruch. Nebenwirkungen lassen sich oft durch zusätzliche Ganzkörpereinreibungen lindern oder beseitigen.

7.6 Beispiele aus unterschiedlichen kasuistischen Beiträgen

7.6.1 Heuschnupfen

Ab. eigene Kasuistik:	**Erfolg**
Eine Behandlung pro Saison	55%
Zwei Behandlungen und mehr	65%
Patient lernt selbst und spritzt nach Bedarf	75%
Zusatztherapie in Form von Eigenblutpotenzierung C5	85%
weitere Verbesserung durch Allergostop (Vitorgan)	95%

Kein Erfolg war sicher bei 5% auszumachen gewesen, wobei auch die nicht mehr erfaßbaren Fälle zugerechnet worden waren. Der Erfolg läßt sich steigern, wenn man in gleicher Sitzung einen Tropfen Eigenblut auf D6 potenziert und einspritzt. Viele Patienten behandeln die pollinös bedingte Rhinitis und Konjunktivitis lokal mit Nasenspülungen und Eintropfen in den Bindehautsack.

7.6.2 Hepatitis

Ab. *„Es handelte sich um eine akute Hepatitis, die mir gar nicht paßte, da ich binnen vier Tagen meine abschließende Klausurarbeit zu schreiben hatte und nicht versäumen durfte. Ich war verzweifelt. Eine Krankenschwester, welche meine Station betreute, erzählte mir von einer Bäuerin, die sich auf wunderbare Weise trotz derselben Krankheit aus der Klinik herausgeholfen hatte. Sie hätte alle Tage den gesamten Harn getrunken und die Leberwerte seien in drei Tagen so normal geworden, daß man ihr die Entlassung nicht verweigern konnte. Das gab mir Mut und ich beschloß, es ihr gleichzutun. Ich trank also fünf Tage lang meine gesamte Ausscheidung. Das kostete mich am ersten und zweiten Tag große Überwindung. Am dritten Tage wurde mein Harn heller und meine heftigen Übelkeitsanfälle ließen nach. Am fünften Tage schmeckte mein Harn klar und angenehm. Ich fühlte mich topfit wie lange nicht zuvor und führte meine Klausurarbeit mit Erfolg durch."*

7.6.3 Asthma bronchiale

Ab. Frau I. A., geb. 1938. Seit Kindheit bronchitisch, Pneumonien und Keuchhusten über viele Jahre. Jetzt beim Aufwachen oft vereiterte und verklebte Augenränder, chronische Mandelentzündungen und Zahnwurzelvereiterungen. Monatliche Herpesanfälle an den Lippen und vom zehnten Lebensjahr an verstopfte Nase. Mit ca. 20 Jahren Operation zweier Eierstockzysten und der Kieferhöhlen. Danach langsam Entwicklung eines Bronchialasthmas. Schübe werden mit Kortison und Antibiotika behandelt. Mit 42 Jahren drastische Verschlechterung, mit 47 Jahren dramatische Verschlechterung sowie Darmverpilzung mit chronischer Blähdurchfallneigung, Gelenkschmerzen, Trockenwerden von Haut, Haaren und Hornhautbildungen an den Füßen. Bei geringen Belastungen sofort Blutergüsse. Ständig eiskalte Füße und Hände, periodisches Herzrasen und heftiges Schlagen, Nachtschweiß, Schlafstörungen, allgemeine Dauererschöpfung, depressive Verstimmung. Patientin steht unter Dauermedikamenten und hat für all die obigen Symptome Zusatzmedikamente, welche sie fallweise gebraucht. Mit den Jahren wird das Asthma immer schlimmer. Treppensteigen wird zur Qual, Aufräumen im Zimmer fast unmöglich. Neben dem Dauerhusten traten lebensbedrohliche Erstickungsanfälle auf. Austestungen ergaben: Allergie auf viele Stoffe und Lebensmittel. Verschiedene biologische Teste rieten zu einer erheblichen Einschränkung von Nahrungsmitteln, von fast allen Obst- und Gemüsesorten, fast jeglichen Fleischarten, allem Getreide, jeglichen Milchprodukten. Alle Urlaube mußte Frau A. in Sanatorien verbringen.

Durch homöopathische Desensibilisierung verbesserte sich der Zustand langsam. Husten und ein geringeres Dauerasthma blieben jedoch neben der Darmverpilzung mit allen Begleiterscheinungen, Gewichtsverlust und faltiger, brauner, trockener Haut.

Bei der Übernahme der Therapie benutzte die Patientin gegen das Asthma noch zweierlei Sprays und Theophyllin. Die Patientin wurde mit der „oralen autologen Serumkonzentrat-Therapie", das ist auf deutsch: Eigenharn oral – im vollem Umfang behandelt. Am dritten Tag ging es der Patientin entschieden besser. Er wurden alle Arzneimittel abgesetzt. Ab dem vierten Tag war die damit verbundene Verschlechterung verschwunden und nach drei Wochen konnte sie bei großer Januarkälte einen großen Marsch ohne Atemnot bewältigen. Sie behandelte sich selbst – wegen der jahrzehntelangen Krankheit – ein Vierteljahr in voller Höhe mit der A-U-oral und ging dann auf die Morgendosis zurück. Ihr Körpergewicht stieg nach einem Vierteljahr an, die Lebensmittelunverträglichkeit minderte sich und nach zwei Monaten Therapie fühlt sich die Patientin „so gut wie noch nie im Leben". Sie toleriert jetzt fast alle Lebensmittel, spürt nichts mehr von der Hausstaubmilbe und der Textilallergie und ist nie wieder erkältet gewesen. Sie reist in alle Teile der Welt, „*zusammen mit meiner unfehlbaren und überall vorrätigen Hausapotheke*".

Ab. Frau M. W., geb. 1951, litt bereits in der Kindheit unter Heuasthma und entwickelte Erstickungsanfälle und Ängste im Stall, in der Scheune auf dem Bauernhof und sogar unter den Bettfedern. Sie war ständig müde und litt an chronischen Kieferhöhleninfekten. Es entwickelte sich bald ein echtes Asthma. Später traten hinzu Allergien auf Tierhaare, Pollen, Lebensmittel aller Arten mit Gesichtsekzemen und Dauerkopfweh. Im Jahr 1991 mußte sie in einem Status asthmaticus in die Klinik noteingewiesen werden.

Die Entfernung von Quecksilberplomben aus den Zähnen besserte die Müdigkeit und die vorhandenen Darmbeschwerden sowie das Dauerkopfweh. Aber es kam zu einer Darmverpilzung, welche nicht erkannt wurde, und zu dauernden Rückenschmerzen wegen total verspannter Rückenmuskulatur. Die Patientin wurde mittels der Fastenkur nach Mayr – allerdings mit Stutenmilch und einem ausgetesteten Getreidebrot – behandelt. Schon nach der ersten Woche konnten alle Arzneimittel abgesetzt werden, aber der Atemstrom (peak-flow) erreichte kaum 400 ml. Bei jeder Anstrengung traten spastische Zustände auf. Es verschlechterte sich das Gesichtsekzem und die Stuhlqualität. Als der peak-flow auf 320 ml sank, wurde mit dem Fasten unter „autohomologer Serumkonzentrat-Therapie" (orale A-U-Therapie!) begonnen. Nach einer Woche schon besserte sich der peak-flow und der Allgemeinzustand wurde als „super" geschildert. Die Pollenallergie war verschwunden und die Hautbeschaffenheit besserte sich. Sieben Monate später schrieb Frau W.: „*Seit meiner Entlassung habe ich keinen einzigen Hub Spray mehr benötigt. Mir geht es so gut, daß ich mich nicht erinnern kann, jemals so gesund gewesen zu sein wie heute. Ich bin in einigen Urlaubswochen inzwischen 2700 km mit dem Rad gefahren und hatte nicht einmal ein bißchen Heuschnupfen. Meine Ernährung habe ich auf vegetarisch mit viel Obst umgestellt.*" Und nach weiteren sieben Monaten schreibt sie: „*Mir geht es nach wie vor gut. Ich lebe ohne Arznei und Beschwerden.*"

7.6.4 Depressionen im Klimakterium

Ab. Frau I. Sp., kam mit 66 Jahren zu mir und fragte mich, ob eine Eigenharnbehandlung bei ihr möglich sei. Sie litt seit vielen Jahren an Depressionen, während derer sie ein unstillbarer Hunger überfiel. Daher war sie erheblich übergewichtig. Die Kniegelenke und die Hüfte links waren schwer deformiert und die Patientin mußte seit vielen Jahren täglich Schmerzmittel einnehmen. Aspirin 300 und ein kodeinhaltiges Kombipräparat halfen ihr am besten. Während der ersten Tage der A-U-Oral-Therapie ließ sie alle Medikamente weg und erlitt prompt Entzugssymptome. Diese stand sie eisern durch und erlebte zu ihrer Freude, daß die Depressionen bis auf leichte Reste von Verstimmungszuständen völlig schwanden und mit ihnen das Hungergefühl.

Sie nahm auf Normalgewicht ab und schuf sich bei ihren Bekannten und weiblichen Verwandten dadurch sogar Neider. Das Beste jedoch sollte noch kommen: Sie war nämlich zu einer Hüftgelenksoperation bestimmt, weil die beiden Gelenkenden fast miteinander verbacken waren und Tag und Nacht schmerzten. Sie konnte dem Chirurgen nach drei Monaten Therapie mitteilen, daß sie keinerlei Schmerzen mehr habe. Überglücklich berichtete sie mir, daß es eigentlich nur weniger Tricks bedürfe, um sich dieser Therapie auch als gebildeter Europäer zu öffnen.

Ab. Folgende Briefe erhielt ich von einer Ordensschwester, welche mir erlaubte, sie in diesem Buch abzudrucken, „*wenn meine Erfahrungen für andere Menschen hilfreich sein können, dann dürfen Sie diese gerne weitergeben ...*" Ich fasse zusammen: „*Ich bin 54 Jahre alt und von Beruf Krankenschwester und Ordensfrau. In den letzten Jahren litt ich viel unter klimakterischen Hitzewallungen, Kälteschauern und Depressionen, die sich bis zu neurotischen Panikzuständen steigerten. Dazu kam eine berufliche Überforderung. Als ich – angeregt durch die Heilung einer ,untherapierbaren Hautkrankheit' bei einer Mitarbeiterin – mit der Eigenharntrinkkur begann, war ich bereits eineinhalb Jahre in psychotherapeutischer Behandlung. Dadurch hatte sich die labile Verfassung bereits gut stabilisiert und die Panikattakken kamen nur noch selten. Doch dann kam es gleich zu Beginn der Eigenharntherapie zu einem Erlebnis, das ich nie wieder vergessen werde. Am zweiten Tage der totalen Trinkkur hatte ich plötzlich das Gefühl, daß sich mein gesamtes Gefühlsleben normalisiere. Ich hatte sehr oft unter Gefühlsblockaden, Gefühlsstauungen gelitten. Nun durchströmten plötzlich meine Gefühle den ganzen Raum. Ich konnte sie fast ,mit Händen greifen'. Durch das Trinken meines eigenen Harnes bin ich für mich selbst genießbar geworden, in buchstäblichem und übertragenem Sinne. Durch die Trinkkur bin ich auf eine so tiefe Weise mit mir und allem, was mit mir in Berührung kommt (gut oder böse) verbunden, wie es tiefer nicht sein kann. Mir blieb bei der Trinkkur nur die Wahl, mich total anzunehmen oder abzulehnen. Ich habe wohl zum erstenmale mich und mein Leben vorbehaltlos angenommen und ich behaupte, daß dadurch die positive Wende eingetreten ist. Hätte ich mich dem Trinken widersetzt ... wer weiß, ob eine Reaktion überhaupt eingetreten wäre! Ich wäre mir nie wirklich begegnet und die Depressionen hätten sich festgesetzt.*"

7.6.5 Darmmykose

Ab. Patient, 54 Jahre alt. Seit vier Jahren Genitalmykose, Darmmykose, Balanitisphimose, Penisekzem, Hypertonie, chronisch spastische Bronchitis, Nachtschwitzen, Pelzigkeit und Schmerzen der Arme. Er schreibt: „*... bereits am vierten Tag habe ich nicht mehr in dem mir bekannten Maße gehustet, ja ich huste eigentlich gar nicht mehr. Meine genitalen Entzündungen verschwanden bereits in den ersten Therapietagen ganz und treten jetzt nach Beendigung der totalen Therapie nur noch gering und sporadisch und mit abnehmender Stärke auf. Auch die Arme sind schmerzfrei.*"

Ab. Frau J. St.; geb. 1931, leidet seit zwanzig Jahren an Stuhlverstopfung oder Durchfällen, die teils blutig, teils schleimig sind. Sie kann fast keine Lebensmittel mehr vertragen, weil unerträgliche Blähungen einsetzen. Sie ist erbärmlich abgemagert und macht einen faltigen, trockenen und vorgealterten Eindruck. In der Jugend hatte sie schon Rheumaschübe gehabt, die seit 1970 wieder eintraten. Dazu gesellten sich Harnwegsinfekte, chronische Kieferhöhlenentzündungen und Mundschleimhautverpilzung. Frau St. kurte ständig mit einem Antipilzmittel, dem „Nystatin". Dennoch ließen sich die Pilze nicht aus dem Darm vertreiben. Die Kulturen zeigten die gefürchtete Candida albicans. Eine Woche nach Beginn der Kur mit dem „natürlichen autohomologen Blutserumkonzentrat", der E-U-Therapie, war der Stuhl bereits geformt und schmerzlos. Nach zwei Wochen fühlte die Patientin sich allgemein stabiler und kräftiger. Sie erhielt eine ausgetestete Eliminationsdiät. Nach vier Wochen Kur war die Parodontose verschwunden, die Darmverpilzung nicht mehr nachweisbar. Die Patientin hat sich seither an eine morgendliche Dosis gehalten und berichtet nach zwei Jahren: „*Ich bin jetzt absolut belastbar, nie müde oder erschöpft wie früher. Mein Mund, meine Kieferhöhlen und meine Gelenke waren nie mehr krank. Nur mein Darm bleibt etwas labil. Ich benötige gelegentlich ein Gallenmittel. Von Pilzen weiß ich längst nichts mehr.*"

7.6.6 Arthrose

Ab. Bei einer über siebzigjährigen Frau verschwanden die Knieschmerzen ihrer schweren Arthrose nach dreiundzwanzig Injektionen von 0,5 ml Eigenharn, die nur in den Gesäßmuskel gespritzt worden waren.

Ab. „*Ich habe angefangen mit der Therapie von Insektenstichen und kleinen Wunden und war über die raschen Erfolge begeistert. Dadurch ermutigt, wagte ich mich an meine Arthrose im rechten Großzehenballen, machte längere Zeit Umschläge mit Harn und bin nun fast schmerzfrei.*"

Ha. Chronische Polyarthritis bei einer Frau mit starken Schmerzen an einem Halux (Großzehengelenkdeformität) zusätzlich. Jeder Schritt schmerzte höllisch. Innerliche Gabe von 20 ml Harn und nächtliche Harnpackungen am Großzehen lösten nach der zehnten Applikation das Problem. Patientin ist seither den ganzen Tag beschwerdelos auf den Beinen und unternimmt Spaziergänge.

Ha. Schwere akute Kniegelenkentzündung bei einer Frau: Patientin verweigerte Medizin. Sie fastete vierundzwanzig Tage mit Harn/Wasser und machte Umschläge mit Harn und Körpermassagen. Nach wenigen Tagen Besserung des Allgemeinzustandes, nach der Kur völlig freies Gelenk.

Ha. Schmerzhafte Arthrose an beiden Kniegelenken, starke Gehbehinderung. Drei Monate lang nur 30 ml Harn nüchtern oral, dazu Ganzkörpermassagen und Wickel um die deformierten Knie. Nach drei Monaten ein zehntägiges Fasten. Danach beschwerdefrei auch bei Gartenarbeit und wesentliche Besserung des Allgemeinzustandes und sichtbare Verjüngung.

7.6.7 Autoaggressive Kolitis

Ab. Frau L. I., geb. 1931, litt seit 1991 (zwei Jahre) an Morbus Crohn und Darmcandidosis. Bei ihr waren leider zusätzlich ein geobiologisch gestörter Bettplatz, eine schleichende Quecksilbervergiftung aus den Zahnplomben und schwerste seelische Konflikte zu finden. Sie schreibt mir 1993 nach ihrer Intensivtherapie mit Eigenharn. Weil dies ein besonders interessantes Dokument ist, möchte ich es ausführlich darstellen:

„Es geht mir gut! Wenn auch mein Stuhl noch immer nicht ‚normal' ist, so sind doch die schrecklichen Blähungen zurückgegangen und die Darmkrämpfe sind verschwunden. Vor allem fühle ich mich sehr kräftig, mein Haus ist in Ordnung, mein Garten steht in schönster Blüte. Das macht alles viel Arbeit, die ich schon lange nicht mehr gewöhnt war, aber ich mache sie mit Schwung und Freude. Meine Putzfrau hat sich eine neue Stelle suchen müssen und mein Mann staunt immer wieder und auch ihm geht es dadurch rundum besser.

Zugenommen habe ich seit den minus fünf Kilogramm während der Eigenharnkur noch nichts, aber ich nehme auch nicht weiter ab. Je mehr ich mit meiner Mutter ins Reine komme, desto besser kann ich aufs Brot verzichten. Aber manchmal bekomme ich doch richtigen Heißhunger darauf und dann nehme ich es mir, ohne zu fragen, ob ich es auch darf."

Und ein Jahr später schreibt sie: *„Wenn Sie sich noch an mich erinnern, werden Sie sich fragen, warum ich nicht, wie angekündigt, wiedergekommen bin. Nun, ich hatte keinen rechten Grund dazu, weil es mir gut ging. Ich fühle mich auch heute besser denn je. Seit Tagen trage ich mich mit der Vorstellung, eine Art Selbsthilfegruppe zuwege zu bringen. Ich will Ihnen nun meine Krankengeschichte schreiben:*

Das erneute schubartige Auftreten meines Morbus Crohn mit geschwürigen Entzündungen im gesamten Dickdarm, starken Durchfällen, hohem Fieber und gravierender Gewichtsabnahme war nur durch hohe Dosen Kortison zu verdrängen gewesen. Immerhin ging es mir besser und das

Kortison hatte ich schließlich ganz aufgeben können. In einem Sanatorium hoffte ich, meine Gesundheit stabilisieren zu können. Aber, o Weh! Je länger ich dort war, desto schlechter ging es mir. Trotz der guten und liebevollen Behandlung meines Arztes, trotz Akupunktur, Homöopathie, Eigenblut-Ozon, Reflexzonenmassagen, Bädern und Güssen, trotz ausgetesteter Nahrungsmittel fühlte ich mich schlapper, zunehmend müde und mißmutig, je größer der zeitliche Abstand zur letzten Kortisonkur wurde. Gegen Ende des Aufenthaltes war ich verzweifelt. Sollten keine Naturheilmittel helfen? War ich wieder auf das nebenwirkungsreiche Kortison angewiesen?

Da erzählte mir eine Mitpatientin auf einem Spaziergang, wo es niemand hören konnte, daß ihr Arzt ihr geraten hätte, den eigenen Harn zu trinken, um ihre Migräne und Depressionen zu verbessern. Sie war ganz schockiert von dieser Idee und ich ebenso. Doch spürte ich eine Art Fingerzeig. Abends beim Essen fragte mich flüsternd eine andere Patientin, ob ich schon einmal von der Eigenharntherapie gehört hätte. Sie sei schon länger dabei und ihr Asthma sei unvergleichlich besser geworden. Nach großen Schwierigkeiten, einen Termin bei diesem Arzt zu bekommen, stellte er mir die **große Harntrinkkur** vor und sagte: ‚Besorgen Sie sich ein hübsches Trinkgefäß und gehen Sie so häufig wie möglich zur Toilette, damit die Harnportionen, die Sie trinken sollen, nicht zu groß werden und nehmen Sie außer der Homöopathie nichts anderes.'

Am andern Tag, zu Hause, fühlte ich mich kränker denn je. Nachmittags bekam ich Durchfall und Fieber – ein neuer Schub. Sofort begann ich mit der Trinkkur und erlebte ein Wunder: Je mehr ich trank, desto mehr produzierten meine Nieren. Je mehr ich produzierte, desto mehr mußte ich trinken, Liter um Liter! Dazu trank ich reichlich Wasser, denn durch heftiges Fieberschwitzen und durch die Durchfälle ging ja viel verloren. Die Diarrhöen wurden enorm! Gegen Ende der Woche sahen sie aus wie dunkler Urin und dunkle Kotklümpchen wurden mit ausgeschwemmt. Mir war gar nicht klar, ob dieser Durchfall zur Krankheit gehörte oder Auswirkung der Therapie war. Ich war drauf und dran aufzugeben. Mein Gewicht schwand dahin. Aber im Gegensatz zu diesen Erscheinungen war das Fieber bereits in wenigen Tagen gesunken und das bestärkte mich darin weiterzumachen. Als ich in der zweiten Woche nur noch tagsüber den Harn trank, ebbten die Durchfälle ab. Ich konnte wieder schlafen und erholte mich zusehends. In der dritten und vierten Woche normalisierte sich die Darmtätigkeit, der Stuhl wurde breiig und ich fühlte mich gesund werden.

Seit nunmehr fast eineinhalb Jahren trinke ich täglich etwa 250 ml meines Morgenurins. Einen Crohn-Schub hatte ich nie wieder. Manchmal, wenn ich etwas gegessen habe, was mir nicht zuträglich ist (einmal Zwiebelkuchen mit Speck), habe ich morgens ein bis zwei durchfallartige Entleerungen, jedoch ohne Krankheitsgefühl. Zuweilen weiß ich gar nicht, ob ich etwas falsch gemacht habe. Erscheinen jedoch Durchfälle, wird mir schon klar, daß ich etwas Unverdauliches ‚geschluckt' hatte – ein hartes, ein kränkendes Wort oder Wut, die ich nicht äußern konnte, oder etwas Verdrängtes, Liegengebliebenes mußte endlich ‚ausgeschieden' werden. Dann *wandelt sich meine Angst, die Krankheit könnte wieder Oberhand gewinnen, in Jubel darüber, was Eigenharntrinken alles vermag oder begünstigt.*

Es geht mir gut, ich fühle mich kräftig und froher. Ich schaffe alle meine Arbeit, unternehme längere Fahrradtouren und bin überhaupt unternehmungsfreudiger und leistungsfähiger. Das in der Kur festgestellte Darmpilzwachstum kann in den Stuhlproben nicht mehr festgestellt werden. Ich bin zwar hager – um nicht zu sagen mager – aber ich sehe dennoch wieder gut aus.“

7.6.8 Pityriasis versicolor

Voe. Der 28jährige Werner G. litt seit Wochen unter einem juckenden Rükkenekzem. Die von der Hautärztin gegebenen Ekzemsalben halfen nicht. Auflagen mit Eigenharn und Einmassieren einmal täglich ließen die Symptome nach wenigen Tagen abklingen. Nach 3 Wochen konnten keine Pilze mehr nachgewiesen werden.

7.6.9 Psoriasis

Voe. Edwin Z. hatte einen jahrelangen Leidensweg hinter sich. Innerhalb eines Jahres war sein ganzer Körper zu 80% von Schuppenflechte befallen. Nach 8 Jahren Krankheitsdauer war sein Körper ein einziges Ekzem. Keine Therapie erbrachte wesentliche oder dauerhafte Besserung. Nach 23 Jahren Erkrankung erfuhr Herr Z. von der Eigenharntherapie. Schon die täglichen Ganzkörpermassagen mit Eigenharn besserten den Juckreiz. Danach begann er, mehrmals täglich einen Becher Harn zusätzlich zu trinken. Nach unglaublichen acht Wochen war seine Haut erscheinungsfrei. Neben dieser Therapie stellte er seine Ernährung auf Frisch- und Vollwertkost um. Zwei Jahre war er ohne Psoriasis. Anläßlich einer Schiffsreise aß er wieder täglich Fleisch und Fisch und Kolonialwaren. Es bildeten sich wieder kleine Psoriasisherde. Mit Eigenharn und Rückkehr zur vegetarischen Kost verschwanden sie rasch.

7.6.10 Urtikaria

Voe. Die 19 Jahre alte Ute S. reagierte seit ihrer Jugend auf Erdbeeren mit urtikariellen Ganzkörpererscheinungen. Nach dem sie von der Eigenharntherapie gehört hatte, machte sie einen mutigen Selbstversuch. Sie aß ein viertel Pfund frischer Erdbeeren, wartete auf den prompt erscheinenden

Ausschlag und spritzte sich auf der Höhe des Anfalls frisch gelassenen Harn subkutan. Die sonst tagelang anhaltende Urtikaria war binnen zwei Stunden völlig abgeklungen.

Kasuistiken von Abele (Ab), Hasler (Ha), Voelk (Voe).

Tausende solcher Beispiele können als Prototypen der Eigenharntherapie angesehen werden. Ich möchte jedoch an dieser Stelle noch einmal betonen, daß nicht jeder Patient auf sie so (oder überhaupt darauf) anspricht. Viele dem Therapeuten unbekannte Therapiehindernisse können die Eigenregulative des Organismus blockieren. Andererseits treten Erfolge auch in Fällen ein, bei denen man sich gar keine Hoffnung machen möchte. Warum die Wirkungen so unterschiedlich ausfallen, ist wissenschaftlich nicht zu begründen.

Literatur

Es gibt in Indien Hunderte von Broschüren, Erfahrungsberichte und Therapieanweisungen in Urdu, Hindi und in englischer Sprache, wie z.B. von Dr. G.K. Thakkar: „Wonders of Uropathy, Urine Therapy as a Universal Cure". Eine Übersicht über die indische Literatur vermittelt die „Water of Life Foundation", Gomes Building, Post Box 176, Panjim in Goa.

Abele, J.: Eigenharnbehandlung. 10.Auflage. Karl F. Haug Verlag, Heidelberg 1995

Allmann, I. und Kohrs-Gerlach, U.: Harntherapie für Heilberufe. Sonntag Verlag, Regensburg 1998

Batmanghelidj, F.: Wasser, die gesunde Lösung. Ein Umlernbuch. Verlag für Angewandte Kinesiologie, Freiburg 1996

Hasler, U.E.: AL. Eine eigene Apotheke ist in dir. Eigenverlag, St. Gallen 1994

Hörner, K.F.: Wasser des Lebens (Übersetzung des Buches von Armstrong). AT Verlag, Aarau 1995

Höting, Hans: Lebenssaft Urin. Die heilende Kraft. Goldmann Taschenbuch, München 1998

Thomas, C.: Erfahrungen mit Urin. Briefe zum besonderen Saft. VGS Verlag, Köln 1996

van der Kroon, C.: Urintherapie von A-Z. VGS Verlag, Köln 1997

–: Die goldene Fontäne. VGS Verlag, Köln 1994

Voelk, Marianne: Gesunde Haut durch die Kräfte der Natur. Südwest Verlag, München 1996

–: Allergien und Mykosen heilen mit den Kräften der Natur. Knaur TB, Droemer Knaur, München 1997

Wichtige Adressen

Deutschland	Deutsche Gesellschaft für Harntherapie e.V. über G. Jilg, Steinacker 6B, 35394 Gießen
	Ingeborg Allmann, Laurenbühlstraße 26, 88441 Mittelbiberach
Schweiz	C.T. Schaller, Editions Vivez Soleil, 32 Avenue Petit Senn, CH-1225 Chene-Bourg/Genf
USA	Lifestyle Institute Dr. B. Bartnet, PO Box 4735, Ruidoso NM 88345, USA
Niederlande	Coen van der Kroon, Kinkerstraat 82C, NL-EA 1053 Amsterdam
England	Health Science Press, First Church Path, Saffron Walden, Essex, England
Indien	Water of Life Foundation India, 377 Shankar Sheth Road, Bombay 400-00, Indien

8 Mikrobiologische Therapie mit Autovakzinen

K. und V. Rusch

8.1 Autovakzinen als Element der Mikrobiologischen Therapie

Als Mikrobiologische Therapie bezeichnet man den Einsatz von Bakterienpräparationen zum Zwecke der Immunmodulation. Dabei können sowohl lebende als auch abgetötete Bakterien Verwendung finden. Mehrheitlich handelt es sich um physiologische, apathogene Bakterienstämme. Die Applikation kann parenteral oder peroral erfolgen. Neben mikrobiellen Präparaten zählen Autovakzinen zu den medizinischen Probiotika, welche im Rahmen einer Mikrobiologischen Therapie eingesetzt werden.

Unter Autovakzinen versteht man Eigenimpfstoffe aus körpereigenen, abgetöteten Keimen eines Patienten, welche als Individualarzneimittel nur bei diesem Patienten angewandt werden und optimal auf dessen Immunsystem abgestimmt sind.

8.2 Historie der Autovakzinen-Therapie

Die therapeutische Anwendung von Autovakzinen wurde erstmals gegen Ende des vergangenen Jahrhunderts beschrieben. Bereits im Jahre 1893 unternahm Eugen F. Fraenkel in Hamburg Therapieversuche mit Autovakzinen. Den nachfolgenden Arbeiten von Sir Almroth Edward Wright ist es zu verdanken, daß die Behandlung mit Autovakzinen zu Beginn des 20. Jahrhunderts in zunehmendem Maße Verbreitung fand. Wright injizierte Aufschwemmungen schonend abgetöteter pathogener Bakterien, die vom jeweiligen Patienten gewonnen wurden, bei schweren chronischen Erkrankungen zur Steigerung der spezifischen Immunabwehr und trug damit maßgeblich dazu bei, daß sich Autovakzinen als klassisches Instrument der medizinischen Mikrobiologie etablierten. In Anbetracht der spektakulären Heilerfolge lebensbedrohlicher Infektionen durch die Einführung der Sulfonamide und des Penicillins schien in den fünfziger Jahren das Ende der Autovakzine-Therapie unvermeidlich. Doch gerade in dieser ersten unkritischen Euphorie zu Beginn des Antibiotika-Zeitalters gründeten vier Ärzte die Arbeitsgemeinschaft für Mikrobiologische Therapie. Ihr erklärtes Ziel war es, „die Behandlung kranker Menschen mit physiologischen Bakterien wissenschaftlich zu klären und praktisch nutzbar zu machen". Dank der Weitsicht und dem Engagement dieser Skeptiker, zu denen Dr. Hans Kolb und Dr. Hans-Peter Rusch zählten, wurde die Herstellung und Anwendung von Autovakzinen weiter betrieben, fortentwickelt und schließlich in eine Zeit hineingetragen, in der man sich schmerzhaft der Grenzen und Gefahren des übermäßigen und unkritischen Antibiotika-Einsatzes bewußt wurde. Mit dem Auftreten und der beängstigenden Ausweitung der Resistenz-Problematik, der Kenntnis um Komplikationen und Nebenwirkungen und dem gleichzeitig zunehmenden Gesundheitsbewußtsein in der Bevölkerung, erlebt die Autovakzine-Therapie seit den achtziger Jahren eine regelrechte Renaissance. Ungeachtet ihrer im Laufe der Jahrzehnte sich wandelnden Bedeutung ist die Autovakzinen-Therapie Gegenstand klassischer Lehrbücher.[1]

Heute ist die Mikrobiologische Therapie mit Autovakzinen bundesweit in ca. 8000 Praxen integraler Bestandteil einer ganzheitlichen Therapie.

8.3 Die intestinale Mikroflora als Trainingspartner des Immunsystems

Die Behandlung mit Autovakzinen basiert auf dem Einfluß, den bestimmte Bakterien der körpereigenen Mikroflora auf das Immunsystem haben. Zum besseren Verständnis der Grundlagen der Anwendung von Autovakzinen sollen im folgenden die immunologischen und mikrobiologischen Hintergründe, auf denen dieses Verfahren basiert, geschildert werden:

Billionenfach besiedeln Mikroorganismen die Haut und den größten Teil der Schleimhäute des menschlichen Körpers. Besonders intensiv ist die Begegnung und Auseinandersetzung zwischen Makro- und Mikroorganismus im Darm. Hier sind auf einer Schleimhautoberfläche von etwa 400 m^2 Mikroben in einer Gesamtzahl von nahezu 100 Billionen anzutreffen. Nach heutigem Wissensstand befinden sich im Intestinaltrakt bis zu 500 verschiedene Mikrobenarten. Neben wichtigen Funktionen für Verdauung, Vitaminhaushalt, Milieustabilisierung und Nährstoffversorgung der Colonozyten spielt die intestinale Mikroflora beim Aufbau und der Aufrechter-

1 F. Burkhard: Mikrobiologische Diagnostik. Thieme Verlag, Stuttgart 1992

haltung des darmassoziierten Immunsystems (GALT=Gut associated lymphoid tissue) eine ganz entscheidende Rolle.

Die Bedeutung des darmassoziierten Immunsystems wird offenkundig, wenn man bedenkt, daß die circa 400 m^2 große Darmmukosa als Grenzfläche zwischen Körperinnerem und Körperäußerem unter permanentem Beschuß von Antigenen aus der Umwelt steht. Bakterien, Pilze, Viren, Parasiten, Toxine oder Allergene stellen eine ständige potentielle Bedrohung dar und fordern die Präsenz und Aktivität effektiver Abwehrleistungen. Etwa 80% der erworbenen Immunität haben ihren Ursprung in dem Kontakt zwischen Antigenen und Immunstrukturen im Darm. Das darmassoziierte Immunsystem verhindert eine unkontrollierte Überschwemmung des Organismus mit Fremdantigenen und wirkt damit einer Überforderung der Körperabwehr entgegen. Gleichzeitig schützt es die Darmmukosa vor dem Angriff pathogener Mikroorganismen. Die Effizienz des darmassoziierten Immunsystems ist eng an die Anwesenheit einer intakten physiologischen Mikroflora gebunden. Wie die Forschungen an keimfreien Tieren belegen konnten, ist ohne den ständigen Trainingseffekt physiologischer Bakterien die Funktionsfähigkeit der Körperabwehr stark eingeschränkt. Selbst normalerweise harmlose Mikroorganismen lösen bei keimfreien Tieren tödliche Infektionen aus.

Wie der Darm verfügen auch andere von Mukosa ausgekleidete Organe über ein schleimhautständiges Immunsystem. Im unteren Respirationstrakt wird es als BALT (= Bronchus associated lympoid tissue) bezeichnet, im Nasopharyngealraum spricht man von NALT (= nasopharyngial associated lymphoid tissue). Die Gesamtheit der schleimhautständigen Immunsysteme unterschiedlicher Lokalisation bezeichnet man als MIS (= Mukosaimmunsystem). Über das Mukosaimmunsystem sind unterschiedliche Organe vernetzt und befinden sich über Zellen des Abwehrsystems, vor allem B-Lymphozyten, in enger Kommunikation.

Da im Darm etwa 80% der lymphatischen Strukturen des Organismus lokalisiert sind und hier die intensivste Auseinandersetzung mit Bakterien stattfindet, kommt dem Darm und seiner intakten Mikroflora eine exponierte Rolle für Aufbau und Aufrechterhaltung eines funktionsfähigen Mukosaimmunsystems zu.

8.4 Autovakzinen: Immunmodulation durch Bakterien

Die Mikrobiologische Therapie gründet auf dem Wissen um die Bedeutung physiologischer Mikrobengesellschaften für das Immunsystem. Sie nutzt die immunogenen Wirkungen, die vor allem von Keimgattungen wie Escherichia coli und Enterococcus faecalis ausgehen, zu therapeutischen Zwecken. Durch den gezielten Einsatz dieser apathogenen Bakterien wird regulierend auf das Abwehrsystem eingewirkt, Stoffwechselprozesse, vor allem im Intestinum, werden verbessert, und die intestinale Ökologie wird stabilisiert.

Im Rahmen der Mikrobiologischen Therapie werden mikrobielle Präparate, die lebende und/oder inaktivierte Enterokokken und E. coli in unterschiedlicher Präparation enthalten, phasenweise gestaffelt eingesetzt. Autovakzinen finden in diesen indikationsbezogenen Phasenschemata dann Berücksichtigung, wenn Art, Schwere und Chronizität der Erkrankung oder ein problematischer Behandlungsverlauf die besondere Intensivierung der Therapie erforderlich machen. Gegenüber dem alleinigen Einsatz mikrobieller Präparate vermögen Autovakzinen die Intensität der immunmodulierenden Signale erheblich zu verstärken und dabei eine Anpassung an individuelle immunologische Gegebenheiten zu gewährleisten.

Dem Darm und seiner Mikroflora kommt eine exponierte Rolle bei der Beeinflussung des Immunsystems zu. Deshalb sind Autovakzinen von besonderem Interesse, die dem Intestinaltrakt entstammende Bakterien enthalten. Man bezeichnet sie als Autovakzinen Intestinaltrakt (AVI).

8.5 Herstellung von Autovakzinen im Routinelabor-Ablauf

Im folgenden ist das Herstellungsverfahren des Institutes für Mikroökologie in Herborn skizziert: Für die Herstellung von Autovakzinen werden größtenteils apathogene E. coli, die aus Stuhlproben des jeweiligen Patienten isoliert werden, verwendet. Zur Kultivierung geeigneter Stämme werden Faeces-Proben zunächst auf einem schwach selektiven Nähragar ausgestrichen und bebrütet. Die angewachsenen Kolonien werden sodann makroskopisch nach ihrer Oberflächenbeschaffenheit beurteilt. Von Interesse sind vor allem R-Formen (Rauh-Formen), da diese in besonderem Maße immunogene Eigenschaften entfalten. Daraufhin werden ausgewählte Kolonien auf weiteren Nährmedien vermehrt und auf zahlreiche, ausgewählte Merkmale untersucht, um einen sicheren Nachweis von E. coli zu erbringen. Um zu vermeiden, daß Stämme mit Pathogenitätsmerkmalen für die Autovakzinen-Herstellung verwendet werden, wird die Fähigkeit zur Enterotoxinbildung mittels Gensondenverfahren (PCR-Technik) ausgeschlossen. Die für die Autovakzine-Herstellung geeigneten Keime werden nach einem standardisierten Verfahren vermehrt und nach Bebrütung mit physiologischer Kochsalzlösung abgeschwemmt. Die so gewonnene Stammlösung wird nach vorheriger Hitze-Inaktivierung in die auf Anamnese, Konstitution und Krankheitsbild des jeweiligen Patienten abgestimmte Antigenstärke verdünnt. Die Antigenstärke ist ein Maß für den Gehalt an wirksamen Bestandteilen. Endkontrollen auf Sterilität schließen den Herstellungsprozess ab.

Aus der Beschreibung des Herstellungsablaufes wird deutlich, daß der Einsatz aufwendiger und modernster Verfahren nötig ist, um eine qualitativ hochwertige, bezüglich der Antigenmenge exakt definierte und im Hinblick auf Toxinfreiheit einwandfreie Vakzine anzufertigen. Da es sich bei Autovakzinen um Arzneimittel handelt, hat hier das Arzneimittelgesetz Gültigkeit. Das impliziert, daß für Herstellung und Vertrieb von Autovakzinen eine Herstellungserlaubnis benötigt wird, zu deren Erlangung vom Gesetzgeber höchste Anforderungen an das Labor gestellt werden. Im eigenen wie auch im Interesse seiner Patienten sollte der behandelnde Arzt sicherstellen, daß das Labor seiner Wahl über entsprechende Zertifikate und Zulassungen verfügt und damit die Einhaltung des erforderlichen hohen Qualitätsstandards garantieren kann.

Unter Berücksichtigung des Wunsches von Arzt und Patient können Autovakzinen in unterschiedlichen Applikationsformen angefertigt werden. Die größte Bedeutung kommt dabei Autovakzinen zur Injektion zu. Daneben besteht die Möglichkeit, Autovakzine zur oralen Anwendung und zur perkutanen Anwendung (zum Einreiben) einzusetzen.

8.6 Durchführung der Autovakzine-Therapie

Das Prinzip der Autovakzine-Therapie beruht auf der sukzessiven Steigerung der Antigendosis. Dabei muß die Dosissteigerung immer der individuellen Reaktionslage angepaßt sein. Die optimale Dosis liegt unterhalb einer Reizschwelle, das heißt unterhalb der Dosis, die zu Negativreaktionen (siehe folgende Abschnitte) führt. Autovakzinen, gleich welcher Applikationsart, werden zweimal wöchentlich angewandt. Dabei müssen zwei behandlungsfreie Tage zwischen den einzelnen Applikationen eingehalten werden. Nur bei der Behandlung mit höchstkonzentrierten Injektions-Autovakzinen der Stärke 1 weicht man von diesem Vorgehen ab und appliziert die Autovakzine nur einmal wöchentlich.

8.6.1 Autovakzinen zur Injektion

Die Injektion erfolgt zunächst intrakutan. Dabei entsteht eine Quaddel. Werden im Laufe der Dosissteigerung größere Antigenmengen injiziert, so wird man, nachdem zunächst oberflächlich eine Quaddel gesetzt wurde, die Restmenge subkutan injizieren. Bevorzugte Injektionsorte sind auf dem M. pectoralis unterhalb der Clavicula. Dabei sollte von Anwendung zu Anwendung die Seite gewechselt werden. Die Injektion kann auch an der Beugeseite des Unterarms, am Unterbauch oder auf dem Schulterblatt erfolgen. Zur Injektion eignen sich 1ml Tuberkulinspritzen und 20er Einmal-Kanülen.

In Abhängigkeit von den übermittelten Patientendaten wie Alter, Krankengeschichte, Diagnose oder Konstitution werden individuelle Vordosierungen der Autovakzinen vorgenommen. Autovakzinen zur Injektion stehen prinzipiell in 9 Verdünnungsstufen, entsprechend 9 Stärken, zur Verfügung. Die Stärke 9 enthält die geringste Antigenmenge, das heißt sie entspricht der höchsten Verdünnung. Demgegenüber ist die Stärke 1 am höchsten konzentriert.

Hochverdünnte Autovakzinen der Stärke 9 oder 8 kommen nur bei schweren Krankheitsbildern wie Malignomen, Autoimmunerkrankungen oder multimorbiden Patienten zur Anwendung. In aller Regel beginnt die Autovakzine-Therapie mit den Stärken 7 oder 6.

Die Behandlung wird grundsätzlich mit der jeweils höchsten Verdünnung, d.h. mit der jeweils geringsten Antigenmenge einer Autovakzine begonnen und mit den jeweils folgenden Stärken fortgesetzt. Wurden beispielsweise die Stärken 7 und 6 hergestellt, so beginnt man die Behandlung mit der Stärke 7 und fährt mit der Stärke 6 fort. Dabei wird die Antigenmenge, d.h. die zu injizierende Dosis, fortlaufend gesteigert. In aller Regel erfolgt die relative Dosissteigerung um 50%. Für das genannte Beispiel ist folgende Vorgehensweise empfehlenswert:

Standard-Injektionsschema – 50%

Injektion	Injektionsmenge in ml	Autovakzine-Stärke
1	0,10	7
2	0,15	7
3	0,22	7
4	0,32	7
5	0,5	7
6	0,70	7
7	0,10	6
8	0,15	6
9	0,22	6
10	0,32	6
11	0,5	6
12	0,7	6

Das gleiche Schema der Dosissteigerung gilt für eventuell nachfolgende Stärken 5 und 4 bzw. im Anschluß daran 3 und 2 usw. Lediglich für Autovakzinen der Stärke 1 wird eine vorsichtige Vorgehensweise angeraten. Hier werden die Injektionen nur einmal, statt zweimal wöchentlich, durchgeführt. Die Dauer der Autovakzinen-Anwendung und damit die Anzahl der benötigten Stärken hängt vom klinischen Verlauf des Beschwerdebildes unter der Therapie ab. Je nach Schwere und Chronizität der Erkrankung liegt die Behandlungsdauer bei drei bis zwölf Monaten und geht in seltenen Fällen sogar darüber hinaus.

8.6.1.1 Negativreaktionen

Wird auf die vorstehend beschriebene Weise verfahren, kann die Dosis in der Regel problemlos gesteigert werden. In seltenen Fällen können allerdings Negativreaktionen in Erscheinung treten. Diese signalisieren, daß bei dem Patienten eine deutliche Reaktionsschwelle erreicht wurde und das Immunsystem derzeit nicht in der Lage ist, derart starke Signale adäquat zu beantworten. Negativreaktionen können unterschiedlich ausgeprägt sein. Man differenziert zwischen Lokalreaktionen und Allgemeinreaktionen. Beide können als Sofortreaktion oder als Spätreaktion auftreten. Sofortreaktion sind innerhalb von 10 bis 30 Minuten nach einer Injektion zu beobachten und sind extrem selten. Demgegenüber treten Spätreaktionen nach 12 bis 24 Stunden nach Injektion auf, klingen innerhalb von 48 Stunden wieder ab und werden, vor allem in milderer Form, häufiger angetroffen.

Treten Negativreaktionen auf, darf die Dosis auf keinen Fall weiter gesteigert werden, sondern muß, in Abhängigkeit von der Schwere der Reaktion, in unterschiedlichem Maße reduziert werden.

8.6.1.2 Lokalreaktionen

a) Sofortreaktionen: Innerhalb von 10 Minuten tritt eine Vergrößerung der Quaddel mit lappenförmigen Ausuferungen auf. Stärkere Sofortreaktionen weisen auf eine ausgeprägte Sensibilisierung hin. In solchen Fällen ist die weitere Injektion der Autovakzine zunächst auszusetzen. Die Autovakzine muß wesentlich höher verdünnt werden. Die weitere Anwendung erfolgt zweckmäßigerweise mit längeren Injektionsintervallen und einer relativen Dosissteigerung von 25%.

b) Spätreaktion: An und in der Umgebung der Injektionsstelle kommt es zu Rötungen unterschiedlichen Ausmaßes und eventuell zu Schwellungen. Die Spätreaktion umfaßt eine mehr oder weniger kreisförmige Fläche mit einem Durchmesser von etwa 3 bis 8 cm. Sie tritt 12 bis 24 Stunden nach der Injektion auf und klingt spätestens nach 48 Stunden wieder ab. Im Falle einer Spätreaktion wird die Dosis reduziert. Man injiziert immer wieder die vorletzte Dosis, die reaktionslos vertragen wurde, als Dauerdosis über einen Zeitraum von 4 Wochen. Erst im Anschluß daran kann wieder eine Dosissteigerung erfolgen. Tritt beispielsweise einige Stunden nach der Injektion von 0,5 ml der Stärke 2 eine fünfmarkstückgroße Rötung im Bereich der Einstichstelle auf, so wird die Dosis, nach Abklingen der Lokalreaktion, auf 0,22 ml reduziert. Für die nächsten vier Wochen wird die Dosis von 0,22 ml zweimal wöchentlich injiziert. Bei guter Verträglichkeit kann die Dosis anschließend wieder nach dem „Standard-Injektionsschema 50%" oder vorsichtshalber nach dem unten beschriebenen „Injektionsschema 25%" gesteigert werden.

8.6.1.3 Allgemeinreaktionen

a) Sofortreaktion – Anaphylaktische Reaktion
In extrem seltenen Fällen kann es innerhalb von 30 Minuten nach der Injektion zu anaphylaktischen Reaktionen kommen. Mit derart schweren Reaktionen ist meist nur bei Nichtbeachten der Injektionsvorschriften zu rechnen. Bei diesen Patienten muß umgehend eine Notfallbehandlung mit Kortison, Antihistaminika, Kalzium und Suprarenin eingeleitet werden. Die Behandlung mit Autovakzinen zur Injektion muß abgebrochen werden.

b) Spätreaktionen
Innerhalb von 24 Stunden, spätestens aber nach 48 Stunden können folgende Reaktionen in unterschiedlicher Ausprägung auftreten: kurz anhaltender Schnupfen, Durchfall, Müdigkeit oder eine vorübergehende Verschlimmerung des Primärleidens. In diesen Fällen muß eine drastische Dosisreduktion vorgenommen werden. Es empfiehlt sich, eine neue, der aktuellen Reaktionslage angepaßte, höher verdünnte Autovakzine anfertigen zu lassen.

Nach dem Auftreten ausgeprägter Lokal- oder Allgemeinreaktionen sollte eine vorsichtigere Form der Dosissteigerung vorgenommen werden. In Abweichung von dem oben beschriebenen „Injektionsschema Standard", welches von Anwendung zu Anwendung eine 50%ige relative Dosissteigerung vorsieht, sollte jetzt die Dosis nur noch um 25% gesteigert werden. Treten beispielsweise bei 0,5 ml der Stärke 6 leichte Durchfälle nach der Injektion auf, so wird die Dosis zunächst, wie oben beschrieben, auf die vorletzte, noch gut vertragene Antigenmenge reduziert, d.h. auf 0,22 ml. Nachdem zunächst für vier Wochen zweimal wöchentlich je 0,22 ml injiziert wurden, wird nachfolgend die Dosis langsamer gesteigert, nämlich nach dem „Injektionsschema 25%":

Standard-Injektionsschema – 25%

Injektion	Injektionsmenge in ml	Autovakzine-Stärke
1	0,1	6
2	0,13	6
3	0,20	6
4	0,25	6
5	0,31	6
6	0,39	6
7	0,50	6
8	0,63	6
9	0,80	6
10	0,10	5
11	0,13	5

Die beschriebenen Vorsichtsmaßnahmen eignen sich auch für die Behandlung von bekanntermaßen sensibel reagierenden Patienten, vor allem wenn man mit der Autovakzine-Therapie in die Phase des Einsatzes höher konzentrierter Autovakzinen der Stärken 4 bis 1 angelangt ist.

Schwere Negativreaktionen können in der Regel vermieden werden, wenn die Injektionen vormittags vorgenommen werden. Es wurde in der Vergangenheit immer wieder beobachtet, daß die Reaktionen auf Autovakzinen zur Injektion deutlich unterschiedlich ausfielen, je nachdem zu welcher Tageszeit sie durchgeführt wurden.

Durch Forschungsergebnisse aus der Chronobiologie lassen sich derartige Phänomene heute wissenschaftlich erklären. Der Plasma-Kortisolspiegel ist einer zirkadianen Rhythmik unterworfen. Die Plasmakonzentrationen erreichen normalerweise zwischen 6.00 und 10.00 Uhr ihren Maximalwert, fallen am Nachmittag ab und sinken um Mitternacht bis auf Werte unterhalb der Nachweisgrenze. Zwischen Mitternacht und 9.00 Uhr erfolgt ca. 70% der täglichen Kortisolsekretion.

Neben den Plasma-Kortisolspiegeln sind auch Blutdruck, Herzfrequenz und Leberstoffwechsel tageszeitlichen Schwankungen unterworfen, die in den Nachmittagsstunden andere Reaktionen erwarten lassen als am Vormittag.

Ist die Injektion am Vormittag nicht möglich, sollte, vor allem bei Allergikern und hochempfindlichen Patienten, eine vorsichtigere Variante der

Dosissteigerung gewählt werden. Bewährt hat sich bei diesen Patienten die oben beschriebene relative Dosissteigerung um 25%. Alternativ dazu können die Injektionen nur einmal wöchentlich vorgenommen werden.

Umgekehrt besteht bei Patienten mit einer insgesamt unempfindlichen Reaktionslage die Möglichkeit, vor allem zu Behandlungsbeginn, bei der Anwendung der ersten zwei bis drei Autovakzine-Stärken, das Procedere durch eine raschere Dosissteigerung zu beschleunigen. In diesen Fällen wird die Dosis nach dem „Injektionsschema-100%" gesteigert:

Standard-Injektionsschema – 100%

Injektion	Injektionsmenge in ml	Autovakzine-Stärke
1	0,1	7
2	0,2	7
3	0,5	7
4	0,1	6
5	0,2	6
6	0,5	6

Obwohl Sofortreaktionen auf Autovakzinen zur Injektion nur in extrem seltenen Fällen bei sehr empfindlichen Patienten auftreten, ist es erforderlich, die Patienten eine halbe Stunde nach der Injektion unter Beobachtung zu belassen.

8.6.2 Autovakzinen zur oralen und perkutanen Anwendung

Autovakzinen zur oralen und perkutanen Applikation stellen eine sinnvolle Alternative zur Injektionsbehandlung dar, wenn Patienten nicht in der Lage sind, zweimal wöchentlich die Arztpraxis aufzusuchen oder unter Spritzenangst leiden. Auch für die Behandlung von Kindern, bei denen die Autovakzine-Therapie per injectionem unter dem 7. Lebensjahr eine Kontraindikation darstellt, haben sich diese Applikationsformen bewährt. Selbst für die Behandlung von Säuglingen und Neugeborenen sind perkutane oder orale Autovakzinen geeignet. Generell erfolgt die Anwendung zweimal wöchentlich in ansteigender Dosis. Dabei sollten immer zwei behandlungsfreie Tage zwischen den einzelnen Anwendungen liegen. Um tageszeitliche Rhythmen zu berücksichtigen, wird die Autovakzine idealerweise vormittags appliziert. Mit Negativreaktionen ist allenfalls in sehr milder Form zu rechnen.

Es kann in sehr seltenen Fällen, vor allem bei prädisponierten Patienten, zu leichten gastrointestinalen Beschwerden kommen.

8.6.2.1 Orale Autovakzinen

Im Vergleich zu Injektions-Autovakzinen wird die Behandlung mit oralen Autovakzinen mit einer höheren Antigenstärke begonnen. Während die Injektionsbehandlung in der Regel mit den Stärken 7 und 6 eingeleitet wird, setzt man orale Vakzinen zu Behandlungsbeginn bei Erwachsenen mit den Stärken 4 und 3 ein. Abhängig von Krankengeschichte, Indikation und Alter des Patienten kommen aber auch hier höher verdünnte Autovakzinen bis zur Stärke 6 zur Anwendung. Die Dosis wird bei oralen Autovakzinen von Anwendung zu Anwendung um je zwei Tropfen gesteigert.

Wurden beispielsweise für einen Patienten die Stärken 4 und 3 hergestellt, so wird zunächst die Stärke 4 und im Anschluß die Stärke 3 eingenommen. Die Dosissteigerung erfolgt für das genannte Beispiel nach folgendem Einnahmeschema:

Einnahmeschema für orale Autovakzinen

Einahme	Tropfenmenge	Stärke
1	2	4
2	4	4
3	6	4
4	8	4
5	10	4
6	2	3
7	4	3
8	6	3
9	8	3
10	10	3

Treten Negativreaktionen auf, so wird, wie für Autovakzinen zur Injektion beschrieben, die Tropfenzahl auf die Dosis reduziert, die als vorletzte noch reaktionslos vertragen wurde. Diese Dosis wird als Dauerdosis für die nächsten 4 Wochen beibehalten. Anschließend wird die Tropfenmenge wieder nach dem oben geschilderten Einnahmeschema gesteigert. Treten also beispielsweise nach der Einnahme von 6 Tropfen der Stärke 3 Beschwerden in

Form von Meteorismus auf, so wird bei der nächsten Einnahme die Dosis auf 2 Tropfen reduziert. Für die folgenden vier Wochen werden immer wieder 2 Tropfen als Dauerdosis eingenommen. Erst im Anschluß daran wird die Dosis wieder um je zwei Tropfen angehoben.

Auch bei der Behandlung mit oralen Autovakzinen werden in der Regel mehrere Autovakzine-Stärken nacheinander angewandt. In Abhängigkeit vom klinischen Bild wird vom behandelnden Arzt entschieden, ob höher konzentrierte Anschluß-Autovakzinen indiziert sind. Für das oben genannte Beispiel, bei dem als Erstvakzinen die Stärken 4 und 3 angefertigt waren, wird, eine gute Verträglichkeit vorausgesetzt, die Behandlung mit den Anschlußvakzinen der Stärken 2 und 1 fortgeführt. Bei klinischer Notwendigkeit können diese maximal konzentrierten Autovakzinen der Stärken 2 und 1 durchaus mehrmals nacheinander eingenommen werden.

8.6.2.2 Perkutane Autovakzinen

Die Antigenstärke, mit der die Behandlung eingeleitet wird, ist bei perkutanen Autovakzinen generell am höchsten. Hier wird die Behandlung beim Erwachsenen meist mit den Stärken 2 und 1 begonnen. Nur für Säuglinge, Kleinkinder oder schwerkranke Patienten kommen hochverdünnte perkutane Autovakzinen, maximal bis zur Stärke 4, zum Einsatz. Wie für orale Autovakzinen beschrieben, erfolgt auch hier die Dosissteigerung von Anwendung zu Anwendung um je zwei Tropfen. Zum Einreiben der Autovakzinen eignen sich die Ellenbeugen oder der Oberbauch. Man läßt dabei die erforderliche Tropfenmenge direkt aus der Flasche auf die zu behandelnde Stelle abtropfen. Mit der Hand werden die Tropfen verteilt und in die Haut eingerieben. Nach dem Eintrocknen der Suspension darf die so behandelte Hautstelle für mindestens acht Stunden nicht gewaschen werden. So wird ein langsames Eindringen der Antigene in subepithcliale Hautschichten gewährleistet. Wurden beispielsweise die Stärken 2 und 1 hergestellt, so erfolgt die Behandlung nach folgendem Anwendungsschema:

Anwendungsschema für perkutane Autovakzine

Einreibung	Tropfenmenge	Stärke
1	2	2
2	4	2
3	6	2
4	8	2
5	10	2
6	2	1
7	4	1
8	6	1
9	8	1
10	10	1

Auch bei der Behandlung mit perkutanen Autovakzinen ist das klinische Beschwerdebild des Patienten entscheidend für die Therapiedauer. Die maximal konzentrierten Autovakzinen der Stärken 2 und 1 können also bei Bedarf mehrfach nacheinander angewandt werden.

8.6.3 Autovakzinen-Respirationstrakt, Autovakzinen-Urogenitaltrakt und Autovakzinen-Eiter

Neben den zumeist hergestellten Autovakzinen-Intestinaltrakt besteht, vor allem bei problematischen Verläufen unter der Mikrobiologischen Therapie, die Möglichkeit, Autovakzinen aus Abstrichmaterial oder Urin herzustellen. In Betracht kommt dafür ein Rachenabstrich, wenn chronische Erkrankungen des Respirationstraktes vorliegen. Die Autovakzine-Respirationstrakt (AVR) enthält meist Streptokokken oder Staphylokokken. Bei chronischer Zystitis oder Pyelonephritis kann eine Urinprobe zur Isolierung geeigneter Keime und Herstellung einer Autovakzine-Urogenitaltrakt (AVU) eingeschickt werden. Die AVU enthält in diesem Falle meist E. coli oder Enterococcus faecalis. Zur Behandlung der chronischen Prostatitis ist Prostata-Exprimat das geeignete Ausgangsmaterial zur Herstellung der AVU. Darüber hinaus besteht noch die Möglichkeit, zur Behandlung der bakteriellen oder mykogenen Vaginitis eine AVU aus Vaginalabstrich herstellen zu lassen. Die Keimgrundlage dafür bilden E. coli, Enterococcus faecalis oder Streptokokken. Schließlich werden Autovakzinen auch aus Eiter, der aus Abszessen, Furunkeln, Aknepusteln oder Wundabstrichen gewonnen wird, angefertigt. Die für die Autovakzine-Eiter (AVE) geeigneten Keime sind Staphylokokken.

8.7 Wirkmechanismen der Autovakzinen-Intestinaltrakt

Bei der Auslösung von Immunreaktionen kommt Lipopolysacchariden (LPS) eine bedeutende Rolle zu. Lipopolysaccharide sind Bestandteile der äußeren Zellwand gramnegativer Bakterien. Die in den Autovakzinen Intestinaltrakt enthaltenen E. coli tragen demnach LPS, welches im Rahmen der Autovakzine-Therapie antigene Wirkung entfaltet.

Lipopolysaccharide sind unter medizinischen Gesichtspunkten gleich in zweifacher Hinsicht von enormer Bedeutung. Einerseits führt die massive Konfrontation des Organismus mit LPS zu den immunpathologischen und hämodynamischen Veränderungen, deren Folgen der Medizin nur zu gut als multiples Organversagen im Rahmen des septischen Schocks bekannt sind. Andererseits wird von der Forschung immer mehr die breite immunstimulierende Wirkung geringer Endotoxinmengen erkannt.

LPS bestehen aus komplexen Zuckermolekülen (Polysacchariden), die kovalent an ein spezifisches Lipid (Lipid A) gebunden sind. Bei Enterobakteriazeen besteht der Zuckeranteil aus einer relativ konstant aufgebauten Kernregion und der O-spezifischen Seitenkette, welche in ihrer Zusammensetzung innerhalb der verschiedenen serologischen Gruppen stark variieren kann. Diese variable Region der Polysaccharide liefert die Basis für die serologische Klassifizierung von Enterobakteriazeen. Demgegenüber stellt die relativ konstante Kernregion die Verbindung zum Lipid A her. Das Lipid A weist in seinem Aufbau einen sehr hohen Grad an Homologie innerhalb der Familie der Enterobakteriazeen auf und ist daher aus medizinischer Sicht von besonderem Interesse. Während der Arbeiten zur Strukturanalyse von LPS mehrten sich die Hinweise darauf, daß Lipid A die biologisch wirksame Komponente des LPS-Komplexes darstellt. Bestätigt wird diese Vermutung durch Untersuchungen mit synthetisch hergestelltem Lipid A. Es bewirkt eine allgemeine Aktivierung des Immunsystems. Bei Verabreichung hoher Dosen kommt es zu einer heftigen Fieberentwicklung.

Die biologische Wirkung des LPS beruht auf seiner Fähigkeit, das gesamte Immunsystem in „Alarmbereitschaft“ zu versetzen, was zur schnelleren Überwindung von Infektionen beiträgt. Die Gesamtheit der dazu nötigen Immunprozesse führt dazu, daß Krankheitserreger effektiver und schneller abgetötet werden, ohne daß es dabei zu einer Schädigung des Organismus kommt.

Voraussetzung für die immunaktivierende Wirkung von Lipopolysacchariden ist deren Freisetzung aus der äußeren Zellmembran. Dies setzt ein Absterben oder eine Teilung der Zelle voraus. Freigesetzte LPS reagieren mit bestimmten Zellen des Immunsystems, die besonders empfindlich für LPS sind, nämlich den neutrophilen Granulozyten und den Makrophagen. Diese besitzen LPS-Rezeptoren, so daß nur die Bindung des LPS an den Rezeptor auf der Zelle biologische Effekte hervorzurufen vermag.

Makrophagen sind Bestandteil des mononukleären Phagozytensystems. Physiologischerweise besteht ihre Hauptaufgabe im Organismus in der Beseitigung untergegangener Zellen. Im Rahmen einer Entzündungsreaktion werden Makrophagen zu einer erhöhten Funktionsfähigkeit stimuliert, das heißt, sie werden aktiviert. Aktivierte Makrophagen sind gekennzeichnet durch einen gesteigerten oxidativen Metabolismus und eine erhöhte Phagozytosetätigkeit. Diese Funktionssteigerung versetzt Makrophagen in die Lage, sowohl Bakterien als auch Tumorzellen effizient abzutöten.

Die Aktivierung des Makrophagen erfolgt über einen komplexen Mehrstufenprozeß: Dieser wird vom Immunsystem sowohl durch T-Zellen als auch durch lösliche Mediatoren, die Zytokine, sehr genau reguliert. Zu diesen Zytokinen zählt gamma-Interferon, das als potentester Makrophagen-Aktivator gilt. Es folgen Tumor-Nekrose-Faktor-alpha (TNF-alpha), Interleukin-1 und Interleukin-6. Daneben sind noch die koloniestimulierenden Faktoren wie GM-CSF und G-CSF zu nennen sowie diverse Produkte aus dem oxidativen Stoffwechsel und Lipidstoffwechsel der Zellen.

Die Aktivierung von Makrophagen kann durch die genannten Mediatoren, die teilweise auch von T-Zellen nach Kontakt mit Antigenen freigesetzt werden, deutlich gesteigert werden. In diesem Zustand reagieren Makrophagen äußerst empfindlich auf LPS-Moleküle und sezernieren ihrerseits verstärkt Zytokine wie Interleukin-1, Interleukin-6 und TNF-alpha. Somit reagiert der Makrophage sowohl auf seine eigenen Mediatoren als auch auf die von Nachbarzellen (z.B. T-Zellen, B-Zellen, Fibroblasten, Endothelzellen) mit einer Zunahme seiner funktionellen Leistungen.

Hierzu gehört die Synthese von Effektormolekülen (Enzyme, Komplementfaktoren, Sauerstoffradikale) sowie die verstärkte Produktion der bereits oben genannten Zytokine. Sie tragen dazu bei, weitere Zellen zu aktivieren und Krankheitserreger oder maligne Zellen abzutöten. LPS regulieren also immunologische Vorgänge. Dies wird ermöglicht durch das zeitliche Zusammenwirken der Mediatoren, die getrennt, zusammen oder nacheinander verschiedene Effekte im Immunsystem auslösen können. Bewirkt beispielsweise ein zuerst freigesetzter Mediator die Synthese eines anderen, hemmenden Botenstoffes, so spricht man von einem negativen Rückkopplungseffekt.

Während bei schweren Infektionen durch gramnegative Bakterien große Mengen an Lipopolysacchariden im Blut anfallen, die zu einer exzessiven Makrophagenaktivierung führen und eine Überproduktion von Mediatorsubstanzen mit konsekutivem Entgleiten der Entzündungsreaktion und dem gefürchteten Schockgeschehen zur Folge haben, werden Lipopolysaccharide im Rahmen einer Autovakzinen-Therapie in geringen Mengen zugeführt. Das Resultat ist eine kontrollierte Freisetzung von Mediatorsubstanzen mit den gewünschten vorteilhaften Effekten: Modulation des Immunsystems und Stärkung der körpereigenen Abwehrkräfte. Dies wirkt sich positiv auf virale und bakterielle Infekte aus.

8.8 Immunologische Effekte der Autovakzine-Therapie

Durch die Therapie mit Autovakzinen werden sowohl spezifische als auch unspezifische Abwehrleistungen induziert.

8.8.1 Auslösung spezifischer Immunantworten durch Autovakzinen

Durch die Anwendung von Autovakzinen kommt es zur Bildung von Antikörpern gegen die konstante Kernregion der Lipopolysaccharide. Diese Region des Zuckeranteils des LPS weist innerhalb der verschiedenen Enterobakteriazeen eine weitgehend identische Struktur auf. Da zur Familie der Enterobakteriazeen viele Krankheitserreger gehören und Kreuzreaktionen innerhalb der verschiedenen Gattungen ausgelöst werden, ist eine Immunisierung sinnvoll und bietet einen Schutz vor Infektionen durch Enterobakteriazeen.

Ein vergleichbarer Effekt wird durch die Verabreichung eines weiteren Antigens, welches in Autovakzinen aus R-Formen von E. coli enthalten ist, erzielt. Es handelt sich dabei um das „Enterobacterial Common Antigen" (ECA), welches allen Enterobakteriazeen gemeinsam ist. Durch starke

Kreuzreaktionen zwischen den verschiedenen Gattungen der Enterobakteriazeen erfolgt auch auf diesem Wege eine Immunisierung und damit ein wirksamer Infektionsschutz.

8.8.2 Auslösung unspezifischer Immunantworten durch Autovakzinen

Freie Lipopolysaccharide führen im Zusammenspiel mit Zytokinen zu einer Makrophagenaktivierung. Es kommt zu der beschriebenen Steigerung der Phagozytoseaktivität und der allgemeinen Regulierung des Immunsystems durch die Freisetzung von Mediatorsubstanzen. Diese sind hilfreich bei der Abwehr eingedrungener Krankheitserreger und beim Abbau von geschädigtem oder gealtertem Körpergewebe. Darüber hinaus sind die Mediatorstoffe wie auch die Makrophagen selbst an der Zerstörung von Tumorzellen beteiligt.

Die Ausführungen über die Wirkmechanismen und immunologischen Effekte der Autovakzine-Therapie belegen, daß im Zusammenhang mit der immunstimulierenden Wirkung von Autovakzinen bereits fundiertes Datenmaterial vorliegt. Auf welchem Wege und durch welche Mechanismen die dämpfenden Wirkungen von Autovakzinen auf überschießende Abwehrreaktionen, beispielsweise Allergien, zustande kommen, ist demgegenüber noch wenig bekannt.

Durch Untersuchungen an Zellkulturen und Patienten mehren sich die Hinweise, daß Autovakzinen, in Abhängigkeit von ihrer Konzentration, die Produktion eines der Schlüssel-Zytokine im Immunsystem beeinflussen. Es ist dies das gamma-Interferon. Niedrige Autovakzine-Dosen haben einen stimulierenden Effekt auf die gamma-Interferon-Produktion von Humanleukozyten. Hohe Dosen üben dagegen inhibitorische Wirkungen aus. Da gamma-Interferon vor allem in der chronisch-ekzematosen Phase der atopischen Dermatitis in erhöhten Serumkonzentrationen vorliegt, kann hier mit hohen Dosen, wie sie gegen Ende der Autovakzine-Therapie eingesetzt werden, regulierend eingewirkt werden auf das Ungleichgewicht zwischen T-Helfer 1- und T-Helfer 2-Zellen, welches das atopische Ekzem kennzeichnet.

Es mehren sich die Hinweise darauf, daß mit Hilfe des individuellen Immunmodulators Autovakzine in Abhängigkeit von der jeweiligen Reaktionslage abwehrdämpfend oder abwehrsteigernd auf den Organismus eingewirkt werden kann. Möglich wird dies unter anderem durch die Beeinflussung der Kommunikationssignale zwischen den Immunzellen, nämlich den Zytokinen, durch Autovakzinen. Dies bedeutet, daß bei Patienten mit Abwehrschwächen die immunstimuliernden Wirkungen im Vordergrund stehen. Diese beinhalten die schon erwähnte Steigerung der Abwehrbereitschaft des phagozytären Systems, beispielsweise durch Interleukin-1. Hingegen kommen bei allergischen Patienten die immundämpfenden Effekte der Autovakzinen zum Tragen, beispielsweise die Modulation der gamma-Interferon-Produktion. Obwohl gamma-Interferon bekannt ist für seine aktivitätssteigernde Wirkung auf Makrophagen, kann eine exzessive Überproduktion dieses Zytokins schwere chronische Entzündungsprozesse auslösen. Unter physiologischen Bedingungen wird die gamma-Interferon-Produktion durch immunregulatorische Zytokine wie Interleukin-4 oder Interleukin-10 gedämpft. Bekannte Beispiele von großer medizinischer Bedeutung sind entzündliche Darmerkrankungen oder allergische Hauterkrankungen. Eine regulierte Produktion dieses Zytokins ist demnach ein wertvolles therapeutisches Ziel bei der Behandlung chronischer Entzündungsprozesse im Organismus.

Obwohl die empirischen Daten eine derartige individuelle Wirkungsweise nahelegen, fallen solche Überlegungen, trotz der bereits verfügbaren Daten, derzeit noch in den Bereich der Spekulation. Hier können nur umfangreiche In-vitro Untersuchungen an Zellsystemen von Patienten Klarheit schaffen.

8.9 Wirkmechanismen der Autovakzine-Urogenitaltrakt (AVU), Autovakzine-Respirationstrakt (AVR) und Autovakzine-Eiter (AVE)

Während bei der Behandlung mit Autovakzine-Intestinaltrakt die Auslösung unspezifischer Abwehrleistungen im Vordergrund steht und die Anregung spezifischer Abwehrleistungen zu einem Schutz vor bakteriellen Infektionen durch pathogene Enterobakteriazeen führt, ist die Verbesserung spezifischer Abwehrleistungen das Hauptziel der Anwendung von AVR, AVU und AVE. Durch die Verabreichung abgetöteter, meist pathogener Mikroorganismen, die im größten Teil der Fälle auch die jeweiligen Krankheitsauslöser darstellen, kommt es zur Auslösung spezifischer Abwehrreaktionen gegen den in der Autovakzine enthaltenen Bakterienstamm.

Bewährt hat es sich, AVU, AVR oder AVE jeweils in Kombination mit der AVI einzusetzen. Auf diese Weise können einerseits unspezifische Abwehrleistungen, wie die Makrophagenaktivierung und eine allgemeine Aktivierung des Abwehrsystems, durch die AVI angeregt werden. Andererseits werden spezifische Immunleistungen, wie Bildung von spezifisch gegen den Krankheitsauslöser gerichteten Antikörpern, induziert. Gerade in besonders schwierigen, langwierigen Fällen oder wenn eine bereits angewandte AVI nicht den gewünschten Therapieerfolg erbringen konnte, hat sich diese kombinierte Vorgehensweise bewährt.

AVU, AVR und AVE werden meist als Autovakzinen zur Injektion hergestellt. Prinzipiell können sie auch als orale oder perkutane Autovakzine eingesetzt werden. Die Antigenstärken dieser Autovakzinen sind gegenüber der AVI in der Regel höher, d.h., sie werden in der Mehrzahl der Fälle in höherer Konzentration angewandt. Im folgenden ist beispielhaft das „Injektionsschema Standard" für die kombinierte Verabreichung einer AVR und einer AVI dargestellt:

Injektionsschema Standard für AVR und AVI in Kombination

Injektion	Injektionsmenge ml	Stärke AVR	Stärke AVI
1	0,10	4	
2	0,10		6
3	0,15	4	
4	0,15		6
5	0,22	4	
6	0,22		6
7	0,32	4	
8	0,32		6
9	0,50	4	
10	0,50		6
11	0,70	4	
12	0,70		6

Analog wird mit den folgenden Stärken der AVR und AVI und selbstverständlich auch bei der Anwendung der AVU und AVE verfahren.

8.10 Studien zur Wirksamkeit

Da die Autovakzine ein Individualarzneimittel darstellt, ist die Durchführung einer Doppelblind-Plazebo-kontrollierten Studie nicht möglich. Im Rahmen derartiger Studien ist es nur sinnvoll, Fertigarzneimittel mit standardisierten, absolut identischen Wirkstoffen zu untersuchen. Ein solches Fertigarzneimittel existiert in Form einer Heterovakzine (Symbioflor-Antigen®), welche sich analog zu Autovakzinen aus R-Formen von E. coli und physiologischer Kochsalzlösung zusammensetzt. Die Studienergebnisse, die mit Hilfe dieser Heterovakzine gewonnen wurden, können auf Autovakzinen übertragen werden. Basierend auf den bisher gewonnenen Erfahrungswerten, ist aufgrund des individuellen Charakters der Autovakzinen sogar noch mit deutlich verbesserten Therapieerfolgen gegenüber Heterovakzinen zu rechnen.

8.10.1 Steigerung der körpereigenen Abwehr bei chronischer Sinusitis durch eine Heterovakzine

In einer Studie wurden insgesamt 114 Patienten mit chronischer Sinusitis 3 Monate mit der beschriebenen Heterovakzine bzw. Plazebo behandelt. Zur Beurteilung des Therapieerfolges wurden klinische Parameter (Druckgefühl über den Nebenhöhlen, Kopfschmerzen, eitriger Schnupfen, Behinderung der Nasenatmung und reduziertes Allgemeinbefinden) sowie Röntgenbefunde herangezogen. Unter der Behandlung besserte sich der Score der klinischen Daten in der Verum-Gruppe um 82% im Vergleich zur Plazebo-Gruppe mit nur 54%. Die insgesamt erzielte Beschwerdefreiheit im Gesamtkollektiv entfiel zu 68% auf das Prüfpräparat und zu 32% auf Plazebo. Die röntgenologischen Befunde der Nasennebenhöhlen zeigen unter Verumbehandlung in 71% der Fälle signifikant deutlichere Besserungs- oder Heilungsbefunde als unter Plazebo mit 40%.

8.10.2 Untersuchungen zur Wirksamkeit von Autovakzinen anhand kombinierter klinischer und molekularbiologischer Verfahren

Die Wirksamkeit von Autovakzinen bei Patienten mit unterschiedlichen Indikationen wurde in einer klinischen Praxisstudie geprüft. Zur Kontrolle wurden anhand von Lymphozyten-Zellkulturen dieser Patienten das Zytokinaktivitätsmuster sowie zahlreiche weitere Serumparameter, die Auskunft über den Aktivitätszustand des gesamten Immunsystems geben, gemessen. Die signifikante klinische Besserung korrelierte mit adäquaten Veränderungen der Immundaten. Mit Hilfe moderner molekularbiologischer Verfahren gelingt es, die Wirksamkeit der Autovakzine-Therapie eindrucksvoll zu belegen. Die Publikation der Ergebnisse dieser Studie ist in Vorbereitung.

8.10.3 Durchflußzytometrische Untersuchungen zur Messung der immunologischen Leistungsfähigkeit von Autovakzinen

Mit Hilfe der Durchflußzytometrie ist es möglich, Abwehrfunktionen des Immunsystems auf Einzelzellebene darzustellen. Die Durchflußzytometrie ist in der Lage, neben morphologischen Eigenschaften diejenigen Moleküle einer Zelle zu erfassen, die zum System der Leukozyten-Differenzierungs-Antigene gehören und international nach dem CD-System (CD = Cluster of Differentiation) festgelegt sind. Bei den verschiedenen an der spezifischen und unspezifischen Immunantwort beteiligten Zellen, wie beispielsweise NK-Zellen, Makrophagen, Granulozyten, T-Helfer- und T-Suppressor-Zellen sowie B-Lymphozyten, ist die Expression des CD 69-Oberflächenantigens der erste membranassoziierte Parameter der antigenspezifischen Zellaktivierung. Die durchflußzytometrische Bestimmung der CD 69 de novo-Expression als frühester Induktor der Aktivierung humaner Leukozyten aus Vollblutkulturen ist daher eine elegante Methode zur individuellen Untersuchung immunologischer Funktionen in einem komplexen System mehrerer Zelltypen. Die CD 69-Expression auf Leukozyten ist in der wissenschaftlichen Literatur als früher funktioneller Marker zur Charakterisierung der verschiedenen Stimuli der Zellaktivierung beschrieben. Demgegenüber ist der CD 69-Rezeptor auf ruhenden Zellen nicht nachweisbar. Mit diesem Verfahren wurde das Leistungsvermögen von für die Autovakzinen verwendeten Escherichia coli untersucht und eine deutliche immunaktivierende Potenz der Autovakzinen bestätigt.[2]

2 K. Zimmermann und B. Schütz: Autovakzine Herborn – ein individueller bakterieller Immunmodulator. Erfahrungsheilkunde Heft 9 (1996) 524-528

8.11 Klassische Indikationen für die Autovakzine-Therapie

Für den Einsatz von Autovakzinen gibt es ein breites Spektrum der unterschiedlichsten Indikationen. Eine Ursache für die Vielzahl der Anwendungsgebiete ist das Mukosaimmunsystem (MIS). Das MIS ist allen Schleimhäuten des Organismus gemeinsam und vernetzt die unterschiedlichsten von Schleimhaut ausgekleideten Organe miteinander. Über das MIS wird ein enger funktioneller Zusammenhang zwischen verschiedenen Organen aufgebaut. Über Zellen des Immunsystems findet eine permanente und intensive Kommunikation statt. Es ist erwiesen, daß Abwehrleistungen, die beispielsweise im Bereich des darmassoziierten Immunsystems induziert werden, zu Immunantworten auf der Schleimhaut der Atemwege führen. Dies läßt sich anhand einer meßbaren Erhöhung von sekretorischem Immunglobulin A (sIgA) auf den Schleimhäuten verifizieren.

Der zweite Grund für die Vielzahl der unterschiedlichen Indikationen für die Autovakzine-Therapie liegt in der immunregulierenden Wirkung begründet. Nicht nur Erkrankungen, die durch Abwehrschwächen hervorgerufen werden, zählen zu den klassischen Indikationen für den Einsatz von Autovakzinen, sondern auch Krankheitsbilder, die durch überschießende Abwehrreaktionen gekennzeichnet sind, wie beispielsweise Allergien oder Autoimmunerkrankungen. Abhängig von der Dosierung der Autovakzine und der Reaktionslage des Patienten werden unzureichende Immunleistungen verbessert oder überschießende Abwehrleistungen gedämpft (siehe Abschnitt 8.8 dieses Kapitels sowie Kapitel 1 dieses Buches).

Schließlich übt die Anwendung von Autovakzinen auch günstige Effekte auf Erkrankungen und Störungen im Gastrointestinaltrakt aus. Diese beruhen auf einer Anregung von Resorptions- und Ausscheidungsfunktionen der Mukosa. Darüber hinaus werden auch eng mit dem Immunsystem verzahnte Systeme, wie Nervensystem und Hormonsystem, beeinflußt und in ihrer Funktion reguliert. Dies trägt insgesamt zu einer deutlichen Steigerung des Wohlbefindens bei.

Indikationsgebiete für Autovakzinen

1. chronische Erkrankungen, die durch Abwehrschwächen hervorgerufen werden.
2. chronische Erkrankungen, die durch überschießende Abwehrreaktionen gekennzeichnet sind.

3. chronische gastrointestinale Störungen und Erkrankungen.

Daraus ergeben sich im einzelnen folgende klassische Indikationen für den Einsatz von Autovakzinen:

- Erkrankungen des atopischen Formenkreises
- Hauterkrankungen entzündlicher und allergischer Genese
- chronisch rezidivierende bakterielle und virale Infekte der Atemwege
- chronisch rezidivierende bakterielle und virale Infekte des Urogenitaltraktes
- chronisch rezidivierende bakterielle und virale Infekte des Gastrointestinaltraktes
- chronische Enterocolitis
- chronische Diarrhoe
- chronische Obstipation
- Colon irritabile
- Colitis ulcerosa
- Morbus Crohn
- chronisch rezidivierende Mykosen

Neben dem Einsatz zur Behandlung klassischer Indikationen hat sich die Autovakzine-Therapie als adjuvante Maßnahme bei folgenden Indikationen bewährt:

- maligne Erkrankungen (Einsatz in der biologischen Krebsnachsorge)
- rheumatoide Arthritis

Die Behandlung dieser schwerwiegenden Krankheitsbilder setzt umfangreiche praktische Erfahrungen mit der Mikrobiologischen Therapie und Fingerspitzengefühl beim Arzt voraus, denn erfahrungsgemäß ist bei diesen Patienten häufiger mit dem Auftreten von Negativreaktionen zu rechnen. Hier muß die Behandlung mit hochverdünnten Autovakzinen zur Injektion oder perkutanen Autovakzinen begonnen und unter strengster Beachtung der Reaktionslage behutsam durchgeführt werden.

8.12 Kontraindikationen für die Autovakzine-Therapie

Unter den Gegenanzeigen für die Mikrobiologische Therapie müssen temporäre und absolute Kontraindikationen unterschieden werden. Unter temporären Kontraindikationen versteht man Erkrankungen, die es erforderlich machen, die Therapie mit hochverdünnten Autovakzinen zur Injektion oder, um noch vorsichtiger vorzugehen, mit oralen oder perkutanen Autovakzinen einzuleiten.

Temporäre Kontraindikationen

- Tuberkulose aller Formen
- schwere Leber-Parenchymschäden
- Leukämie
- Lymphogranulomatose oder ähnliche Krankheitsbilder
- maligne Erkrankungen

Absolute Kontraindikation

- Kachexie, vor allem in Folge maligner Erkrankungen

Die Behandlung mit Autovakzinen zur Injektion ist vor dem 7. Lebensjahr kontraindiziert. Bei Säuglingen und Kindern können mit Hilfe der oralen und perkutanen Autovakzinen verschiedene chronische Erkrankungen erfolgreich therapiert werden.

Eine Kontraindikation stellt auch die weitere Dosissteigerung von Autovakzinen nach dem Auftreten von Negativreaktionen dar. In diesen Fällen muß unbedingt, wie oben beschrieben, die Autovakzine-Therapie in reduzierter Dosis fortgeführt werden.

8.13 Fallbeispiele

Im folgenden soll die Autovakzine-Therapie anhand einiger Fallbeispiele dargestellt werden. Selbstverständlich wird man, vor allem bei schweren chronischen Verläufen, die Mikrobiologische Therapie nicht als Monotherapie durchführen, sondern dieses immunmodulierende Verfahren in ein ganzheitliches Maßnahmenkonzept einbetten. In diesem Zusammenhang spielen eine vollwertige Ernährungsweise, antihomotoxische, homöopathische und phytotherapeutische Ansätze eine besondere Rolle.

Patientin K.H.-L., geb. am 13. März 68

Die Patientin leidet seit Herbst 1994 an einem ausgeprägten beidseitigen Handekzem mit nachgewiesenen Allergien gegen Duftstoffe, Perubalsam und Sorbinsäure. Die Behandlung bestand bis zum Frühjahr 1996 in der ausschließlichen Anwendung kortikoidhaltiger Externa und wurde dann von der Patientin abgebrochen, da sich das Hautbild in den behandlungsfreien Intervallen stetig verschlechterte.

Die Patientin stellte sich am 19. November 1996 erstmals vor. Beide Hände wiesen ein stark schuppendes, nässendes Ekzem auf. Auffallend waren tiefe, blutende Rhagaden, vor allem im Bereich der Fingerkuppen. Die Patientin war nach eigenen Angaben weder in der Lage, sich alleine an- und auszuziehen, noch ihre Kinder und ihren Haushalt zu versorgen.

Zu Beginn der Mikrobiologischen Therapie wurde ein orales mikrobielles Präparat, welches inaktivierte E.coli und Enterococcus faecalis enthält, eingesetzt (Pro-Symbioflor®). Gleichzeitig wurde eine Stuhlprobe zur mykologischen und bakteriologischen Untersuchung und Herstellung einer oralen Autovakzine eingeschickt. In Absprache mit der Patientin wurde die orale Applikationsform gewählt, da die Patientin nicht in der Lage war, die große Entfernung zwischen Wohnort und Praxis zweimal wöchentlich zurückzulegen und die Anwendung einer Autovakzine zur Injektion somit nicht in Betracht kam.

Ergebnis der mikrobiologischen Stuhldiagnostik des Institutes für Mikroökologie, Herborn: Laktobazillen stark vermindert. Candida albicans unphysiologisch erhöht (7 x 10^3 KBE/g Stuhl). Daraufhin wurde die Ernährung nach den Richtlinien der Vollwertkost umgestellt, wobei in den ersten vier Wochen der Behandlung Zucker in jeder Form, selbst in süßen Früchten, gemieden wurde. Am 19. Dezember wurde die Mikrobiologische Therapie der Phase 1, mit der Anwendung lebender Enterococcus faecalis-Bakterien (Symbioflor 1®), eingeleitet. Wie bei allergischen Erkrankungen üblich, wurde die Anwendung der Präparation, in der inaktivierte E. coli- und Enterococcus faecalis-Keime enthalten sind, während der Phase 1 fortgesetzt. Zusätzlich wurde eine Nahrungsergänzung eingesetzt, welche hochdosiert Lactobacillus acidophilus enthält. Die Behandlung mit der oralen Autovakzine wurde ebenfalls zu diesem Zeitpunkt begonnen. Im Januar 1997 zeigte sich bereits eine minimale Besserungstendenz an der rechten Hand. Eine erneute mykologische Stuhldiagnostik im Februar 1997 ergab einen negativen Befund. Gleichzeitig mit der Diagnostik wurde die Herstellung einer oralen Anschlußvakzine veranlaßt. Die daraufhin angefertigten Stärken 2 und 1 wurden in den folgenden sechs Wochen angewandt und problemlos vertragen. Im März 1997 war das klinische Bild deutlich gebessert, und im Mai desselben Jahres war das Ekzem vollständig abgeheilt. Die Haut war weiterhin sehr trocken. Nach einer leichten Hautreaktion Mitte Juni 1997, welche die Patientin mit dem Verzehr eines Pfirsichs in Zusammenhang brachte, normalisierte sich der Hautzustand rasch wieder. Ab August 1997 wurde zusätzlich zu der Verabreichung der lebenden Enterococcus faecalis-Bakterien eine Präparation angewandt, die lebende E. coli enthält (Symbioflor 2®). Die orale Autovakzine-Therapie in den Stärken 2 und 1 wurde wiederholt. Das Hautbild war weiterhin unauffällig. Die Trockenheit der Haut nahm allmählich ab. Anfang November 1997 wurde zum drittenmal eine Oralvakzine der Stärken 2 und 1 hergestellt. Nach Abschluß der Autovakzine-Therapie im Februar 1998 wurde die Einnahme der mikrobiellen Präparate (Symbioflor 1® und Symbioflor 2®) für weitere sechs Wochen beibehalten. Bei anhaltender klinischer Stabilität und unaufälligem Untersuchungsergebnis der mikrobiologischen Stuhldiagnostik wurde die Behandlung im April 1998 abgeschlossen. Die Patientin ist seitdem bis zum Berichtszeitpunkt (9/98) ohne Beschwerden.

Patientin A.M., geb. 15. November 1960

Die Patientin leidet seit 1991 unter chronisch-rezidivierenden Vaginalmykosen. Die Erstvorstellung erfolgte im Januar 1993. Die Patientin berichtete, daß es seit etwa sechs Monaten in vier- bis sechswöchigen Abständen zum Auftreten schwerer Rezidive komme. Die mykologischen Stuhl- und Vaginalabstrich-Untersuchungen ergaben einen deutlich positiven Nachweis von Candida albicans. Die Patientin erhielt daraufhin Nystatin oral und vaginal sowie lokal im Bereich des äußeren Genitale (Biofanal®). Die Behandlung mit Antimykotika erfolgte über zwei Wochen. Gleichzeitig wurde die Ernährung für vier Wochen auf eine zuckerfreie Kost umgestellt und die Mikrobiologische Therapie mit einem oralen mikrobiellen Präparat eingeleitet, welches inaktivierte E. coli sowie Enterococcus faecalis-Keime enthält (Pro-Symbioflor®). Nach Abschluß der zweiwöchigen Nystatin-Behandlung wurden für die folgenden zwölf Wochen laktobazillenhaltige Vaginalsuppositorien (Döderlein med®) verordnet. Die Phase 1 der Mikrobiologischen Therapie wurde im Februar 1993 mit der Anwendung von Symbioflor 1® begonnen. Auf die Anwendung von Autovakzinen wurde zunächst verzichtet, da die Patientin ausgezeichnet auf die bisherigen Maßnahmen ansprach und der Einsatz des Individualarzneimittels daher entbehrlich erschien. Es traten seit Therapiebeginn keine weiteren Rezidive auf. Im September 1993 wurde die Mikrobiologische Therapie bei anhaltender klinischer Stabilität und negativem Untersuchungsbefund der mykologischen Stuhldiagnostik abgeschlossen. Im August 1995 kam es erneut zu einem Rezidiv, welches mit Nystatin (oral und lokal) und im Anschluß bis November 1995 mit den oben genannten Vaginalsuppositorien sowie dem oralen mikrobiellen Präparat, das lebende Enterococcus faecalis-Bakterien enthält, erfolgreich therapiert wurde.

Im Juni und September 1996 kam es zu weiteren leichten Rezidiven, welche ausschließlich mit Vaginalsuppositorien auf der Basis von Laktobazillen sowie oralen mikrobiellen Präparaten bei Einhaltung einer zuckerarmen Kost behandelt wurden. Um weiteren Rezidiven vorzubeugen und um eine langfristige klinische Stabilisierung zu erreichen, entschlossen wir uns im September 1996 zur zusätzlichen Autovakzine-Therapie. Die Patientin erhielt von September bis Mitte Dezember 1996 Autovakzinen zur Injektion. Zunächst wurden die Stärken 6 und 5 und im Anschluß die Stärken 4 und 3 verabreicht. Negativreaktionen oder weitere Rezidive traten dabei nicht auf. Die Mikrobiologische Therapie wurde Ende Dezember 1996 abgeschlossen. Die Patientin ist bis zum Berichtszeitpunkt (9/98) ohne Beschwerden.

Kind B.M., geb. 2. Dezember 1985

Die kleine Patientin litt seit 1989 an rezidivierenden Harnwegsinfekten, die bis zu viermal jährlich auftraten. Eine über sechs Monate durchgeführte antibiotische Dauermedikation war nur für den Zeitraum der Behandlung erfolgreich. Bereits zwei Wochen nach Absetzen des Antibiotikums kam es zu einem weiteren Rezidiv. Als das Kind im Februar 1991 erstmals in der naturheilkundlichen Praxis vorgestellt wurde, ergab der Urinbefund eine massive Leukozyturie, Hämaturie, geringe Proteinurie sowie massive Bakteriurie (nitritbildende Colibakterien). Der Allgemeinzustand des Kindes war reduziert. Die Mutter berichtete über Schulschwierigkeiten.

Nierenbefund des Urologen: Doppelniere, Z.n. zystorenalem Reflux in beide Nierenbecken-Kelchsysteme, Schrumpfniere, rezidivierende Harnwegsinfekte.

Die Mikrobiologische Therapie wurde am 19.2.1991 mit der Einnahme oraler mikrobieller Präparate begonnen. Zunächst wurde eine Präparation verabreicht, welche inaktivierte E. coli und Enterococcus faecalis enthält (Vorphase der Mikrobiologischen Therapie mit Pro-Symbioflor®). Pro-Symbioflor® wurde dabei einschleichend dosiert. Beginnend mit 2 x 5 Tropfen wurde die Dosis täglich um je einen Tropfen, bis zum Erreichen der Höchstdosis von 2 x 10 Tropfen, gesteigert. Nach vierwöchiger Behandlungsdauer erfolgte der Übergang auf die Phase 1 der Mikrobiologischen Therapie (2 x 20 Tropfen Symbioflor 1®). Zusätzlich wurde zu diesem Zeitpunkt die Autovakzine-Therapie begonnen. Da bei Kindern Autovakzinen zur Injektion kontraindiziert sind, kamen zunächst orale Autovakzinen Intestinaltrakt zur Anwendung. Die Stärken 5 und 4 wurden im Frühjahr 1991 angewandt. Die Einnahme von Symbioflor 1 wurde konsequent fortgesetzt; Symbioflor 2 wurde mit 1 x 10 Tropfen ab Juni 1991 zusätzlich verabreicht. Die Autovakzine-Behandlung wurde allerdings erst im August 1992 wieder aufgenommen. Aufgrund der Schwere des Krankheitsbildes, der anatomischen Mißbildungen und des massiven Antibiotika-Einsatzes während der letzten Jahre wurden jetzt sowohl Autovakzine-Intestinaltrakt (AVI) als auch Autovakzine-Urogenitaltrakt (AVU), diesmal zur perkutanen Anwendung, angefordert. Da sich in der Urinprobe allerdings ebenfalls ausschließlich E. coli-Bakterien anzüchten ließen und somit dem Keimspektrum in der Autovakzine Intestinaltrakt entsprachen, wurde auf die zusätzliche Herstellung einer AVU verzichtet. Die perkutane Autovakzine Intestinaltrakt in den Stärken 4 und 3 wurde von August bis Oktober 1992 angewandt. Es folgte die Applikation der Stärken 2 und 1 der perkutanen Autovakzine von November 1992 bis Januar 1993. Negativreaktionen waren dabei nicht zu beobachten. Die Behandlung mit Symbioflor 1 und Symbioflor 2 wurde bis zum Frühjahr 1993 fortgeführt. Neben der Mikrobiologischen Therapie wurden zeitweise zusätzlich Phytopharmaka und homöopathische Medikamente eingesetzt. Es wurden Ernährungsempfehlungen im Hinblick auf eine vollwertige Kost ausgesprochen und allgemein abhärtende Maßnahmen angeraten.

In den ersten Monaten der Mikrobiologischen Therapie wurden trotzdem wiederholt kurzzeitige Antibiotika-Einsätze erforderlich. Diese wurden jedoch immer seltener, zuletzt im Juli 1992. Das Kind wurde positiv auffällig, z.B. durch deutlich verbesserte Schulleistungen (die Mutter wurde von den Lehrern darauf angesprochen). Der Allgemeinzustand und die Entwicklung normalisierten sich. Auch bei wiederholten klinischen Kontrollen wurde eine deutliche Besserung des Befundes festgestellt. Weitere Antibiotika-Gaben, insbesondere eine zuvor angestrebte antibiotische Dauermedikation, wurde klinischerseits für nicht mehr notwendig erachtet; ebensowenig eine zuvor beabsichtigte Nephrektomie. Weitere Serien von perkutanen Autovakzinen wurden als Auffrischbehandlung im Mai 1994 sowie im Februar 1995 angewandt. Der zuletzt erhobene Urinbefund am 22. September 1998 zeigte keinerlei Auffälligkeiten; es traten in den letzten Jahren keine Harnwegsinfekte mehr auf.

Patientin P.S., geb. 26 Oktober 1960

Die Patientin leidet seit 1989 an rezidivierenden Analfissuren und rezidivierenden hämorrhagischen Enterokolitiden. In den letzten Jahren traten eine chronische Sinusitis maxillaris sowie eine beginnende spastische Bronchitis hinzu.

Die Patientin stellte sich erstmals am 8. Oktober 1996 vor. Sie berichtete, daß es unter der Einnahme von oralen mikrobiellen Präparaten in den Jahren 1990/1991 zu einer vorübergehenden klinischen Besserung gekommen sei. Autovakzinen wurden nach Angaben der Patientin nicht eingesetzt.

Die Mikrobiologische Therapie wurde im Oktober 1996 zunächst mit der Einnahme von Pro-Symbioflor® begonnen. Es wurde eine mikrobiologische Stuhluntersuchung und die Herstellung einer Autovakzine zur Injektion veranlaßt. Der Stuhlbefund des Institutes für Mikroökologie, Herborn, ergab eine leichte Erhöhung von Candida albicans (1 x 10^4 KBE/g Stuhl) sowie eine starke Verminderung von Escherichia coli und Enterococcus faecalis, was auf eine unzureichende Aktivierung des Mukosaimmunsystems schließen läßt. Die Herstellung einer Autovakzine war aufgrund der Wachstumshemmung von E. coli zunächst nicht möglich. Am 5. November 1996 wurde die Phase 1 der Mikrobiologischen Therapie eingeleitet, d.h. es erfolgte der Einsatz lebender Enterococcus faecalis-Bakterien (Symbioflor 1®). Gleichzeitig wurde nochmals eine Stuhlprobe zur Herstellung einer Autovakzine eingeschickt. Die Behandlung mit der dann herstellbaren Autovakzine zur Injektion wurde mit der Stärke 7 im Januar 1997 begonnen. Bei guter Verträglichkeit wurde ab Februar 1997 die Stärke 6 injiziert. Durch Abwesenheit der Patientin wurde die Autovakzine-Therapie erst im Juni 1997, als nach anfänglicher Besserung eine Verschlechterung der Sinusitis und ein erneutes Enterocolitis-Rezidiv auftraten, mit der Anwendung der Stärken 5 und 4 fortgesetzt. Im Hinblick auf das Sinusitis-Rezidiv wurden zusätzlich Injektionen mit Schwörosin-Amp.® und Traumeel-Amp.® durchgeführt. Die akute Enterocolitis wurde mit einem eiweißfreien Kulturfiltrat aus E. coli (Colibiogen-Amp.®) behandelt. Bei guter Verträglichkeit der Autovakzine zeichnete sich in den Folgemonaten eine drastische Besserung der intestinalen Symptomatik ab. Auch im Hinblick auf die Sinusitis zeigte sich eine deutliche klinische Besserung. Ende August trat ein erneutes Sinusitis-Rezidiv auf, woraufhin aufgrund des fieberhaften Verlaufes die Autovakzine-Therapie unterbrochen wurde. Es wurde eine Eigenbluttherapie durchgeführt und begleitend homöopathische Komplexpräparate (Schwörosin Amp.®) und antihomotoxische Präparate (Traumeel Amp.®) eingesetzt. Anfang September 1997 wurde die Autovakzine-Therapie mit der Anwendung der Stärke 3 wieder aufgenommen. Im Hinblick auf Enterocolitis und Analfissuren war die Patientin nunmehr beschwerdefrei. Unter der Anwendung der Injektionsvakzine der Stärke 2 kam es im Februar 1998 wieder zu einem leichten Rezidiv der Sinusitis, welches mit Eigenbluttherapie und den oben genannten Ampullen-Präparaten rasch wieder abklang. Die Autovakzine-Therapie wurde Anfang März wieder mit der Stärke 3 begonnen, bald darauf aber von der Patientin wieder abgebrochen. Die Patientin stellte sich erst Mitte Juni wieder vor. Ein zwischenzeitlich in den Ferien aufgetretenes Sinusitis-Rezidiv war antibiotisch behandelt worden, woraufhin anhaltende Diarrhoen auftraten. Diese sistierten unter der Wiederaufnahme der Mikrobiologischen Therapie bald wieder. Aufgrund der Unterbrechung wurde die Autovakzine-Therapie zunächst wieder in der Stärke 3 eingeleitet und bei guter Verträglichkeit und klinischer Stabilisierung in der Stärke 2 fortgesetzt. Im August 1998 traten nach der Injektion von 0,15 ml der Stärke 1 erstmals Lokalreaktionen in Form einer ca. 1 cm großen, persistierenden Schwellung auf. Die Dosis wurde daraufhin auf 0,5 ml reduziert und für 4 Wochen beibehalten. Zum Zeitpunkt dieses Berichts (9/98) erfolgt die Autovakzine-Anwendung weiterhin in unterschwelliger Dosierung. Enterocolitis-Rezidive und Analfissuren traten seit Juni 1997 nicht mehr auf. Im Hinblick auf die Sinusitis konnte zwar eine deutliche klinische Besserung, aber noch keine Stabilität erzielt werden. Aus diesem Grunde wird die Mikrobiologische Therapie mit den oralen mikrobiellen Präparaten (lebende E. coli und Enterococcus faecalis) und Autovakzinen bis voraussichtlich Anfang 1999 fortgeführt.

Die dargestellten Fallbeispiele sollen deutlich machen, daß Autovakzinen ein probates und wertvolles Instrument zur Behandlung verschiedener chronischer Erkrankungen darstellen. Es sollte aufgezeigt werden, daß gerade auch die besonders problematischen, häufig austherapierten Patienten von einer Autovakzine-Therapie profitieren können, vor allem wenn Arzt und Patient Konsequenz und Durchhaltevermögen aufbringen. Prof. Brede, der ehemalige Leiter des Paul-Ehrlich-Institutes, bezeichnete 1986 die Behandlung mit Autovakzinen als die Juwelierkunst der medizinischen Mikrobiologie. Diese Charakterisierung drückt den hohen Wertgehalt und die Besonderheit des Therapieverfahrens aus. Gleichzeitig wird deutlich gemacht, daß eine gewisse Erfahrung und Kunstfertigkeit zur vollendeten Beherrschung des wertvollen Instrumentes „Autovakzine“ erworben werden muß. Richtig eingesetzt und eingebettet in ganzheitliche Therapiekonzepte sind Autovakzinen eine große Bereicherung der Heilkunst. Vor dem Hintergrund des immer häufigeren, unsinnigen, unkritischen und unsachgemäßen Einsatzes von Antibiotika mit der Folge der sich nunmehr zuspitzenden Resistenzproblematik gewinnen Autovakzinen wieder an Bedeutung. Dem offenkundigen Beginn des postantibiotischen Zeitalters und der damit verbundenen therapeutischen Ratlosigkeit stehen das wachsende Datenmaterial zur Wirksamkeit von Autovakzinen und die über Jahrzehnte gewonnenen positiven klinischen Erfahrungen gegenüber. Diese Umstände machen es durchaus wahrscheinlich, daß Autovakzinen in den nächsten Jahren zunehmende Verbreitung finden und auf größere Anerkennung in weiten Kreisen der Medizin treffen werden.

Weiterführende Literatur

Schöllmann, C.; Zimmermann, K.: Intestinale Mikroflora und Immunsystem. Forum Medizin Verlagsgesellschaft 1997

Ottendorfer, D.; Zimmermann, K.: Mikrobiologische Therapie. Wirkung bei allergischen Erkrankungen. Forum Medizin Verlagsgesellschaft 1997

Informationsblatt „Parenterale Vakzinen“, Institut für Mikroökologie, 35745 Herborn

Zimmermann, K.; Schütz, B.: Autovakzine Herborn – ein individueller bakterieller Immunmodulator. Erfahrungsheilkunde 45, 524-528, 1996

Informationbroschüre „Lipopolysaccharide“. Die molekularen Grundlagen der Autovakzinetherapie. Institut für Mikroökologie, 35745 Herborn

Schmaltz, B.: Steigerung der körpereigenen Abwehr bei chronischer Sinusitis. Therapiewoche 41, 266-269, 1999

Kolb, H.: Tageszeitliche Einflüsse bei der Therapie mit mikrobiellen Präparaten. Ärztezeitschrift für Naturheilverfahren 8, 625-628, 1991

9 Autologe Tumorvakzination

Eine aktive spezifische Immuntherapie (ASI)

E.D. Hager

9.1 Einleitung

Bereits Ende des vergangenen Jahrhunderts unternahmen Paul Ehrlich und Mitarbeiter Tierversuche mit dem Ziel, Tumorremissionen durch Vakzination mit autologen und syngenen Krebszellen zu erreichen. In den 70er Jahren erweiterte Sedlacek die experimentellen Grundlagen und Rothauge begann mit ersten Anwendungen bei Patienten mit Prostata- und Nierenzellkarzinomen. Mit Polymerisaten von Krebszellen versuchte Tallberg die Tumorvakzination zu verbessern. In den USA begannen Cassel, Hoover und Hollinshead klinisch-experimentelle Studien an Patienten mit malignen Melanomen, Kolon- und Lungenkarzinomen. Grundlegende vergleichende tierexperimentelle Untersuchungen wurden in den 80er Jahren von Schirrmacher und Mitarbeiter im Deutschen Krebsforschungszentrum durchgeführt, um die effektivste Tumorvakzine zu ermitteln.

Je nach Herkunft und Herstellung des Tumorgewebes gibt es verschiedene Ansätze, Material zur Herstellung von Vakzinen gegen Krebszellen zu gewinnen. Die bisher meist angewendeten Tumorvakzine waren autologen Ursprungs, das heißt das Material wurde vom Tumorgewebe des Krebspatienten gewonnen. Da autologes Material nicht immer zur Verfügung steht und die Herstellung von individuellem Tumorgewebe sehr aufwendig ist, wurden auch Untersuchungen mit allogenem Tumorgewebe durchgeführt. Die Züchtung von Krebszellen mit tumorassoziierten Antigenen in Zellkulturen ist ein weiterer Herstellungsansatz für autologe und allogene Tumorvakzine. Vakzine von onkogenen Viren oder Bakterien eignen sich ebenfalls für die Herstellung einer gegen Tumore gerichteten spezifischen Immuntherapie.

Schließlich ein Therapieansatz durch Gentransfer: Bestimmte Gene ermöglichen eine verstärkte Immunantwort gegen die Krebszellen. Genabschnitte, die für solche Gene kodieren, werden intratumoral injiziert.

In Tabelle 1 sind die verschiedenen Forschungsansätze aufgeführt.

Tabelle 1: Verschiedene Ausgangsmaterialien zur Herstellung von Tumorvakzinen

Aktive spezifische Immuntherapie (ASI) Methoden
• Tumorvakzine (Zellen, Lysate, Polymerisate) • Virus-, Bakterienvakzine (EBV, HB/CV, HPV, H.p.) • DNA-Vakzine • Gentransfer i.tu./in vitro (IL-2, IL-7, gamma-IFN, GM-CSF, MHC) • Peptid- oder Lysat-beladene dentritische Zellen

Tabelle 2: Ursprung von Tumorvakzinen

Aktive spezifische Immuntherapie Ursprung
• Autologe Tumoren • Allogene Tumoren • Zellkulturen

Für die Herstellung autologer Tumorvakzine gibt es verschiedene experimentelle Therapieansätze:

1. ganze intakte Tumorzellen (nicht mehr vermehrungsfähig)
2. Lysate von Krebszellen (Onkolysate)
3. gereinigte tumorassoziierte Antigene (TAA)
4. gentechnisch modifizierte Tumorzellen oder
5. synthetische Epitop-Vakzine (Hapten-konjugierte Vakzine, z.B. mit Sialyl-Tn-Antigenen).

Tabelle 3: Tumorvakzine nach Herstellungsart

Aktive spezifische Immuntherapie (ASI) Material	
Tumorvakzine	• Tumorzellen (autologe, allogene) • Onkolysate und Polymerisate • Tumor-assoziierte Antigene (TAA) • Virus-, Bakterien-Vakzine • Transfizierte Tumorzellen • Peptid-, Kohlenhydrat-Epitop-Vakzine

Die Vakzination mit autologem Tumormaterial ergibt keine ausreichend gute Immunantwort. Aus diesem Grunde wurden die Krebszellen zusätzlich mit Induktoren sekundärer unspezifischer Immunstimulatoren kontaminiert, um sogenannte „Zweitsignale“, im allgemeinen Zytokine, und eine gesteigerte Rekrutierung von T-Helfer-Zellen auszulösen. Durch „Infektion“ der Krebszellen, z.B. mit New Castle Disease-Viren oder Influenza-Viren, kann die Immunantwort durch die Induktion von IL-2 und Interferonen verstärkt werden. Aber auch unspezifische Co-Stimulatoren, wie BCG, PIND-AVI, PIND-ORF, Corynebacterium parvum und die Transfektion der Krebszellen mit Genabschnitten für die Sekretion von Interleukin-2, Interferonen und hämatopoetischen Wachstumsfaktoren (z.B. GM-CSF) wurden erprobt. Von besonderem Interesse ist die Aktivierung dendritischer Zellen zur Antigenpräsentation. In Tabelle 4 sind verschiedene Formen der Modifikation von Tumorvakzinen zur Verbesserung der spezifischen Immunantwort aufgeführt.

Tabelle 4: Modifikatoren zur Steigerung der spezifischen Immunantwort

Aktive spezifische Immuntherapie (ASI) Modifikation/Immunaktivierung	
Zell-Modifikation	• Infektion (z. B. Newcastle disease-Viren, Influenza-Viren) • Transfektion (z.B.: gamma-IFN, IL-2, GM-CSF) • Oberflächenstrukturveränderung (z. B. Enzyme) • Koppelung an Fremdsubstanzen (z.B. Ig A)
Unspezifische Co-Stimulatoren	Viren (z. B. NDV, PIND-AVI, PIND-ORF) Bakterien (z. B. BCG, C. parvum) BRM's (z.B. IL-2, gamma-IFN)

9.2 Klinische Studien

Nach ersten Veröffentlichungen von Rothauge und Tallberg veröffentlichten Cassel, Hollingshead, Ahlert, Mallmann und andere weitere nichtrandomisierte vergleichende Studien. Randomisierte Studien wurden mit unterschiedlichen Präparationen und auch unterschiedlichen Ergebnissen durchgeführt (Tabelle 5). Hoover und Hollinshead konnten mit Onkolysaten bzw. hochaufgereinigten Tumorantigenen in randomisierten Studien Überlebenszeitvorteile an Patienten mit Kolonkarzinomen und Lungenkarzinomen demonstrieren. In einer aktuell veröffentlichten randomisierten Phase III-Studie konnten Vermoerken und Mitarbeiter 1999 bei Patienten mit Kolonkarzinomen in den Stadien B und C durch Vakzination mit autologen Krebszellen in Kombination mit BCG eine Verringerung der Rückfallrate um 43% und der Todesrate um 32% demonstrieren. Vielversprechend sind erste klinische Versuche mit Antigen-beladenen dendritischen Zellen (ASCO 1999).

Tabelle 5: Klinische Studien mit Tumorvakzinen

ASI: Klinische Studien		
Studienart	Publikationen n	Patienten n
Klinische Studien ohne Vergleichsgruppe	23	788
Nichtrandomisierte vergleichende Studien	24	1.296
Randomisierte Studien	15	1.136
Klinische Studien insgesamt	62	3.220

9.3 Diskussion

Die ASI-Therapie kann als experimentell bewiesen betrachtet werden. Äußerlich intakte und noch stoffwechselaktive, aber nicht mehr vermehrungsfähige Zellen wirken stärker immunogen als subzelluläre Komponenten. Modifizierte Tumorzellen wirken stärker immunogen als nicht infizierte oder transfizierte Tumorzellen. Autologe Tumorvakzine lassen gegenüber allogenen oder xenognen therapeutische Vorteile erwarten.

Die klinische Evidenz wurde zumindest für die Kolonkarzinome im Stadium Dukes B und C für autologe BCG-modifizierte Tumorvakzine erbracht. Die Rückfallrate konnte mit der ASI bei einer mittleren Beobachtungszeit von 5,3 Jahren um 43 Prozent gesenkt werden. Für die Karzinome der Niere, Ovarien, Lunge, Mamma und Prostata liegen Phase-II-Studien mit positiven Ergebnissen vor. Zur Beurteilung der Wirksamkeit sind jedoch dafür noch weitere randomisierte Phase III-Studien erforderlich. Vorliegende Zwischenauswertungen von laufenden Studien lassen erwarten, daß zumindest auch für die Nierenzellkarzinome in Kürze die wissenschaftliche Evidenz erbracht werden kann. Zu erwarten sind auch signifikante Verbesserungen der Überlebenszeiten bei der Behandlung von Patienten mit malignen Melanomen sowie Ovarial- und Mammakarzinomen.

Da Tumorzellen in der Lage sind, immunologischen Kontrollmechanismen zu entkommen, werden neue Techniken zur Überwindung dieses Phänomens entwickelt. Neue immunologische Techniken, wie z.B. die in vitro-Aktivierung von dendritischen Zellen mit autologen Krebszellen lassen in Zukunft eine wesentliche Verbesserung der bisherigen Antitumoreffekte von Tumorvakzinen erwarten. Die Aktivierung der Zellen erfolgt dabei in „autologous mixed leukocyte tumor cell cultures“ (MLTC).

Die Tumorvakzination mit autologen Krebszellen kann als eine neue, effektive Therapiemodalität in der Onkologie betrachtet werden.

In Deutschland wird sie bislang nur in wenigen Kliniken praktiziert. Diese lassen die Präparate in Speziallaboratorien aufbereiten.

Noch weniger ist die Tumorvakzination in den Praxen niedergelassener Ärzte verbreitet. Nach Angaben der Firma Vitorgan, die hier mit ihrer Tumorautovakzine nach Tallberg zu den wenigen Laboranbietern gehört, werden derzeit (1999) zwischen 100 und 150 Präparate im Jahr hergestellt.

Tabelle 6: Zusammenfassung und Schlußfolgerung

Aktive spezifische Immuntherapie (ASI) Zusammenfassung und Schlußfolgerungen
1. Die ASI-Therapie kann als experimentell bewiesen gelten.
2. Äußerlich intakte und noch stoffwechselaktive, aber nicht mehr vermehrungsfähige Zellen wirken stärker immunogen als subzelluläre Komponenten.
3. Modifizierte Tumorzellen wirken stärker immunogen als nicht infizierte oder nicht transfizierte Tumorzellen.
4. Autologe Vakzine lassen gegenüber allogenen oder xenogenen therapeutische Vorteile erwarten (Urs.: Abstoßungsreaktionen, individualspezifische Tumorantigene)
5. Die therapeutische Wirksamkeit der ASI mit BCG-modifizierten Tumorzellen bei Patienten mit Kolonkarzinomen in den Stadien Dukes B und C kann als gesichert gelten.
6. Weitere Indikationen mit potentieller Wirksamkeit sind: Maligne Melanome, Nierenzell-, Prostata-, Lungen-, Ovarial- und Mammakarzinome

Literatur

[1] **Ahlert,T., Sauerbrei, W., Bastert, G.**, et al.: Tumor-Cell number and viability as quality and efficacy parameters of autologous virusmodified cancer vaccines in patients with breast of ovarian cancer. Journal of Clinical Oncology 15 (1997) 1354-1366.

[2] **Berd, D., Maguire, H.C., McCue, P.**, et al.: Treatment of metastatic melanoma with an autologous tumor-cell vaccine: Clinical and immunologic results in 64 patients. Journal of Clinical Oncology 8 (1990) 1858-1867.

[3] **Cassel, W.A., Murray, D.R., Phillips, H.S.**: A phase II study on the postsurgical management of stage II malignant melanoma with a Newcastle disease virus oncolysate. Cancer 52 (1982) 856-860.

[4] **Hollinshead, A., Stewart, T.H.M., Takita, H.**, et al.: Adjuvant specific active lung cancer immunotherapy trials. Cancer 60 (1987) 1249-1262.

[5] **Hoover, H.C., Brandhorst, J.S., Peters, L.C.**, et al.: Adjuvant active specific immunotherapy for human colorectal cancer: 6.5-year median follow-up of a phase III prospectively randomized trial. Journal of Clinical Oncology 11 (1993) 390-399.

[6] **Repmann, R., Wagner, S., Richter, A.**: Adjuvant therapy of renal cell carcinoma with Active-Specific-Immunotherapy (ASI) using autologous tumor vaccine. Anticancer Research 17 (1997) 2879-2882.

[7] **Schirrmacher, V., von Hoegen, P., Schlag, P.**, et al.: Active specific immunotherapy with autologous tumor cell vaccines modified by Newcastle disease virus: Experimental and clinical studies. In: Cancer Metastasis. Hrsg. Schirrmacher, V., Schwartz-Albiez, R. Springer Verlag, Berlin/Heidelberg/New York 1989, pp. 157-170.

[8] **Vermorken, J.B., Claessen, A.M.E., van Tinteren, H.**, et al.: Active specific immunotherapy for stage II and stage III human colon cancer: a randomised trial. The Lancet 353 (1999) 345-350.

Zu den Autoren

Wir bitten unsere verehrte Leserschaft, bei Anfragen an Herausgeber oder Autoren das Internet (falls angegeben) oder den briefpostalischen Weg zu nutzen, nicht aber Telefon oder Telefax! Auch bitten wir darum, einen frankierten und adressierten Rückumschlag beizufügen. Denken Sie bitte daran, daß wir nicht steuer- oder anderweitig fremdfinanziert werden und die meisten von uns auch keinen Forschungs- und Verwaltungsapparat zur Verfügung haben. Telefonische Anfragen überfordern unsere zeitlichen Kapazitäten.

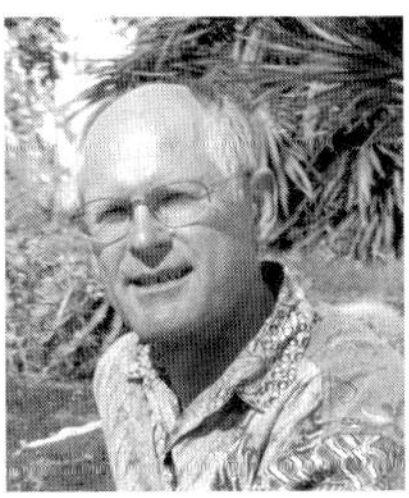

Dr. med. Johann Abele
Arzt für Allgemeinmedizin und Naturheilverfahren, geb. 1940 in Salzburg, gest. am 25.5.99 in Mutlangen. Medizinstudium von 1961–1967 in Freiburg, Hamburg und Würzburg. Promotion 1967. Klinische Tätigkeit von 1967–1972. Danach Niederlassung und Tätigkeit als leitender Arzt im Sanatorium Lindach. Durch den Vater schon früh in Naturheilkunde, Diätetik, alte und moderne biologische Heilverfahren eingeführt, war er ein Wegbereiter alternativer Heilmethoden in der modernen Medizin und galt als derzeit bester Kenner der ausleitenden Verfahren. Als Präsident und später Ehrenpräsident des Deutschen Naturheilbundes war er ein beliebter und gefragter Referent bei in- und ausländischen Ärztetagungen. Zahlreiche junge Kolleginnen und Kollegen erhielten bei ihm ihre Ausbildung in Naturheilverfahren. Er verstand es in besonderer Weise, komplexe medizinische Sachverhalte einem Laienpublikum nahe zu bringen. So war er neben seiner umfangreichen Vortragstätigkeit Autor mehrerer medizinischer Sach- und Fachbücher und Verfasser zahlreicher Beiträge in Fachzeitschriften. Daneben galt sein besonderes Augenmerk der Kunst. Vielen Musikfreunden werden die beliebten Schloßkonzerte in Erinnerung sein, die Dichtung und Musik in besonderer Weise miteinander vereinten.

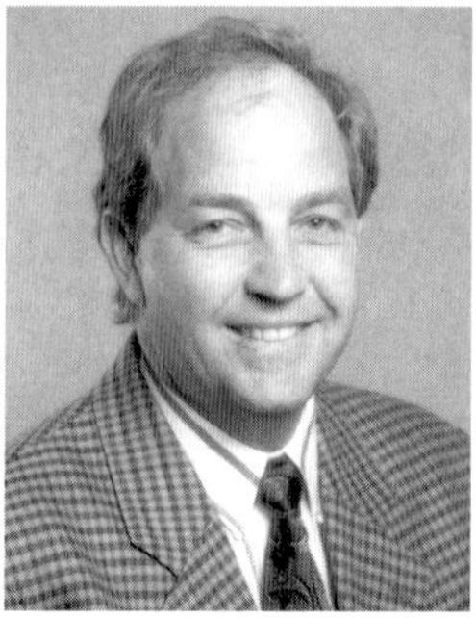

Dr. rer.nat. Gert-Ulf Brillinger
28.5.1945 in Tübingen geboren; 1964 Reifeprüfung; Studium der Biochemie in Tübingen mit Abschluß der Universität Tübingen; 1971–1973 Promotion am Institut für Mikrobiologie der Universität Tübingen; Postdoc an der Purdue-University, West Lafayette, Indiana, USA; Wissenschaftlicher Angestellter, Universität Tübingen; dann Fa. Boehringer Mannheim, Mannheim, Leiter der Abteilung „Wissenschaftliche Information" der „Produktplanung Diagnostika"; seit 1985 Wissenschaftlicher Leiter der Fa. vitOrgan Arzneimittel GmbH in Ostfildern; Sekretär der „Gesellschaft zur Erforschung der molekularen Orano- und Immunotherapie e.V.", München.
(Postanschrift: brunnenwiesenstr. 21, 73760 Ostfildern)

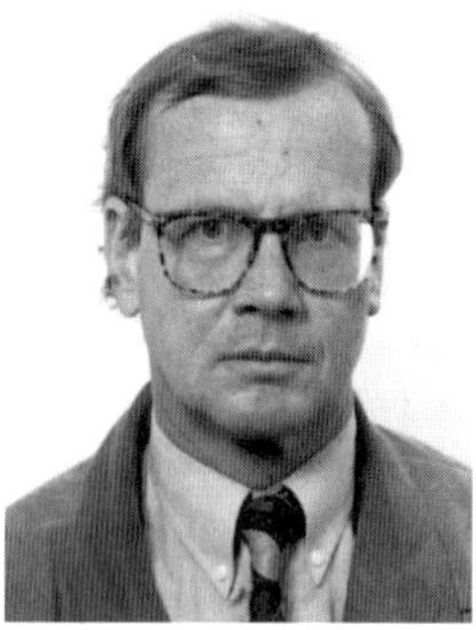

Dr. rer.nat. Dipl.-Chem. Ronald Dehmlow
geb. 1949 in Berlin, 1968 Abitur. Studium der Chemie und Phsikalischen Chemie an der Humboldt-Universtät zu Berlin, Diplom 1972. Forschungsstudium Physikalische Chemie und Halbleiter-Elektrochemie sowie weitere Studien in Physik, Quantenphysik, Biophysik, Bioelektrochemie. Lehre und Forschung sowie Aufbau eines Bioelektrochemie-Labors. Promotion und Habilitation an der Humboldt-Universität zu Berlin. Assistenzzeit in der Biochemie der Veterinärmedizin. Dann postgraduales Studium (Laborchemiker in der Medizin) und Leiter einer Forschungsstelle für Biophysikochemie. Seit 1991 Geschäftsführender Gesellschafter des Instituts für Therapieforschung und Naturheilverfahren gGmbH. Ca. 300 Veröffentlichungen zu naturwissenschaftlichen, allgemeinmedizinischen, naturheilkundlichen und philosophischen Themen. Seit 1990 Mitglied verschiedener Medizinischer Gesellschaften, deren Vorstände bzw. Wissenschaftlicher Beiräte.
(Postanschrift: An der B1, Nr. 14, 15320 Jahnsfelde)

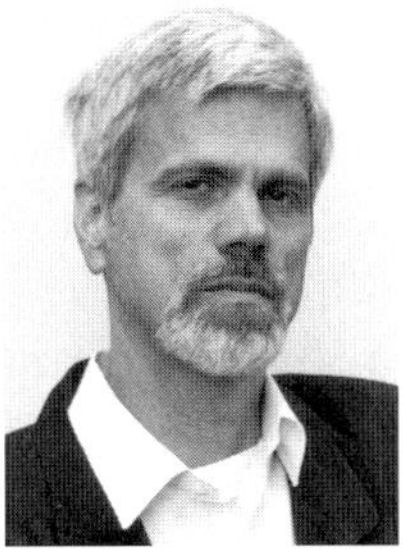

Dr. med. Wolfgang Gedeon

geb. 1947 in Cham (Bayern); 1966 Abitur am Humanistischen Gymnasium ebendort; Studium der Medizin in Würzburg und München; Staatsexamen 1972 TU München; Facharzt für Allgemeinmedizin, Chirotherapie, Naturheilverfahren; Allgemeinpraxis seit 1976 in Gelsenkirchen; Vorträge, Kurse, Zeitschriftenartikel und Bücher zu allgemeinmedizinischen, naturheilkundlichen und philosophischen Themen; langjährige Tätigkeit in der Schriftleitung der Zeitschrift *Erfahrungsheilkunde;* seit 1990 Vorstandsmitglied der *Ärztegesellschaft für Erfahrungsheilkunde* und Vorsitzender des Tagungsausschusses der *Medizinischen Woche Baden Baden.*
(Postanschrift: Wannerstr. 159, 45888 Gelsenkirchen)

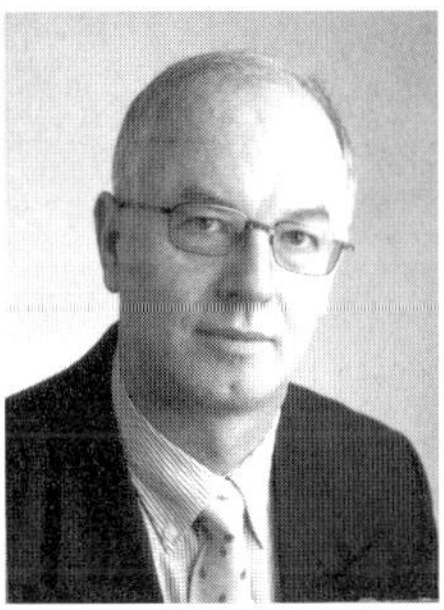

Dr. med. Dr. rer. nat. Dipl.-Phys. E. Dieter Hager

geb. 15. 01. 1947 in Karlsruhe. Studium der Physik 1967–1974 in Stuttgart und Berlin; Studium der Medizin 1974–1980 in Berlin, Göttingen und Oxford. Diplom in Physik 1974 an der Technischen Universität in Berlin. Ärztliche Approbation 1980. Promotion zum Dr. rer. nat. 1977 im Fachbereich Biologie der Freien Universität Berlin und 1980 zum Dr. med. im Fachbereich Medizin der Universität Göttingen. Arzt für Naturheilverfahren. Schwerpunkte Onkologie, Immunologie und Hyperthermie. 1973–1974 Diplomand im Max-Planck-Institut für Molekulare Genetik und im Fritz-Haber-Institut, Berlin; 1974–1977 Wissenschaftlicher Assistent im Fachbereich für Biologie der Freien Universität Berlin und 1977–1980 Wissenschaftlicher Assistent im Institut für Neurophysiologie der Universität Göttingen. 1980–1987 Medizinisch-wissenschaftlicher Direktor der Cytobiologischen Laboratorien GmbH, Heidelberg. 1987–1988 Chefarzt der Klinik Friedenweiler. Seit 1989 Geschäftsführender Ärztlicher Direktor der BioMed-Klinik, Bad Bergzabern, seit 1997 der BioMed-Klinik im Gesundheitspark Beelitz-Heilstätten und seit 1998 der Klinik Friedenweiler, Fachkliniken für Onkologie, Immunologie und Hyperthermie. Hauptschriftleiter der Zeitschrift für Onkologie (Journal of Oncology), Heidelberg; seit 1996 Vorsitzender der Deutschen Gesellschaft für Hyper-

thermi', Vizepräsident der Deutschen Gesellschaft für Onkologie; Schatzmeister der Gesellschaft für Biologische Krebsabwehr, Member of the Scientific Board of the International Society of Neuroimmunology, seit 1992 Member of the Scientific Board of the International Clinical Hyperthermia Society, USA; 1994–95 Mitglied der Kommission B6 (Infektionskrankheiten, Immunologie, Onkologie, Pulmonologie) des Bundesgesundheitsamtes in Berlin; 1996–1997 Präsident der 'International Clinical Hyperthermia Society, Indianapolis (USA).
(Postanschrift: BioMed-Klinik, Tischberger Str. 5, 76887 Bad Bergzabern, e-mail: biomed.bbz@compuserve.de)

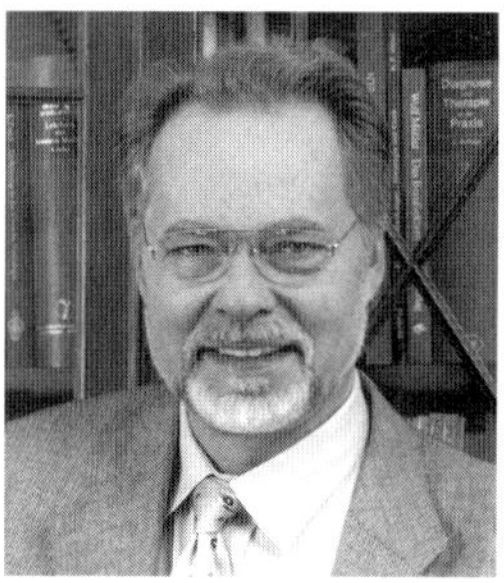

Dr. med. Nikolaus W. Klehr
Facharzt für Dermatologie und Venerologie; Praxis und Labor für Zellbiologie und Immunologie, seit 1989 in München; zahlreiche Veröffentlichungen, Buch- und Lehrbuchbeiträge sowie Vorträge zu dermatologischen, immunologischen, zellbiologischen und onkologischen Themen. Forschungsauftrag der Deutschen Gesellschaft für Lichtforschung. Mitglied zahlreicher medizinischer Gesellschaften; Ärztlicher Direktor der Privatklinik Bad Heilbrunn.
(Postanschrift: Geiselgasteigstr. 120, 81545 München)

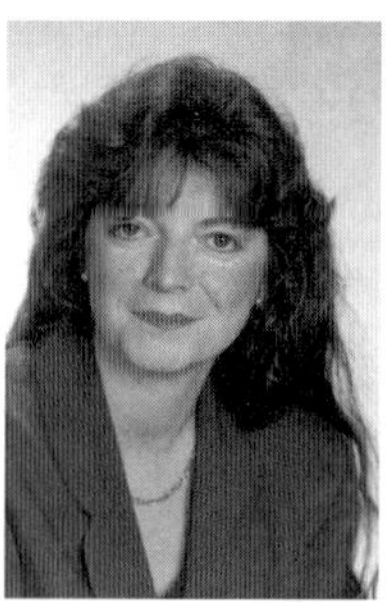

Dr. med. Kerstin Rusch
geb. 1961. Ärztliche Tätigkeit im Institut für Mikroökologie. Seit 1992 ärztliche Leitung des Institutes und praktische Tätigkeit in einer Gemeinschaftspraxis. Zahlreiche Vorträge, Kurse und Veröffentlichungen zum Thema Mikrobiologische Therapie und Diagnostik, zwei Buchveröffentlichungen; seit 1996 Vorsitzende des Arbeitskreises für Mikrobiologische Therapie e.V. (Postanschrift: Institut für Mikroökologie, Auf den Lüppen 8, 35745 Herborn)

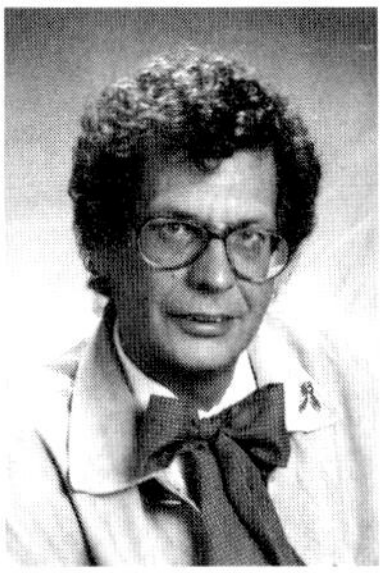

Dr. rer. nat. Volker Rusch

geb. 1941. Biologie mit Schwerpunkt Immunologie und Mikrobiologie. Leiter und Mitarbeiter der Institute für Mikroökologie und Mikrobiologie und Biochemie in Herborn seit 1977. Regelmäßige Referententätigkeit zu mikrobiologischen Themen. Mitinitiatior von ISG-NAS, einer internationalen Studiengruppe für neue antimikrobielle Strategien. Über 150 Veröffentlichungen. Herausgeber der Zeitschrift „Microecology and Therapy" und der „Old Herborn University"-Monographien.

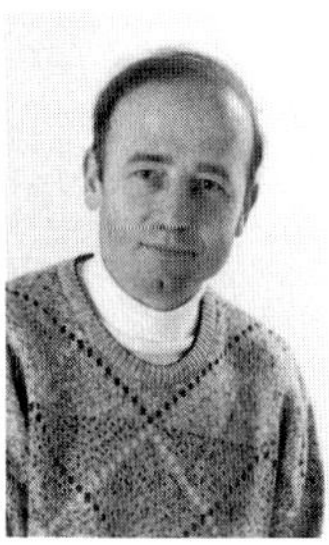

Dr. med. Helmut Sauer

geb. 1937. Nach Abitur, Studium von Pharmazie und Humanmedizin. Leitung eines Apothekenlabors, Herstellungsleiter in einer chemisch-pharmazeutischen Fabrik. Leiter der medizinisch-wissenschaftlichen Abteilung eines Pharmaunternehmens in Karlsruhe. Facharzt für Allgemeinmedizin, Naturheilverfahren, Homöopathie. Niederlassung in eigener Praxis seit 1969. Zahlreiche Kurse, Vorträge und Veröffentlichungen. Schwerpunkte: Regulationsdiagnostik und Regulationstherapien (Thermographie, Segmentelektrographie, CEIA-Flockungstest, CEIA-Abderhaldentest). Mitglied im Vorstand mehrerer medizinischer Gesellschaften.

(Postanschrift: Rheinstraße 7, D-76337 Waldbronn, e-mail: sauer@hsauer.de)

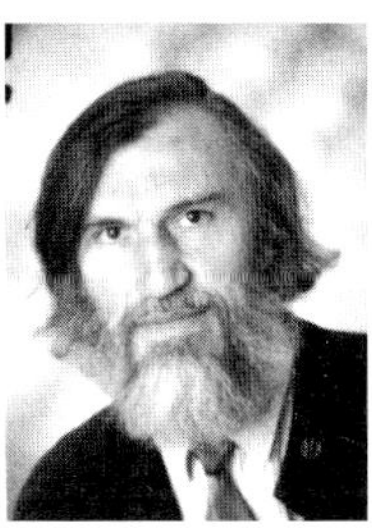

Arno Thaller

Allgemeinarzt in Markt Berolzheim, Vater von 7 Kindern. Medizinstudium bis zum Physikum (1969) in München, 1969/70 Forschungsarbeit am Neurophysiologischen Institut Göteborg (Schweden), klinische Ausbildung und Staatsexamen (1974) an der Universität Lund, Medizinalassistent und Assistenzarzt am Krankenhaus Gotland, seit 1985 in eigener Praxis tätig. Schwerpunkte Akupunktur und Homöopathie, Forschungsbeiträge zur Ozontherapie, Modifizierten Eigenbluttherapie, Hyperthermie und biologischen Krebstherapie mit Fieber und tumortötenden Viren.

(Postanschrift: In der Hölle 4, 91801 Markt Berolzheim)

Wir möchten nochmals daran erinnern, daß Sie herzlich eingeladen sind, im Arbeitskreis für autologe Therapien mitzuarbeiten. Hier wird genügend Gelegenheit für ausführliche Diskussionen geschaffen werden. Eine entsprechende Faxanforderung ist in diesem Buch auf S. 307 abgedruckt.

Mitgliedschaft im Arbeitskreis für autologe Therapien

An das Sekretatiat der Ärztegesellschaft für Erfahrungsheilkunde e.V.
Arbeitskreis für autologe Therapien
Fritz-Frey-Straße 21
69121 Heidelberg
Fax: 06221/4564-500

Am 2.11.99 ist in Baden-Baden ein ärztlicher Arbeitskreis für autologe Therapien gegründet worden. Ziel ist die systematische Sammlung von Erfahrungen mit diesen Therapien in der Praxis, die Diskussion der Ergebnisse und die Weitergabe an Interessierte über Kolloquien, Seminare, Info-Briefe u.a.

Dieser Arbeitskreis versteht sich in besonderer Weise als Instrument einer Praxiswissenschaft, die aus der systematisierten Erfahrung heraus konkrete Richtlinien für das allgemeinärztlich praktische Handeln erarbeitet.

❐ Ich möchte Mitglied im Arbeitskreis für autologe Therapien werden.

❐ Der Jahresbeitrag von DM 40,– liegt als Verrechnungsscheck bei.

Meine Adresse: ______________________________

____

Fachgebiet: ______________________________

Unterschrift: ______________________________

Stichwortverzeichnis

Z